白内障合并散光的评估与治疗

主　　审　郭海科
学术顾问　Douglas D. Koch

主　　编　叶向彧　　张广斌
副 主 编　Li Wang　黄锦海
秘　　书　张　嵘　　曾宗圣

人民卫生出版社

图书在版编目（CIP）数据

白内障合并散光的评估与治疗/叶向彧,张广斌主编. —北京:人民卫生出版社,2020
ISBN 978-7-117-29814-8

Ⅰ.①白⋯ Ⅱ.①叶⋯②张⋯ Ⅲ.①白内障-并发症-散光-评估②白内障摘除术 Ⅳ.①R776.1②R779.66

中国版本图书馆 CIP 数据核字（2020）第 030650 号

人卫智网 www.ipmph.com	医学教育、学术、考试、健康，购书智慧智能综合服务平台	
人卫官网 www.pmph.com	人卫官方资讯发布平台	

白内障合并散光的评估与治疗

主　　编:叶向彧　张广斌
出版发行:人民卫生出版社(中继线 010-59780011)
地　　址:北京市朝阳区潘家园南里 19 号
邮　　编:100021
E - mail:pmph @ pmph.com
购书热线:010-59787592　010-59787584　010-65264830
印　　刷:北京汇林印务有限公司
经　　销:新华书店
开　　本:787×1092　1/16　印张:17
字　　数:424 千字
版　　次:2020 年 4 月第 1 版　2021 年 1 月第 1 版第 2 次印刷
标准书号:ISBN 978-7-117-29814-8
定　　价:139.00 元

打击盗版举报电话:010-59787491　E-mail:WQ @ pmph.com
质量问题联系电话:010-59787234　E-mail:zhiliang @ pmph.com

编 者（中国作者按姓氏笔画、外国作者按首字母排序）

王　峥　厦门大学附属福州第二医院

王　艳　福州眼科医院

王树林　河南省人民医院　河南省立眼科医院

叶向彧　厦门大学附属厦门眼科中心　福州眼科医院

关　照　厦门大学附属福州第二医院

沈际颖　上海和平眼科医院

张　嵘　福州眼科医院

张广斌　厦门大学附属厦门眼科中心

陈庆中　厦门大学附属厦门眼科中心

范　巍　厦门大学附属厦门眼科中心

金以利　温州医科大学

胡颖峰　福州眼科医院

倪　双　上海和平眼科医院

郭海科　上海和平眼科医院

涂瑞雪　温州医科大学附属眼视光医院

黄锦海　温州医科大学附属眼视光医院

曹丹敏　武汉大学附属爱尔眼科医院　中南大学爱尔眼科学院

麻健勇　无锡蕾明视康科技有限公司

曾宗圣　厦门大学附属厦门眼科中心

Douglas D. Koch　美国贝勒医学院 Cullen 眼科研究所

Li Wang　美国贝勒医学院 Cullen 眼科研究所

序 1

随着时代发展,患者对于视觉质量的要求不断提高,使得白内障手术全面迈入屈光性手术时代,精准屈光、个体化设计被提到了前所未有的高度。临床工作及研究告诉我们,术后残留散光是影响患者获得较好裸眼视功能的主要原因之一。因此,术中散光矫正问题日益受到重视。

为了获得最佳视觉效果,散光的矫正对于屈光性白内障手术而言是至关重要的。近年来,随着白内障显微手术技术的不断进步、飞秒激光技术的发展和散光矫正型人工晶状体的应用,形成了屈光性白内障手术的新理念。传统的白内障复明手术已逐渐发展为屈光性手术。白内障术中联合矫正角膜散光是屈光性白内障手术的必然要求。但是针对特定的患者,手术医生仍然需要谨慎判断何种方式或哪几种方式的组合才能提供最佳的矫正效果,并确定正确的散光矫正轴向和屈光力。

本书内容涵盖散光的矢量分析、白内障术前散光的评估、角膜散光对视觉质量影响、白内障患者散光的矫正方式、角膜切口矫正散光术、Toric IOL 种类及特点、Toric IOL 屈光力计算、Toric 植入规范与技巧、Toric IOL 术后位置评估、Toric IOL 术后效果临床报告与分析等,内容翔实,具有很强的实用价值。

希望各位眼科同道在阅读本书的过程中,不但能有所学习和借鉴,也能在需要探索完善的领域有所思考并有所创新,为白内障合并散光的患者提供更有效的治疗方法。为此,我特向眼科同道推荐本书。

本书在初稿阶段参考了大量国内外相关文献,力求与国际前沿接轨。书稿在编写完成前已广泛征求了各方面专家的意见,成稿后再次请国内外白内障领域的相关专家审阅,终成此书。

相信本书的出版一定会促进白内障合并散光治疗的规范,并为散光矫正型人工晶状体植入的准确性提供重要参考,为患者在术后获得更满意的治疗效果提供保证。

祝贺本书的出版,谨以此为序。

郭海科
2020 年 1 月

Foreword 2

It is always a special moment in our field when dedicated physicians and researchers take the time to share their knowledge and experience with their colleagues. This marvelous book is the first in Chinese to discuss the important topic of managing astigmatism during cataract surgery. It provides invaluable information to practicing ophthalmologists as well as residents and fellows.

Astigmatism management has become a critical aspect of correcting the vision of our cataract patients. It is a complex topic, involving extensive preoperative assessment, careful surgical planning, meticulous surgery, and detailed assessment and management of the surgical outcome. This book is a superb guide to better understanding of all these issues.

With its 12 chapters, this book is remarkably comprehensive, covering all major aspects of astigmatism correction during cataract surgery. Topics include basic concepts of astigmatism, principles and devices for measuring astigmatism, vector analysis, preoperative evaluation of astigmatism in the cataract patient, surgical options for correcting corneal astigmatism, corneal relaxing incisions, and a detailed and thoughtful discussion of toric IOLs: types, selection, surgical steps, and postoperative evaluation.

This book is an invaluable resource for cataract surgeons. Although it deals with the complex concept of astigmatism, the chapters are easy to follow and understand. I particularly like the authors' inclusion of clinical cases in many of the chapters, with a full chapter that describes management of special clinical cases. These cases provide wonderful practical insights for the cataract surgeon.

I am deeply impressed by the list of contributors, representing the top surgeons and outstanding researchers from many areas in China. I congratulate the authors and know that my colleagues in China will find this book to be of great value.

Koch, M.D.

Professor and Allen, Mosbacher, and Law Chair in Ophthalmology
Cullen Eye Institute
Baylor College of Medicine
1/10/2020

序 2 译文

在我们这个领域,当临床医生和研究人员花时间与同道分享他们的知识和经验时,这总是一个特殊的时刻。此书为中国第一本关于白内障术中散光管理的参考书籍,它为眼科医生、住院医生和研究员提供了宝贵信息。

散光已成为提高白内障患者术后视力的关键。这是一个复杂的话题,涉及大量的术前评估、仔细的手术规划、细致的手术操作以及对术后效果的详细评估和管理。本书是理解所有这些问题极好的指导。

本书共有 12 章,全面涵盖了白内障术中散光矫正的主要方面,包括散光的基本概念、散光的测量原理和设备、矢量分析、白内障患者散光的术前评估、矫正角膜散光的手术选择、角膜松解切口、以及关于 Toric IOL 详细缜密的讨论:类型、选择、手术步骤及术后评估。

此书是白内障科医生的宝贵资源。虽然它涉及散光的复杂概念,但章节容易阅读及理解。我特别喜欢作者在许多章节中添加的临床病例,并用一整章描述特殊病例解析。这些病例为白内障科医生提供了很好的实用见解。

来自中国各地区的优秀眼科医师和杰出研究员的编者名单给我留下了深刻印象。我向作者们表示祝贺,我肯定我在中国的同道们会发现这本书非常有价值。

Douglas D. Koch,M. D.
眼科教授,眼科 Allen,Mosbacher 和 Law 主席
Cullen 眼科研究所
美国贝勒医学院
2020 年 1 月 10 日

前　言

19 世纪早期,英国物理学家 Thomas Young 和英国天文学家 George Biddell Airy 相继发现散光现象,提出散光概念并对其进行配镜矫正。角膜散光的本质是眼球在不同子午线上屈光力不同,物像通过折射后在视网膜上无法形成一个焦点。对于白内障合并角膜散光的患者而言,若不进行角膜散光矫正,必将影响术后视力及视觉质量。

2007 年之前,国内白内障专科医师主要通过角膜切口减少或矫正角膜散光;2007 年之后,Toric IOL 植入术矫正角膜散光渐渐成为主流。经过十年的临床应用,中华医学会眼科学分会白内障及人工晶状体学组于 2017 年在《中华眼科杂志》发表《我国散光矫正型人工晶状体临床应用专家共识(2017 年)》,就 Toric IOL 植入术在患者选择、术前准备、手术操作和术后随访等一系列环节进行了规范性的指导。

随着科技发展日新月异,各种评估角膜散光的设备和新型 Toric IOL 推陈出新;白内障患者对视觉质量的要求也越来越高,散光的矫正成为屈光性白内障手术的必然要求;目前国内尚无系统介绍散光诊治的专著,临床医师在散光相关认知、评估和治疗技术的学习上遇到了很大的挑战。鉴于此,我们团队与多位知名专家根据临床经验及国内外研究进展,归纳总结编写成此书。

本书着眼于临床应用,主要内容涵盖散光的基本概念、散光的测量、散光的矢量分析、散光的评估、散光对视觉质量的影响、散光的矫正以及术后散光矫正结果的临床报告与分析,重点介绍了角膜切口矫正散光及 Toric IOL 的临床应用,并通过案例分析的形式分享对特殊患者的诊疗思维和处理方案。希望本书能对国内眼科同道有所帮助,共同提高屈光性白内障手术理念和技术,让广大白内障患者获得良好的术后视觉质量。

对于散光的认知和诊疗还有很多相关领域有待进一步研究,如不规则散光的评估与处理、低度数散光的评估与矫正、SIA 的规范与控制、Toric IOL 屈光力的个性化计算等。由于编写时间和学识水平的限制,本书难免有不足和错漏之处,真诚欢迎同道们不吝指正。

最后,特别感谢参与本书审阅和难点讨论的 Douglas D. Koch 教授和 Li Wang 教授,感谢两位教授在本书中两个章节和案例的分享,为我们提供了宝贵的临床经验和先进理念。

叶向彧　张广斌
2020 年 1 月

目　录

第一章

散光的概念和测量

导 语

　　散光(astigmatism)是指眼球在不同子午线上屈光力不同时,平行光通过眼球折射后所成的像并非为一个焦点,而是在空间不同位置的两条焦线和焦线间的最小弥散圆的一种屈光状态。通常散光的矫正透镜为一个柱镜。严格意义上,即使正常生理状态,眼球各屈光成分每条子午线上的屈光力也不尽相同,因此现实生活中很难找到完全没有散光的眼球。然而,轻微的散光量对视力无明显影响,没有临床意义,一般无需矫正。

　　散光包括全眼散光、角膜散光和眼内散光。我们临床上通常所指的散光是指通过主觉验光得到的散光,即全眼散光。角膜散光的精准测量对环曲面角膜接触镜的验配、散光型人工晶状体的计算、屈光手术术后角膜形态的随访、圆锥角膜的筛查等有重要作用[1-3]。因此角膜散光精准和全面的检测显得十分重要。角膜散光包括角膜前表面散光、后表面散光和总散光等。随着以Scheimpflug三维眼前节分析系统为代表的检测仪器的出现,使得角膜散光各组成部分的检测成为可能。本章节将重点阐述散光的基本概念、散光的分类、测量散光仪器的原理和方法等方面。

第一节　散光的基本概念

一、散光相关的光学概念

　　1. Sturm 光锥和最小弥散圆[4]　对于一个规则散光眼来说,平行光线经过该光学系统聚焦成两条相互垂直的焦线,称为前后焦线。假设垂直子午线曲率高于水平子午线曲率经垂直子午线成一水平焦线,因曲率高为前焦线;经水平子午线成一垂直焦线,因曲率低为后焦线,在前后焦线之间会呈现一个弥散程度最小、最清晰的物像,称为最小弥散圆(circle of least confusion),整个像的散光束称为 Sturm 光锥(Sturm's conoid)。两焦线之间的间隙,称为 Sturm 间隙(interval of Sturm)。进行散光矫正的目的是把 Sturm 间隙的距离变短,最终成为或近似为一个焦点(图 1-1-1)。当最小弥散圆恰好位于视网膜上时,未矫正的散光对视力影响最小。

　　2. 正负柱镜转换[4]　矫正散光的柱镜或球柱镜处方中通常涉及正负柱镜转换的问题,

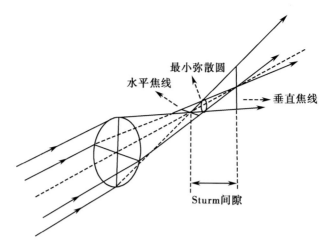

图 1-1-1　散光的光路和 Sturm 光锥

互相转换后的球柱镜表达形式不同但光学效果相同。正负柱镜转换的方法如下:①将原式中的球镜度和柱镜度的代数和相加,结果作为新的球镜度;②将原式中的柱镜度改变正负号,即正号变负号或负号变正号;③轴向变为正交轴向,即原轴向小于或等于 90°,则加上 90°;原轴向大于 90°或等于 180°,则减去 90°。变号转轴后的柱镜作为新柱镜(速记口诀"和球变号轴")。

举例:

+3.00DS/−1.00DC×90 球柱镜转换后为+2.00DS/+1.00DC×180(图 1-1-2)

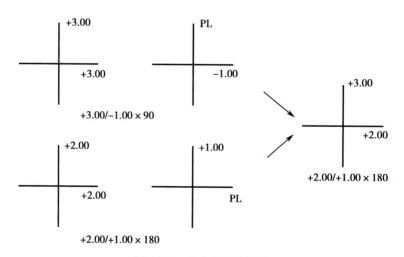

图 1-1-2　正负柱镜转换图

3. 等效球镜度(spherical equivalent)[4]　球柱镜处方的等效球镜度实际是整个透镜的平均屈光度。等效球镜度的大小决定最小弥散圆的位置。等效球镜度可以通过以下两种方法计算:①将光学十字中两主子午线的屈光度相加,取平均值;②将柱镜成分的一半与球镜成分相加,取代数和。

如:

+3.00DS/−1.00DC×90 等效球镜度为(+3.00+2.00)×0.5=+2.50D(方法①)

-2.00DS/-2.00DC×180 等效球镜度为-2.00+(-2.00)×0.5=-3.00D(方法②)

4. 角膜地形图的散光表示方法 在角膜地形图设备上,通常显示最小屈光力的数值及所在子午线(K1)和最大屈光力的数值及所在子午线(K2),两者的差值为散光的大小,如K1为43D@180°,K2为44D@90°,角膜散光为+1.0D@90°或-1.0D@180°。

5. 散光的矢量分析法 散光是既有大小又有方向的矢量,分析散光有一定的复杂性,为了简化其分析难度,通常将散光进行矢量分解。这个观点由Gartner[5]提出,并经Humphrey[6]优化,表述如下:任何一个球柱镜都能分解成等效球镜度和轴向在0°或90°(J_0)及轴向在45°或135°(J_{45})的两个柱镜度。公式如下:

$$S_{EQ} = S + \frac{C}{2}$$

$$J_0 = -\frac{C}{2} \times \cos 2\theta$$

$$J_{45} = -\frac{C}{2} \times \sin 2\theta$$

其中,S_{EQ}表示等效球镜度,S表示球镜度数,C表示轴向在θ的负柱镜度,θ表示散光的轴向。

许多其他学者相继提出了多种散光的矢量分析法,在手术矫正散光中应用广泛,具体可参阅第二章,在此不做赘述。

二、散光的病因

散光的来源与角膜和晶状体的曲率不对称、眼球屈光成分偏斜、屈光指数的改变以及眼轴的变化等有关。低度的散光可能来源于解剖因素,高度的散光则主要来源于角膜曲率的异常。

1. 角膜曲率 角膜曲率会影响到眼球的屈光状态,当角膜曲率与角膜各子午线方向不等时,就会产生散光。角膜散光产生的原因可以分为生理性原因或病理性原因。生理性原因:正常人出生后一般表现为顺规散光,但角膜轻度的顺规散光通常会被晶状体的逆规散光所平衡。随着年龄的增长,由于眼睑张力的改变,顺规散光逐渐减小,至老年时可逐渐变为逆规散光。病理性原因:凡是可以影响到角膜曲率的因素,都有可能诱导散光,如:圆锥角膜、睑板腺囊肿、血管瘤、角膜瘢痕、翼状胬肉切除术前和术后、角膜移植术后、放射状角膜切开术后及角膜屈光手术后等。

2. 眼球屈光成分偏斜 晶状体位置偏斜可引起散光(9°的倾斜大约产生0.50D的散光);晶状体脱位多半合并偏斜;视网膜的弧度异常,如高度近视形成的后巩膜葡萄肿,如果其顶点不和中心凹相一致,使物像偏斜于后葡萄肿处,可引起视网膜源性散光;后巩膜加固术和视网膜脱离后手术填压也可造成视网膜弧度异常。

3. 屈光指数的改变 白内障或糖尿病患者的晶状体通常在不同部位发生不规则的屈光指数变化,从而引起散光。此外,角膜瘢痕等疾病也会引发部分角膜的屈光指数变化。

4. 眼轴变化 一般发生于手术、外伤之后,其可能性较小。

针对散光的病因,对于伴有眼部并发症导致散光的患者,应对症治疗,散光症状也会随之得到改善。对于屈光不正患者,可以通过戴镜、角膜屈光手术等方式治疗。对于白内障合并角膜散光的患者,术前全面而精准地进行角膜评估,是屈光性白内障手术的基础,详细内容可阅读第三章。

三、散光的分类

散光可以根据以下几个方面进行分类:

1. 按照散光的规则程度分类

(1) 规则散光(regular astigmatism):最大屈光力与最小屈光力主子午线相差等于90°,规则散光能被柱镜所矫正。

(2) 不规则散光(irregular astigmatism):最大屈光力与最小屈光力主子午线相差不等于90°,或者眼屈光系统的屈光面不光滑,各子午线的弯曲度不均、同一子午线弯曲度也不同,光线通过眼屈光面后不能在视网膜上形成清晰的物像。这通常是由于继发性病变引起的,如翼状胬肉、圆锥角膜、角膜瘢痕、角膜钝挫伤或者白内障手术后等。此类患者无法用柱镜完全矫正。

2. 按照散光的轴向方位分类[7]

(1) 顺规散光(with the rule astigmatism,WTR):指角膜最大屈光力子午线位于垂直位(90°±30°),即60°~120°。由于这类散光符合大多数角膜生理常态,所以习惯称为顺规散光。

(2) 逆规散光(against the rule astigmatism,ATR):指角膜最大屈光力子午线位于水平位(180°±30°),即0°~30°或150°~180°。由于这类散光不符合大多数角膜生理常态,最大子午线在角膜的水平方向,所以习惯称为逆规散光。

(3) 斜轴散光(oblique astigmatism):指角膜最大屈光力子午线位于30°~60°或120°~150°。

3. 按照眼球屈光成分分类

(1) 角膜前表面散光:通常认为角膜前表面是散光的主要来源。由于眼的生理特点,角膜呈横椭圆形,因此生理上角膜垂直方向与水平方向的曲率半径不等,会有轻度的散光,一般不影响视力,故认为是生理性散光。随着年龄的增长,角膜前表面的顺规散光会逐渐向逆规散光转化[8]。

(2) 角膜后表面散光:Scheimpflug 摄像技术的出现,使角膜散光各组成部分的检测成为可能,多项研究[9,10]显示正常人眼角膜后表面散光的平均值约为 0.3D,且绝大部分为逆规散光。详细内容可阅读第八章第一节。

(3) 眼内散光:正常人有少量的眼内散光,但目前眼内散光的定义和检测的精确性尚存在争议。根据 Javal 规则,全眼散光的量 = 角膜散光×1.25+(-0.50D×90),其中 90 为轴向[11]。晶状体病变是产生眼内散光的主要原因,如先天性晶状体异常、白内障、晶状体脱位、晶状体外伤等,这些原因造成的眼内散光通常需要手术矫正。也曾有案例[12]报道过透明晶状体造成的大度数(>5.0D)眼内散光。视盘倾斜综合征(tilt disc syndrome,TDS)[13]也是一个引起眼内散光的常见原因,其发病率在 1%~3%,由于视盘因不明原因隆起后牵拉视网膜前移造成近视性散光。Gunduz[13]研究了 32 例 TDS 患者的眼内散光,发现其平均眼内散光量比对照组大 1.11D。

眼内散光有时与角膜散光具有互补性,Schuster 等[14]曾在欧洲进行关于散光的流行病学调查,发现高加索人的角膜前表面散光轴向多在180°,而眼内散光的轴向多在90°。Leung和 Sanfilippo 等[15,16]分别在亚洲人和澳洲人上得到类似的结果。然而,由于年龄增大导致眼睑松弛和白内障的发生,这种互补作用会在50岁后逐渐消失。

4. 按照屈光状态分类(图 1-1-3)

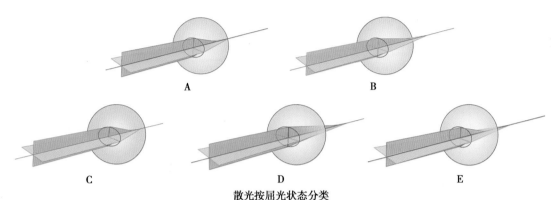

散光按屈光状态分类
A.单纯近视性散光 B.单纯远视性散光 C.复合近视性散光 D.复合远视性散光 E.混合散光

图 1-1-3 按照屈光状态分类时散光的类型

(1)单纯近视性散光(simple myopia astigmatism,SMA):当眼调节放松时,平行光线入眼后,一个子午线像位于视网膜上,另一个子午线像位于视网膜前,称为单纯近视性散光。

(2)单纯远视性散光(simple hyperopia astigmatism,SHA):当眼调节放松时,平行光线入眼后,一个子午线像位于视网膜上,另一个子午线像位于视网膜后,称为单纯远视性散光。

(3)复合近视性散光(compound myopia astigmatism,CMA):当眼调节放松时,平行光线入眼后,两个子午线像都位于视网膜前,称为复合近视性散光。

(4)复合远视性散光(compound hyperopia astigmatism,CHA):当眼调节放松时,平行光线入眼后,两个子午线像都位于视网膜后,称为复合远视性散光。

(5)混合散光(mixed astigmatism,MA):当眼调节放松时,平行光线入眼后,一个子午线像位于视网膜前,另一个子午线像位于视网膜后,称为混合散光。

四、散光的流行病学

散光是一种常见病。一项欧洲的大样本调查[17]发现患有散光(>0.5D)的人群占比达到32.3%,并且散光的发病率随着年龄的增长而增加。新加坡的大样本调查[18]显示在成年人中散光(>0.5D)的发病率为33.3%,且近视的人群更容易患有散光。Howland[19]曾报道在婴儿中,超过1.0D散光的比例有70%。Li[20]曾对安阳市1 783位青少年做过调查,样本平均年龄为12.7岁(10.0~15.6岁),发现≥1.0D的全眼散光、角膜散光和眼内散光比例分别为17.4%、52.8%和20.9%。当散光度数≥0.50D时,随着散光度数的增大,受访者更倾向采用光学矫正,散光度数分别≥0.50D、≥0.75D、≥1.00D、≥1.50D的矫正比例各为51%、57%、61%和69%。

五、散光的临床表现

1. 视物模糊　散光使平行光线不能在视网膜上形成单一焦点,因此会造成视物模糊,并且远、近视力均受影响。不同类型的散光对视力造成的影响不尽相同。Remon[21]研究了散光不同度数、轴向和类型(按屈光状态分类)对视力下降造成的影响,用 LogMAR 视力表检测,发现随着散光度数上升,视力会下降,两者呈线性关系;散光的轴向(0°、45°、90°)对视力影响没有统计学上的差异;混合散光和同等度数的近视视力下降程度相同;单纯远视性散光视力下降比单纯近视性散光严重;复合远视性散光的视力与调节能力有很大关系。

2. 视疲劳　由于散光会造成持续的物像模糊,这会刺激眼球动用调节试图寻找"焦点"。另外,患者会被迫眯眼,产生针孔效应,减少散光造成的影响。这些做法虽然会使视力稍有提升,但却容易造成视疲劳,产生眼痛、头痛、流泪等症状。Akinci[22]曾报道散光患儿(>1.0D)相较健康患儿发生头痛的比例更大,且这个比例随着散光度数的增加而增大。视疲劳在进行阅读任务时更容易发生。远视散光视近需要动用更多调节功能,从而更容易引发视疲劳。然而,高度散光因为视力很差,且不能通过自我调节提高视力,常处于失用状态,因此主要表现为视力严重障碍,视疲劳症状反而不明显。

3. 斜视　在年龄较小时,单眼的高度数散光会破坏双眼融像从而导致斜视的发生。Abrahamsson 等[23]报道了斜视儿童中散光(≥1.0D)的比率高达 30%。McNeer[24]进行了一项 6 岁儿童的队列研究,结果显示,散光的进展会导致斜视手术术后复发。Cotter 等[25]进行的一项研究分析了儿童斜视的危险因素,发现散光是外斜视发生的独立危险因素,且散光度数越大,风险越高:<2.5D 时比值比(odds ratio,OR)为 2.5;≥2.5D 时 OR 为 5.9。

4. 弱视　单眼或双眼高度散光会造成弱视,散光和弱视存在一定的关联。Patel[26]报道弱视眼相较正常眼有更高的角膜散光(1.59D vs. 0.88D)和眼内散光(1.10D vs. 0.27D),然而这两者并没有统计学上的差异。Plech[27]研究了成年人弱视眼的散光大小,与对照组相比,角膜散光和眼内散光分别为(2.00D vs. 1.17D)和(2.47D vs.1.20D)。

六、角膜地形图

随着以 Scheimpflug 摄像技术为代表的 Pentacam 等眼前节生物测量仪在临床上广泛应用,角膜地形图也成为辅助诊断角膜散光必不可少的工具。学会阅读角膜地形图是每一位从事屈光和白内障手术方向的眼科医生必须掌握的技能之一。临床上最常用的屈光四联图主要包括轴向曲率图(或切向曲率图)、前表面高度图、后表面高度图及角膜厚度图[28]。本节为凸显角膜散光,将后面的测量界面四联图调整为前表面轴向(或切向)曲率图、后表面轴向(或切向)曲率图、前表面高度图及后表面高度图。

1. 轴向曲率图或切向曲率图　轴向曲率图是根据薄透镜屈光力公式计算角膜前表面每个点的屈光力所得。一般是通过测量角膜上每一点与特定轴(视轴)相关点的曲率得到,由于角膜为椭球面,在测量角膜周边部时会有一定的误差。轴向曲率图描述角膜中央区的曲率更加准确,通常用于人工晶状体的计算,角膜曲率 1.0D 的测量误差约会导致白内障术后 1.0D 的屈光误差,精确的轴向曲率图临床意义重大[29]。切向曲率图通过不同的数学方法能更精确反映周边区的曲率,在识别角膜周边部形态的变异较轴向曲率图有优势,常用于角膜接触镜验配的随访,评估屈光手术术后对角膜形态的影响等 (图 1-1-4)。

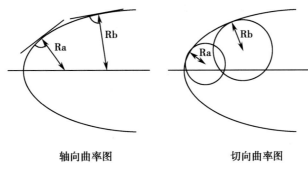

轴向曲率图   切向曲率图

图 1-1-4 轴向曲率图和切向曲率图的示意图

2. 前表面高度图 就如地图中将海平面设为参照面来描述地势的高耸或低矮一样,为表示角膜高度,通常选择最接近于角膜表面的规则球面来作为参照面,称之为"最佳拟合球面",这样便能描述角膜的隆起或凹陷。前表面高度图可准确描述角膜前表面形态。角膜前表面高度图在屈光手术随访中有重要的意义,能跟踪角膜术后的形态变化。

3. 后表面高度图 后表面高度图与前表面高度图的测量原理相同,只不过反映的是角膜后表面的形态,它在圆锥角膜的筛查上有重要作用。圆锥角膜是一种角膜中央或旁中央进行性变薄并呈圆锥样突起的疾病,它的病理变化首先出现在角膜后表面。以往的角膜曲率计或 Placido 盘角膜地形图只能检测角膜前表面的屈光力,只有当疾病进展至角膜前表面时才能被诊断。角膜后表面高度图通过测量角膜后表面的形态,能对许多早期圆锥角膜早发现,早诊断[30]。

第二节 检测散光的方法和仪器

检测散光的方法和仪器的原理不尽相同,检测全眼散光的方法主要有检影镜、主觉验光、自动验光仪和像差仪。测量角膜散光的仪器的原理种类繁多,一般根据角膜前表面和/或角膜后表面曲率半径的检测结果来计算角膜屈光力,然后再根据角膜不同子午线上屈光力的差异,在假定角膜为规则散光的前提下,给出不同直径区域范围内角膜散光的大小和轴向。因此,角膜散光检测结果的参数除了大小和轴向,还应包括直径。角膜中央到周边呈非球面性变化,使得不同直径区域范围的角膜散光检测结果之间会出现差异,尤其在不规则散光的角膜上,这种差异会更明显,这也正是不规则角膜散光复杂的原因所在。检测角膜散光仪器有很多种分类方法,根据角膜散光检测部位的不同,将目前检测角膜散光的仪器分为两大类:一类是只能检测角膜前表面的仪器;另一类是可同时检测角膜前表面和角膜后表面的仪器。本节主要介绍各个检测散光仪器或方法的原理、特点和临床应用。

一、检测全眼散光的方法

1. 检影镜 检影镜是客观检测全眼散光的一种方法,其内部的照明系统照亮眼球内部,光线经视网膜反射回来,经过眼球的屈光成分后发生了聚散度的改变,通过检查反射光线聚散度的变化即可判断眼球的屈光状态,包括散光情况(图 1-2-1)。检影镜检测散光会出现三种现象:厚度现象、破裂现象以及剪动现象。厚度现象是由于 Sturm 光锥和检影镜窥孔

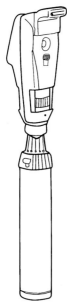

图 1-2-1　检影镜

的光阑作用,表现为不同子午线上眼底反光宽度的不一致,其中两条主子午线所对应的光带宽度最宽或最细;破裂现象表现为当转动检影镜时,只有检影镜的光带和两条主子午线分别平行时,检影镜光带才能与眼底反光一致,否则,检影镜光带偏离主子午线,检影镜光带与眼底反光就不一致,状如破裂;剪动现象表现为当检影镜光带和两条主子午线不平行时,转动检影镜,影动光带移动的方向与检影镜光带移动的方向不一致[31]。

使用检影镜时一般先检查右眼,再检查左眼,检查者距离被检者0.5m,面对面而坐,检影时嘱被检者正视前方注视灯,右手执检影镜柄,从检影镜中央小孔观察被检者眼底反光,上下左右缓慢移动检影镜,可见眼底反光成顺动、逆动现象。当出现以上散光现象时,表明该眼是散光眼,360°转动检影镜光带,直至找到两条主子午线,其中一条主子午线用球镜中和,再转至另一条主子午线方向,用柱镜中和,顺动加正镜片,逆动加负镜片,直至出现中和点,从而得出散光度数。

检影法属于客观验光法,中和点的判断在很大程度上依赖于检查者的技术和经验,同时需要被检者的配合,误差较大。此外,被检查者还可能存在着"调节痉挛"或"调节放松不足"等方面的影响。临床上主要用于检查人眼屈光状态,包括近视、远视、散光等,对于中晚期圆锥角膜的检测也较敏感和可靠[32]。

2. 主觉验光　主觉验光是指被检者在主观的视力应答条件下,通过比较不同镜片带来的视觉改变及变化规律,精确地验证被检眼的屈光状态(图 1-2-2)。主觉验光由球镜验证和

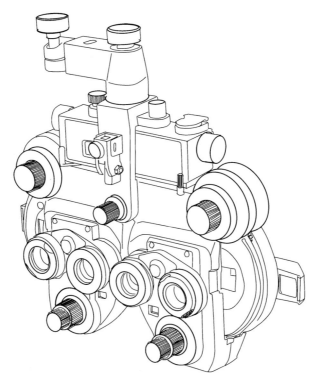

图 1-2-2　综合验光仪

柱镜(散光的轴向和度数)验证两部分组成。接下来主要介绍柱镜验证的检查方法。柱镜验证方法中,按照检查工具的不同,可分为 Jackson 交叉柱镜(JCC)检查、散光表法、裂隙片法等。

JCC 实质上由一对屈光度数相等、符号相反、轴向互相垂直的两个平柱镜组成。JCC 上白色的小点表示正柱镜的轴向,红色的小点表示负柱镜的轴向。JCC 的度数有 ±0.25D、±0.50D、±0.75D、±1.00D。散光眼会在眼内形成前后两条焦线,JCC 通过改变两条焦线与视网膜的相对位置,以带来不同的清晰度改变,对被检眼的散光轴向和度数进行修正,是目前临床上精确测量散光轴向和度数的主要测量方法。

散光表多为钟面样的散光盘。当平行光线经过散光眼的光学系统时,形成 Sturm 光锥。因此,散光表各个方向上的线段会根据所形成的焦线距视网膜的位置,产生不同的清晰度,从而进行散光的检查。先进行雾视,让被检眼两条主子午线的焦线均位于视网膜之前,嘱患者注视散光表,分辨哪个方向的线段更清晰,从而检测出散光的轴向。散光表所能确定的轴向是粗略的,这是由于散光表本身的结构不够精确造成的,常用于散光的筛查和验证。

裂隙片是在黑色的金属或塑料圆片的直径上开一条宽度为 0.5~2.0mm 的裂隙。裂隙片相当于具有方向的针孔镜,有增加焦深的作用。当裂隙与靠近视网膜的焦线相一致,与裂隙方向垂直的光线被针孔的作用所阻断,减少了垂直方向不清晰光线的干扰,从而使视标相对清晰,可以通过旋转分别找到最清晰与最模糊的位置(两者不一定相互垂直),并分别确定两个轴位上的屈光度,故可用于不规则散光的测量[7]。

3. 自动验光仪 自动验光仪属于客观验光法,其原理与视网膜检影法基本相同,是通过改变进入眼睛的光线聚散度来使光标清晰地成像在视网膜反射面上,从而计算出眼的屈光度(图 1-2-3)。临床上常用的 Topcon 验光仪利用 Scheiner 盘原理,它是一种红外验光仪,将角膜假设为球形,利用红外圆环系统将光线投射至角膜,经角膜反射成像至电荷耦合元件(charge-coupled device,CCD)上,通过电子系统测量光标到角膜的距离和虚像的大小,就可以迅速测量出角膜中央 3mm 范围的角膜前表面曲率的大小。

Sheppard 等[33]和 Lopez de la[34]各自使用自动验光仪(WAM-5500)测量角膜散光的大小和轴向,证明了该设备在测量角膜散光的大小

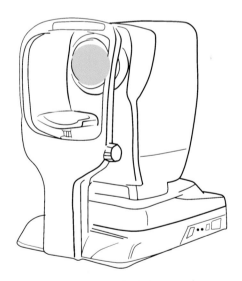

图 1-2-3 自动验光仪

和轴向上有很高的重复性。Asena 等[35]使用了自动验光仪(Topcon KR-8900)、IOLMaster 500、Verion 测量散光大小和轴向,KR-8900 得到的散光值低于其他两种仪器。此外,KR-8900 测定的散光轴向和 Verion 相比,有 17% 的患者轴向差异大于 20°,所以作者认为他们测量的散光结果在临床上不可以相互替换。

自动验光技术较易学习和掌握,患者不需散瞳就能迅速得到检查结果。自动验光仪验光结果可以自动打印,无需换算。整个过程一般 1 分钟内就可完成,为镜片矫正提供可

参考的屈光参考值。此外,自动验光仪还可应用于患者数量较多时的屈光不正筛查,但自动验光仪无法完全消除眼部调节的影响,由于存在近感知性调节,测量得到的度数会偏近视。另外,自动验光仪需要患者有良好的固视能力,不配合的儿童、无法固视的患者常常难以测量。

4. 像差仪　像差仪也可用于测量全眼散光,本节主要介绍临床上常用的两种像差仪:OPD-Scan Ⅲ 和 iTrace 像差仪(图 1-2-4 和图 1-2-5)。OPD-Scan Ⅲ 是日本 NIDEK 公司研发的一种整合了以 Placido 盘为原理的角膜地形图系统和基于动态视网膜检影法的主观像差仪,集波前像差仪、角膜地形图、自动验光仪、角膜曲率计和瞳孔计(明视和暗视)五种功能于一体。以裂隙视网膜检影法为原理测量屈光度,可测量 0~22.0D 柱镜度数。Asgari[36] 等人的研究显示 OPD-Scan Ⅲ 在测量正视组及屈光不正组全眼散光时具有较好的重复性,但与检影镜相比,获得的一致性区间较宽(正视组:-0.50~0.46D,屈光不正组:-0.07~0.57D),且 OPD-Scan Ⅲ 在正视眼组的读数较检影镜高,在屈光不正组较检影镜低。这与 McGinnigle[37] 等人比较 OPD-Scan Ⅲ 和自动验光仪一致性区间相似(-0.46~0.46D)。在圆锥角膜组,其重复性以及与检影镜的一致性都明显降低,且随着圆锥角膜的严重程度不断下降。

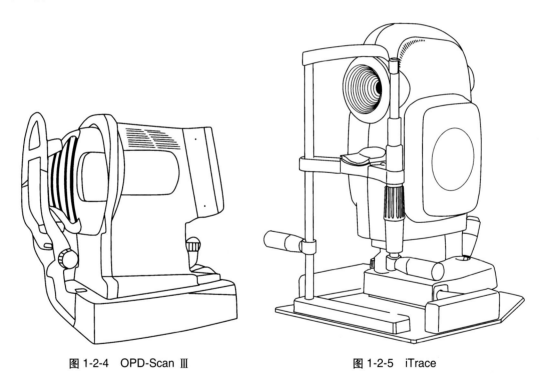

图 1-2-4　OPD-Scan Ⅲ　　　　　　　　　图 1-2-5　iTrace

iTrace 像差仪将较大的 Placido 盘和 ray-tracing 像差仪相结合,基于光线追迹原理,使用点对点串行扫描的模式,256 个点逐点扫描患者瞳孔区的各个不同位置,从而完成全角膜地形图和波前像差的检查,可获得全眼球、角膜源性和眼内源性的各阶波前像差。WaveScan 波前像差仪(VISX, Inc.)使用 Hartmann-Shack 波阵面传感器测量屈光不正和波前像差。Wang[38] 等人对 WaveScan 和 iTrace 两种像差仪测量全眼散光进行比较,发现与主觉验光测量值相比,95% 一致性区间分别为 -0.95~0.40D 和 -1.16~0.35D。对于正常人眼,平均误差分别为 -0.25D 和 -0.22D;而对于角膜屈光术后眼,平均误差升至 -0.30D 和 -0.55D。结果表明 iTrace 获得的平均散光值比 WaveScan 大 0.14D,两种像差仪与主觉验光结果具有较好的一致性。

二、检测角膜散光的方法

1. 只能检测角膜前表面的仪器　将检测结果根据 Gullstand 模型眼的角膜参数计算出角膜总散光或角膜前表面散光的值,主要分为三大类:手动角膜曲率计、自动角膜曲率计、Placido 盘相关角膜地形图。其中临床上常用的仪器包括 IOLMaster/IOLMaster 500、Lenstar、AL-Scan、Aladdin、OA-2000 等(表 1-2-1)。

表 1-2-1　只能检测角膜前表面仪器的比较

	测量原理	SimK 取值范围
手动角膜曲率计	角膜前表面反射像的大小	3.0mm
IOLMaster/IOLMaster 500	角膜前表面以直径约 2.5mm 且呈六角形对称分布光点的反射	2.5mm
Lenstar	投射在角膜前表面 2 个同心圆(直径 1.65mm 和 2.3mm)的 32 个光点的反射	1.65mm,2.3mm
AL-Scan	投射在角膜前表面 2 个同心圆(直径 2.4mm 和 3.3mm)的 360 个光点的反射	2.4mm,3.3mm
Aladdin	24 个同心圆环的 Placido 盘投射至角膜,分析超过 100 000 点数据	3mm,5mm
OA-2000	9 个同心圆环的 Placido 盘投射至角膜的 256 个光点的反射	2.5mm

2. 可检测角膜前、后表面的仪器　通过运用裂隙光扫描、单(双)Scheimpflug 摄像、相干光断层成像(optical coherence tomography,OCT)以及点对点光线追迹(ray-tracing)等不同技术可检测角膜前、后表面的各项参数。仪器能给出拍摄区域内不同直径范围的角膜前/后表面散光和/或角膜总散光的检测结果。这类仪器主要包括:Orbscan Ⅱ/Ⅱz、Pentacam、Scansys、Sirius、TMS-5、Galilei、MS-39、Casia、IOLMaster 700、Cassini 和 Anterion 等(表 1-2-2)。

表 1-2-2　可检测角膜前、后表面散光仪器的比较

仪器	原理	技术参数
Orbscan Ⅱ/Ⅱz	裂隙光扫描+Placido 盘	Placido 盘行前表面曲率检测,共检测约 9 000 点的数据,平行裂隙光扫描得到后表面曲率
Pentacam Classic/HR/AXL(Wave)	单旋转 Scheimpflug	通过 Scheimpflug 拍摄角膜地形图计算散光,3 种版本的检测点数分别为 25 000/138 000/138 000 万点
Scansys	单旋转 Scheimpflug	通过 Scheimpflug 拍摄角膜地形图计算散光,角膜前后表面 107 520/230 400 个数据点

续表

仪器	原理	技 术 参 数
Sirius	单旋转 Scheimpflug+Placido 盘	Placido 盘行前表面曲率检测,检测角膜前表面 135 000 点,Scheimpflug 拍摄角膜地形图
TMS-5	单旋转 Scheimpflug+Placido 盘	通过 25 环的 Placido 盘角膜地形图检测角膜前表面 7 300 点以及 Scheimpflug 拍摄角膜地形图(40 960 点)
Galilei G2/4/6	双旋转 Scheimpflug+Placido 盘	Placido 盘行前表面曲率检测,检测角膜前表面 122 000 点,双 Scheimpflug 拍摄角膜地形图
Cassini	彩色 LED 点对点光线追迹法	通过光线追迹法实时测量,检测角膜上 129 000 点
MS-39	SD-OCT+Placido 盘	Placido 盘行前表面曲率检测,检测角膜前表面 31 232 点,SD-OCT 检测角膜后表面 25 600 点
Casia SS-1000/2	SS-OCT	每秒分别可扫描 30 000 张和 50 000 张 A-Scan
IOLMaster 700	SS-OCT	每秒分别可扫描 2 000 张 A-Scan
Anterion	SS-OCT	径向模式可在 1 秒内获得 65 张 B-Scan(每 B-Scan 扫描 256 张 A-Scan)

3. 角膜散光测量技术与设备

（1）手动角膜曲率计:手动角膜曲率计(图 1-2-6)利用角膜的反射性质来测量中央角膜的屈光力,测量结果可用角膜曲率半径表示,也可用屈光力来表示。由于其只能测量前表面的曲率半径,无法获得后表面的数据,因此角膜散光的计算依赖于角膜前表面曲率半径。根

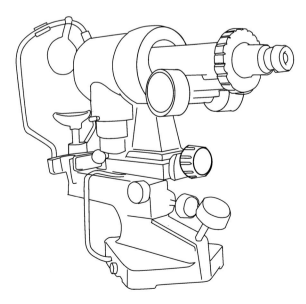

图 1-2-6　手动角膜曲率计

据面屈光力计算公式:

$$K = \frac{n_1 - n_2}{r}$$

模拟角膜屈光力(SimK)计算公式:

$$K = \frac{337.5}{r}$$

其中 r 为角膜前表面曲率半径(mm),角膜基质的折射率为 1.337 5。

手动角膜曲率计的基本原理是使用一个低倍率望远镜装置,测定位于角膜正后方的首个角膜表面反射像,然后通过计算观察到的目标反射像的大小与其实际大小的比值,可以得到角膜前表面曲率。手动角膜曲率计只能反映角膜中央 3mm 范围内的角膜曲率,如需测量周边部的角膜参数,则需借助其他工具。与其他先进的仪器比较,手动角膜曲率计有许多不足。手动角膜曲率计只能测量垂直和水平子午线上的角膜屈光力,因此在测量病变角膜或不规则角膜时,会出现角膜屈光力和轴向上的误差。并且手动角膜曲率计只测量了角膜上垂直和水平子午线的 4 个点,若是角膜形态不规则,会产生较大的误差。现在手动角膜曲率计在临床上应用较少,主要用于教学工作。

(2) 自动角膜曲率计:临床上经典的自动角膜曲率计包括 IOLMaster/IOLMaster 500 和 Lenstar。IOLMaster/IOLMaster 500 的原理为检测角膜前表面直径约 2.5mm 且呈六角形对称分布光点的反射,计算出环形的曲率半径,从而得出角膜散光结果,检测结果为角膜前表面中央 2.5mm 直径环上的数值,是目前临床上较常用的测量角膜散光的仪器(图 1-2-7 和图 1-2-8)。

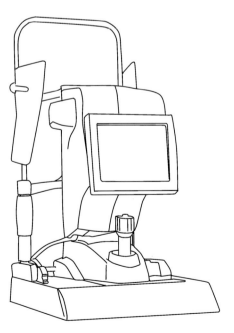

图 1-2-7 IOLMaster

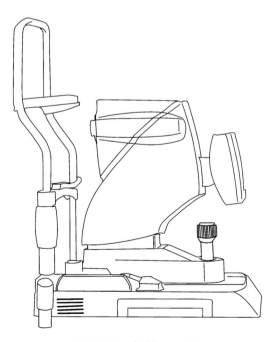

图 1-2-8 IOLMaster 500

Lenstar 的原理为利用投射在角膜前表面 2 个同心圆(直径 1.65mm 和 2.3mm)的 32 个光点的反射,测量分析相对应的光点,获得两个同心圆环上的曲率半径的数据,给出角膜曲率(图 1-2-9 及图 1-2-10)。Ventura[39]等比较了 Lenstar LS900、Cassini 和 Humphrey Atlas 9000(基于 Placido 盘的角膜地形图仪)检测正常眼角膜散光的重复性和可比性。32 只眼的角膜散光检测结果经矢量分析后显示,Lenstar LS900 可提供重复性高的角膜屈光力和角膜散光测量结果(ICC>0.9)。Lenstar LS900 和 Cassini 获得相近的角膜屈光力、散光大小、J_0 和 J_{45} 的结果(P>0.05)。

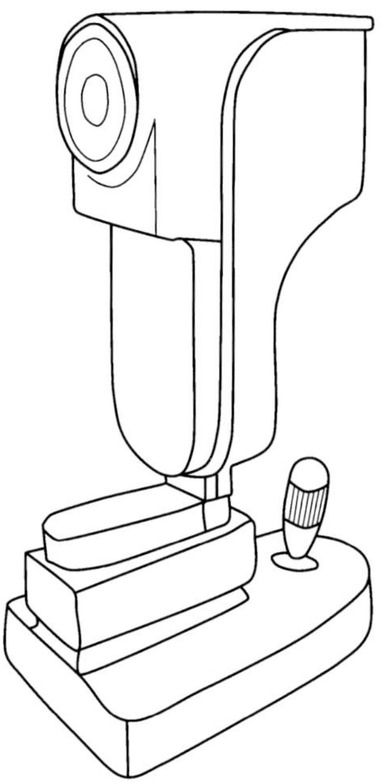

(3)Placido 盘相关的角膜地形图仪:Placido 盘成像技术是一种评价角膜前表面形态的技术(图 1-2-11),通过 Placido 盘获取角膜前表面的同心圆环的形态,实时图像摄影系统记录环形图像的形态,计算机对获取的影像进行分析而获得所需的角膜前表面数据。

Placido 盘系统的基本结构:

1)Placido 盘投射系统:由 9~34 个均匀分布的同心圆环

图 1-2-9 Lenstar LS900

构成,通过投射系统投射到角膜前表面,几乎覆盖整个角膜,其中心圆环直径可小至 0.4mm。检查者通过观察投射到角膜前表面的圆环形态来判定不同的角膜屈光力问题。例如,环间距越小说明曲率越陡;环间距越大则曲率越平坦;当投射形态为椭圆形时说明存在角膜散光[40]。

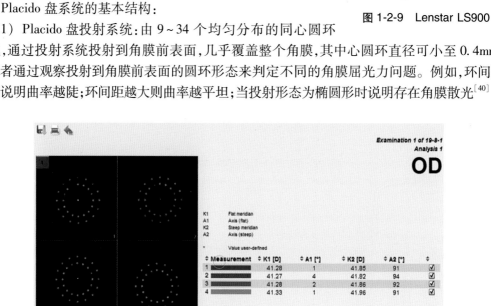

图 1-2-10 Lenstar LS900 测量界面图

2)实时图像摄影系统:通过位于 Placido 盘中央的摄像机对角膜前表面的环形图像进行实时观察、检测、调整,以获得最佳的角膜图像,用于进一步分析。

3)计算机图像处理系统:计算机通过分析不同圆环之间的间距来确定每个点的屈光力,并将结果按照不同的颜色梯度显示在屏幕上,形成伪彩角膜前表面地形图。由于 Placido 盘中间为摄像机镜头导致中央区域的数据缺失,得到的为虚拟的屈光力结果。研究报道 Placido 盘技术测量的角膜曲率的重测度(test-retest,重复测量时 95% 的测量误差范围)小于

0.25D,有着优秀的重复性。

但是 Placido 盘仍存在一定的局限性:在 Placido 盘中央设有摄像机,这会导致 Placido 盘的投射出现盲区,使得角膜中心数据缺失;其结果受泪膜影响很大,不完整的泪膜会显著影响地形图的形态;仅能测量角膜前表面的数据,不能反映角膜后表面和总角膜散光;对于圆锥角膜等疾病的早期诊断有一定的局限性。

（4）Scheimpflug 摄像技术:Scheimpflug 摄像技术将物平面、镜头平面和像平面倾斜,使其相交于一条直线,增加了景深,使整体成像清晰,尤其对于近距离斜面的拍摄更为适用。而角膜本身就是一个倾斜的非球面体,采用 Scheimpflug 摄像技术能对整个眼前节进行更加有效的拍摄。Scheimpflug 摄像技术相比传统的共轴透镜系统所获得的图像具有更高的空间准确性[41]。目前,基于 Scheimpflug 摄像技术的角膜地形图有 Scansys、Pentacam Classic、Pentacam HR（图 1-2-12 及图 1-2-13）、Pentacam AXL、Pentacam AXL Wave 等。

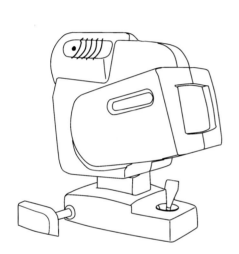

图 1-2-11　Placido 盘角膜地形图

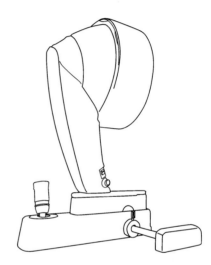

图 1-2-12　Pentacam

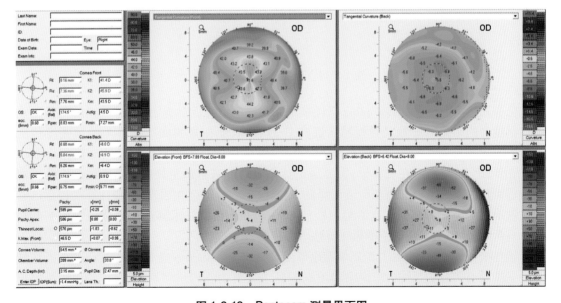

图 1-2-13　Pentacam 测量界面图

从左到右、从上到下依次为前表面切向曲率图、后表面切向曲率图、前表面高度图、后表面高度图

Pentacam 是临床广泛应用的基于单旋转 Scheimpflug 摄像技术的角膜地形图,可以在 2s 内获得 25~100 幅 Scheimpflug 断层扫描图像,一次测量可获得角膜上 138 000 个数据点。此外,不同于 Placido 盘依赖反射图像的分析,Pentacam 是一种基于角膜高度测量的角膜地形图,通过对角膜结构的三维重建能同时获得角膜前表面、后表面和总散光的数据[42]。

在 Pentacam 中,除了模拟角膜屈光力,还应熟悉以下三个概念[42,43]:

1) 净角膜屈光力(truenet power,TNP):净角膜屈光力是由 Pentacam 基于高斯光学公式将角膜前后屈光力计算后相加得到的角膜屈光力,基于薄透镜理论,没有考虑角膜厚度对屈光力造成的影响。

2) 等效角膜屈光力(equivalent K-readings,EKR):等效角膜屈光力是由 Holladay 首次提出,用来评估角膜屈光手术后患者总角膜屈光力的指标之一。它是根据 Pentacam 测量的角膜前后表面曲率半径结果计算所得。公式为 $EKR(D) = 0.376/r_{anterior} - 0.031\ 65/r_{posterior}$。Holladay 推荐使用直径 4.5mm 范围的 EKR 来分析屈光手术后的总角膜屈光力。

3) 总角膜屈光力(total corneal refractive power,TCRP):总角膜屈光力是使用光线追迹原理,根据 Snell 定律进行计算,它综合考虑了角膜前后表面屈光力、屈光指数、角膜表面形态和角膜的厚度。有学者认为该指标比 TNP 和 SimK 更精准,特别对于屈光手术术后角膜的评估(图 1-2-14)。

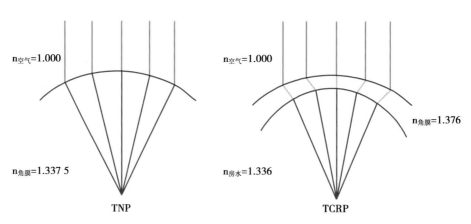

图 1-2-14 TNP 与 TCRP 关系图

已有大量研究证明 Scheimpflug 摄像技术在角膜前后表面散光、角膜总散光的测量上能够提供精确的结果。王勤美教授团队证实[44],Pentacam 在角膜曲率测量上的重测度达到 0.18D,显示出非常优越的重复性。但是 Scheimpflug 摄像技术也有着自己的缺陷,Scheimpflug 拍摄的原始图像存在着变形,需要通过计算机软件进行矫正处理。图像数据点的密度会随着距角膜中央距离的增加而逐渐降低,周边曲率的数据存在插入值,即计算机根据已有的数据推测的屈光力数据。这些局限性使 Scheimpflug 摄像技术得到的周边角膜曲率的精准性有所降低,但是采用先进的矫正算法可以提高其精准性。

近年来,国内自主研发了新型角膜地形图仪 Scansys,Scansys 是基于 Scheimpflug 摄像技术的三维眼前节分析系统(图 1-2-15)。它配备了一台中心相机和侧面相机,侧面相机捕捉瞳孔定位,中心相机采集眼前节数据。Scansys 一次能拍摄 28/60 张角膜前后表面断层照片,最多采集角膜上 230 400 个数据点,最后将采集的数据进行三维重建获得角膜地形图(图

1-2-16)。中山大学中山眼科中心对 Scansys 和 Pentacam 测量正常人、白内障等人群的角膜及眼前节参数的一致性进行评估,发现两者在不同人群中的一致性结果都较高,表明 Scansys 适用于临床门诊及手术规划。

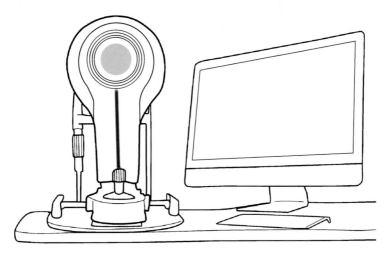

图 1-2-15　Scansys

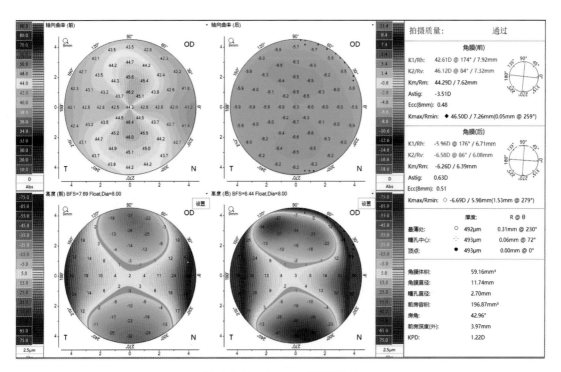

图 1-2-16　Scansys 测量界面

(5) Scheimpflug 摄像技术联合 Placido 盘技术:最新的角膜地形图将 Scheimpflug 摄像技术和 Placido 盘角膜地形图相结合,实现了同轴同步拍摄,保证了两种技术获得的数据的同源性和统一性。Placido 盘提供了角膜前表面的曲率信息,Scheimpflug 摄像技术保证了角膜前后表面高度、厚度数据的准确性,实现了眼前节三维结构的重建。角膜高度和角膜曲率的分别测量以及数据的结合分析提高了测量结果的精确性。目前临床可见的 Scheimpflug 摄像技术和 Placido 盘技术结合的仪器主要有 Sirius、Galilei 和 TMS-5。

Sirius 的原理为单旋转 Scheimpflug 照相机联合 Placido 盘地形图。该系统采用支持向量机的辅助诊断软件，Scheimpflug 照相机行角膜高度检测，测量的数据点为 55 000 点，Placido 盘地形图行角膜前表面曲率检测，测量的数据点高达 135 000 点(图 1-2-17 及图 1-2-18)。

Savini 等[45] 比较了 Sirius 和 Pentacam HR 在测量白内障患者角膜总散光(TCA)的一致性。术前用上述两种仪器测量 TCA，并且采用基于 Placido 盘的角膜地形图仪(Keratron)行回顾性评估。对顺规、逆规和斜轴散光的分析分别采用和不采用矢量分析进行评估。非矢量分析结

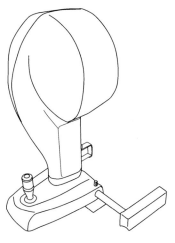

图 1-2-17 Sirius

果显示，在所有组别中，Sirius 得到的平均 TCA 值均高于 Pentacam HR，然而仅在逆规散光组($P = 0.000\,9$)的差别有统计学意义。病例中有 20.8% 眼的 TCA 大小差异大于 0.5D，并且其中 45.4% 的 TCA 轴向的差异大于 10°。当仅对大于 0.75D 的散光进行分析时，TCA 轴向差异大于 10° 的比例下降至 18.5%。在各组别中，TCA 的子午线和翻转后的屈光力平均差异接近零，但标准差较大(接近 0.5D)。在测量 TCA 的大小和轴向方面，两种仪器仅有中等程度的一致性。

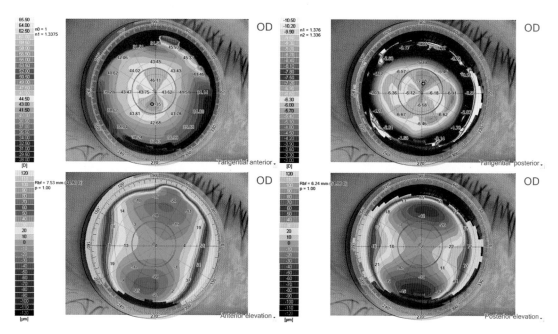

图 1-2-18 Sirius 测量界面图
从左到右、从上到下依次为前表面切向曲率图、后表面切向曲率图、前表面高度图、后表面高度图

Galilei 的原理为双旋转 Scheimpflug 照相机联合 Placido 盘角膜地形图，在 180° 的位置上设有两个对称的相机，通过对称位置的 Scheimpflug 图像的叠加以消除周边图像畸变的影响，提高了测量结果的精确度(图 1-2-19)。该系统使用 Placido 盘行角膜前表面曲率检测、

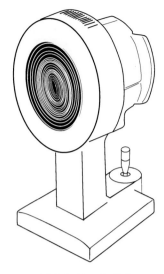

图 1-2-19　Galilei

Scheimpflug 照相机行角膜高度检测,测量的数据点数高达122 000 点。

Lee[46]等研究评估了 Galilei G4 测量角膜散光的重复性。在正常人眼中,SimK、总角膜屈光力和角膜后表面屈光力的重测度分别为 0.22D、0.27D 和 0.08D;在屈光手术后眼中,SimK、总角膜屈光力和角膜后表面屈光力的重测度分别为0.25D、0.25D 和 0.05D,显示出较好的可重复性。Aramberri[47]等比较了 Galilei G2 和 Pentacam HR 测量角膜散光的精确性,结果表明,两种技术在测量角膜前、后表面散光和角膜总散光都有很好的重复性和再现性。

(6) 彩色 LED 反射技术:彩色 LED 反射技术是一种基于光线追踪原理的技术。光线追踪是指将 Snell 定律应用于每一个折射面,通过追踪每一条与光学介质表面发生交互作用的光线从而得到光线传播路径的方法。基于彩色 LED反射技术的 Cassini 设置了共 679 个红、绿、黄三色 LED 灯加额外 7 个红外 LED 光源,通过类似于"GPS"的算法,用相邻 4 点的定位关系来确定每一个点的位置,并利用光线追踪技术通过测量不同 3 个点的三角距离来记录每个点的相对位置来获得角膜前表面的数据(图 1-2-20)。Cassini 实现了对图像进行点对点光线追踪分析,测量了角膜上 129 000 个点。因为其没有采用边缘探测的方法,所以即使 LED 反光点模糊也不会影响测量的结果。

Ventura[39]等证实了该技术测量角膜前后表面散光优异的重复性。然而,Cassini 与 Scheimpflug 摄像技术的一致性并不完美。Lee[46]等比较了 Cassini 与 Galilei G4 测量正常人眼与屈光手术后眼的一致性,发现两者在两组的角膜前表面各项参数有优异的一致性(ICC>0.90),不过在角膜后表面的各项参数一致性较差(ICC<0.68)。Cui[48]和 Pinero[49]也在与 Pentacam HR的对比研究中得出相似的结论。后表面一致性差,可能的解释是测量原理的不同:Scheimpflug原理分析图像后计算平均角膜屈光力;Cassini分析 7 个红外 LED 在角膜后表面的反射;还有测量范围和测量时间也存在差异等。

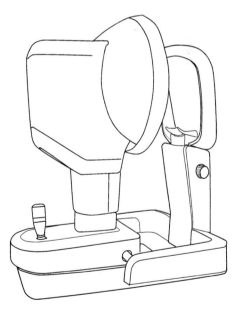

图 1-2-20　Cassini

(7) 相干光断层成像技术:相干光断层成像(optical coherence tomography,OCT)技术是一种非接触、高分辨率成像技术。OCT 以超发光二极管(superluminescent diode,SLD)为光源,一束光线通过屈光介质进入眼内,另一束光线进入参照系统,然后将从眼内组织和参照系统反射回来的光线信号进行处理,从而得到眼内组织的信息。目前 OCT 技术分为两大类:时域 OCT(time domain-OCT,TD-OCT)和傅里叶域OCT(Fourier domain-OCT,FD-OCT),而 FD-OCT 又分为频域 OCT(spectral domain OCT,SD-

OCT)和扫频 OCT(swept source OCT,SS-OCT)。TD-OCT 通过参考臂的移动实现从眼内组织反射的光线与参考系统的光线叠加、干涉,最后成像;FD-OCT 与 TD-OCT 的不同在于通过傅里叶转化对参考光和反射光信号进行处理获得图像信息,其参考臂不用移动。

Casia SS-1000 系统的原理为 SS-OCT(图 1-2-21)。它使用 1 310nm 的扫频激光,每次测量可拍摄 16 幅分辨率小于 10μm 的放射状扫描图像,每秒扫描 30 000 张 A-Scan 图像,重新整合以分析角膜前后形态。该仪器在对焦后会自

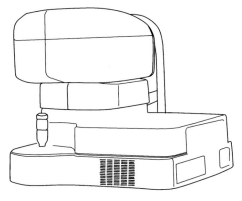

图 1-2-21 Casia

动检测,检测时间仅为 0.3 秒。Lee[50] 评估了 Casia SS-1000 与 Galilei G2 测量正常眼和屈光手术后眼的一致性,发现在测量角膜前后表面散光均有很高的一致性(ICC>0.9)。Schroder[51] 还报道固视不良对 Casia SS-1000 测量的影响比 TMS-5 和 Pentacam 小得多。新型的 Casia 2 每秒钟能扫描 50 000 张 A-Scan 图像,其扫描速度比 Casia 1000 提升 67%。另外,新型商用的 SS-OCT 仪器如 IOLMaster 700 也被证明有极高的重复性和与临床常用的光学生物测量仪良好的一致性。

MS-39 是 SD-OCT 结合 Placido 盘角膜地形图的眼前节 OCT(图 1-2-22 及图 1-2-23)。扫描光源的波长为 840nm,轴向分辨率为 3.5μm,横向分辨率为 35μm,最大深度为 7.5mm,扫描宽度为 16.0mm,角膜前表面的检测数据点为 31 000 点,角膜后表面的检测数据点为 26 000 点,检测时间约为 1 秒。Savini[52] 评估了 MS-39 测量正常眼和屈光手术后眼的重复性及其与 Sirius 的一致性。在两组中,SimK、角膜后表面散光、全角膜屈光力和全角膜散光的 CoV 均小于 1.0%,ICC 均大于 0.90,表明具有极好的重复性。MS-39 与 Sirius 测量角膜后表面散光和全角膜散光的 95% 一致性区间分别为 -0.16 ~ +0.12D 和 0.00 ~ +0.11D,显示出优异的一致性。

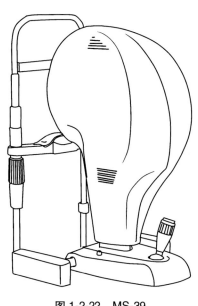

图 1-2-22 MS-39

角膜散光的测量仪器原理各不相同,哪种仪器测量的精确性、重复性和再现性更好一直是学术界研究的方向。Fityo[53] 等比较了 5 种不同的光学生物测量仪测量中低度数角膜散光(<3.0D)的重复性,发现所有仪器的平均测量差异都在 0.00D 附近,其中 Pentacam HR 的重复性最好;Rozema[54] 等的 Meta 分析发现基于 Scheimpflug 摄像原理的仪器和 Placido 盘的仪器能提供高精确性的结果,且它们之间的一致性较好。因此临床上推荐基于 Placido 盘的仪器或者基于 Scheimpflug 摄像技术的 Pentacam、Sirius 和 Scansys 作为常规测量仪器,这些技术能够提供精确且一致性良好的角膜散光测量结果。此外,Scheimpflug 摄像技术提供角膜后表面的信息,更适用于屈光手术的术前筛查、白内障人工晶状体的测算及圆锥角膜的诊断。

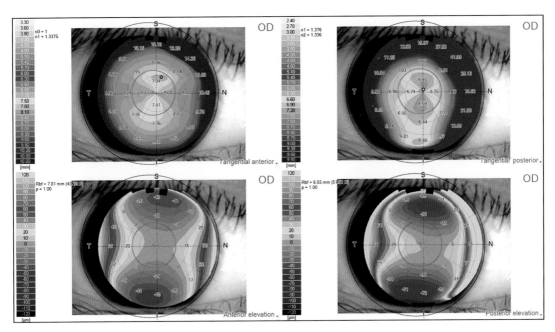

图 1-2-23　MS-39 测量界面图
从左到右、从上到下依次为前表面切向曲率图、后表面切向曲率图、前表面高度图、后表面高度图

总结与展望

　　散光指的是眼球在不同子午线上屈光力不同时,平行光通过眼球折射后所成的像并非为一个焦点,而是在空间不同位置的两条焦线和焦线间的最小弥散圆的一种屈光状态。不同情况下,散光有验光处方或者角膜地形图的表达方式,临床运用时需加以区分。随着设备的研发与更新,对角膜散光的评价越来越全面,可以分别就角膜前表面、后表面和总散光等进行检测,为临床运用提供更好的帮助。白内障医生需要全面掌握散光的相关知识,如基本概念、分类、检测设备及方法等,并全面评估散光的特点,为角膜切口的制作、Toric 人工晶状体矫正散光等提供依据和支持。

（黄锦海　金以利　涂瑞雪）

参 考 文 献

1. Leyland M. Validation of Orbscan Ⅱ posterior corneal curvature measurement for intraocular lens power calculation [J]. J Eye, 2004, 18:357-360.

2. Nakada S, Tanaka M, Nakajima A. Comparison of automated and conventional keratometers [J]. Am J Ophthalmol, 1984, 97:776-778.

3. Olsen T. On the calculation of power from curvature of the cornea [J]. Br J Ophthalmol, 1986, 70:152-154.

4. 瞿佳, 陈浩. 眼镜学[M]. 第 3 版. 北京:人民卫生出版社, 2017.

5. Gartner WF. Astigmatism and optometric vectors [J]. Am J Optom Arch Am Acad Optom, 1965, 42:459-463.

6. Humphrey WE. Automated retinoscopy:the Humphrey vision analyser [J]. The Optician, 1977, 173:17-27.

7. 瞿佳. 眼视光学理论与方法[M]. 第 2 版. 北京:人民卫生出版社, 2014.

8. Koch DD, Ali SF, Weikert MP, et al. Contribution of posterior corneal astigmatism to total corneal astigmatism

　　　［J］. J Cataract Refract Surg,2012,38:2080-2087.

9. Dubbelman M,Sicam VA,Van der Heijde GL. The shape of the anterior and posterior surface of the aging human cornea［J］. Vision Res,2006,46:993-1001.

10. Prisant O,Hoang-Xuan T,Proano C,et al. Vector summation of anterior and posterior corneal topographical astigmatism［J］. J Cataract Refract Surg,2002,28:1636-1643.

11. Grosvenor T,Quintero S,Perrigin DM. Predicting refractive astigmatism:a suggested simplification of Javal's rule［J］. Am J Optom Physiol Opt,1988,65:292-297.

12. Tatham A,Prydal J. Progressive lenticular astigmatism in the clear lens［J］. J Cataract Refract Surg,2008,34:514-516.

13. Gunduz A,Evereklioglu C,Er H,et al. Lenticular astigmatism in tilted disc syndrome［J］. J Cataract Refract Surg,2002,28:1836-1840.

14. Schuster AK-G,Pfeiffer N,Schulz A,et al. Refractive,corneal and ocular residual astigmatism:distribution in a German population and age-dependency-the Gutenberg health study［J］. Graefe's Archive for Clinical and Experimental Ophthalmology,2017,255:2493-2501.

15. Leung TW,Lam AK,Deng L,et al. Characteristics of astigmatism as a function of age in a Hong Kong clinical population［J］. Optom Vis Sci,2012,89:984-992.

16. Sanfilippo PG,Yazar S,Kearns L,et al. Distribution of astigmatism as a function of age in an Australian population［J］. Acta Ophthalmol,2015,93:e377-e385.

17. Wolfram C,Hohn R,Kottler U,et al. Prevalence of refractive errors in the European adult population:the Gutenberg Health Study (GHS)［J］. Br J Ophthalmol,2014,98:857-861.

18. Saw SM,Chan YH,Wong WL,et al. Prevalence and risk factors for refractive errors in the Singapore Malay Eye Survey［J］. Ophthalmology,2008,115:1713-1719.

19. Howland HC,Sayles N. Photorefractive measurements of astigmatism in infants and young children［J］. Invest Ophthalmol Vis Sci,1984,25:93-102.

20. Li H,Li SM,Liu LR,et al. Astigmatism and its components in 12-year-old Chinese children:the Anyang Childhood Eye Study［J］. Br J Ophthalmol,2019,103:768-774.

21. Remon L,Monsoriu JA,Furlan WD. Influence of different types of astigmatism on visual acuity［J］. J Optom,2017,10:141-148.

22. Akinci A,Guven A,Degerliyurt A,et al. The correlation between headache and refractive errors［J］. J aapos,2008,12:290-293.

23. Abrahamsson M,Fabian G,Sjostrand J. Refraction changes in children developing convergent or divergent strabismus［J］. Br J Ophthalmol,1992,76:723-727.

24. McNeer KW. Astigmatism in visually immature child with strabismus［J］. Arch Ophthalmol,1980,98:1430-1432.

25. Cotter SA,Varma R,Tarczy-Hornoch K,et al. Risk factors associated with childhood strabismus:the multi-ethnic pediatric eye disease and Baltimore pediatric eye disease studies［J］. Ophthalmology,2011,118:2251-2261.

26. Patel VS,Simon JW,Schultze RL. Anisometropic amblyopia:axial length versus corneal curvature in children with severe refractive imbalance［J］. J AAPOS,2010,14:396-398.

27. Plech AR,Pinero DP,Laria C,et al. Corneal higher-order aberrations in amblyopia［J］. Eur J Ophthalmol,2010,20:12-20.

28. Motlagh MN,Moshirfar M,Murri MS,et al. Pentacam ® Corneal Tomography for Screening of Refractive Surgery Candidates:A Review of the Literature,Part I［J］. Med Hypothesis Discov Innov Ophthalmol,2019,8:177-203.

29. Eibschitz-Tsimhoni M, Tsimhoni O, Archer SM, et al. Effect of axial length and keratometry measurement error on intraocular lens implant power prediction formulas in pediatric patients [J]. J AAPOS, 2008, 12:173-176.

30. Rabinowitz YS, McDonnell PJ. Computer-assisted corneal topography in keratoconus [J]. Refract Corneal Surg, 1989, 5:400-408.

31. Klein M. Retinoscopy in Astigmatism [J]. Br J Ophthalmol, 1944, 28:205-220.

32. Smith G, Haymes S. The streak retinoscopy pupil reflex in the presence of astigmatism [J]. Ophthalmic Physiol Opt, 2003, 23:295-305.

33. Sheppard AL, Davies LN. Clinical evaluation of the Grand Seiko Auto Ref/Keratometer WAM-5500 [J]. Ophthalmic Physiol Opt, 2010, 30:143-151.

34. Lopez de la Fuente C, Sanchez-Cano A, Segura F, et al. Comparison of anterior segment measurements obtained by three different devices in healthy eyes [J]. Biomed Res Int, 2014, 2014:1-8.

35. Asena L, Gungor SG, Akman A. Comparison of keratometric measurements obtained by the Verion Image Guided System with optical biometry and auto-keratorefractometer [J]. Int Ophthalmol, 2017, 37:391-399.

36. Asgari S, Hashemi H, Jafarzadehpur E, et al. OPD-Scan Ⅲ: a repeatability and inter-device agreement study of a multifunctional device in emmetropia, ametropia, and keratoconus [J]. Int Ophthalmol, 2016, 36:697-705.

37. McGinnigle S, Naroo SA, Eperjesi F. Evaluation of the auto-refraction function of the Nidek OPD-Scan Ⅲ [J]. Clin Exp Optom, 2014, 97:160-163.

38. Wang L, Wang N, Koch DD. Evaluation of refractive error measurements of the Wavescan Wavefront system and the Tracey Wavefront aberrometer [J]. J Cataract Refract Surg, 2003, 29:970-979.

39. Ventura BV, Al-Mohtaseb Z, Wang L, et al. Repeatability and comparability of corneal power and corneal astigmatism obtained from a point-source color light-emitting diode topographer, a Placido-based corneal topographer, and a low-coherence reflectometer [J]. J Cataract Refract Surg, 2015, 41:2242-2250.

40. Knoll HA. Corneal contours in the general population as revealed by the photokeratoscope [J]. Am J Optom Arch Am Acad Optom, 1961, 38:389-397.

41. Read SA, Collins MJ, Iskander DR, et al. Corneal topography with Scheimpflug imaging and videokeratography: comparative study of normal eyes [J]. J Cataract Refract Surg, 2009, 35:1072-1081.

42. Belin MW, Khachikian SS. An introduction to understanding elevation-based topography: how elevation data are displayed-a review [J]. Clin Exp Ophthalmol, 2009, 37:14-29.

43. Read SA, Vincent SJ, Collins MJ. The visual and functional impacts of astigmatism and its clinical management [J]. Ophthalmic Physiol Opt, 2014, 34:267-294.

44. Wang Q, Savini G, Hoffer KJ, et al. A comprehensive assessment of the precision and agreement of anterior corneal power measurements obtained using 8 different devices [J]. PLoS One, 2012, 7:e45607.

45. Savini G, Naeser K, Schiano-Lomoriello D, et al. Total Corneal Astigmatism Measurements: Agreement Between 2 Rotating Scheimpflug Cameras [J]. Cornea, 2017, 36:463-469.

46. Lee JH, Lee YW, Lee JS, et al. Comparison of Color Light-Emitting Diode Corneal Topographer and Dual Rotating Scheimpflug-Placido Topographer [J]. J Ophthalmol, 2018, 2018:1-7.

47. Aramberri J, Araiz L, Garcia A, et al. Dual versus single Scheimpflug camera for anterior segment analysis: Precision and agreement [J]. J Cataract Refract Surg, 2012, 38:1934-1949.

48. Cui XH, Yoo YS, An Y, et al. Comparison of keratometric measurements between color light-emitting diode topography and Scheimpflug camera [J]. BMC Ophthalmol, 2019, 19:98.

49. Pinero DP, Molina-Martin A, Camps VJ, et al. Validation of corneal topographic and aberrometric measurements obtained by color light-emitting diode reflection topography in healthy eyes [J]. Graefes Arch Clin Exp Ophthalmol, 2019, 257(11):2437-2447.

50. Lee YW, Choi CY, Yoon GY. Comparison of dual rotating Scheimpflug-Placido, swept-source optical coherence

tomography,and Placido-scanning-slit systems [J]. J Cataract Refract Surg,2015,41:1018-1029.

51. Schroder S,Maurer S,Eppig T,et al. Comparison of Corneal Tomography:Repeatability,Precision,Misalignment,Mean Elevation,and Mean Pachymetry [J]. Curr Eye Res,2018,43:709-716.

52. Savini G,Schiano-Lomoriello D,Hoffer KJ. Repeatability of automatic measurements by a new anterior segment optical coherence tomographer combined with Placido topography and agreement with 2 Scheimpflug cameras [J]. J Cataract Refract Surg,2018,44:471-478.

53. Fityo S,Buhren J,Shajari M,et al. Keratometry versus total corneal refractive power:Analysis of measurement repeatability with 5 different devices in normal eyes with low astigmatism [J]. J Cataract Refract Surg,2016, 42:569-576.

54. Rozema JJ,Wouters K,Mathysen DG,et al. Overview of the repeatability,reproducibility,and agreement of the biometry values provided by various ophthalmic devices [J]. Am J Ophthalmol,2014,158(6):1111-1120. e1.

第二章

散光的矢量分析

导 语

　　矢量是既有大小又有方向的数学表达。散光的检测结果是既有大小(柱镜屈光度或屈光力差值)又有方向(轴向或子午线方向)的矢量,因此可理想地适合于矢量分析。根据光学原理并借用数学算法对散光的检测结果进行光学分析和数学计算,称为散光的矢量分析。白内障合并散光的手术治疗属于屈光手术的范畴,在进行主切口 SIA 评估、角膜切开术和 Toric IOL 植入术矫治散光时,术者需要了解和掌握矢量分析以进行散光的计算和疗效评估。未使用或未选择合适的散光矢量分析方法,其相关结果的科学性和可信性会受到不同程度的影响,并且散光研究的结果还需采用规范统一的国际标准形式来表达,才能在研究内部和不同研究之间进行比较。鉴于以上情况,本章节将重点阐述散光的矢量分析以及报告屈光手术结果的国际标准表达形式。

关键词

散光,矢量分析,屈光手术,白内障

第一节　散光矢量分析的历史

　　散光的检测、矢量分析和手术矫治一直是国内外眼科学和视光学领域的研究热点。散光矢量分析的历史可以追溯到 19 世纪中叶。1850 年,Stokes[1] 阐述了计算手术本身所引起屈光变化的经典公式。Stokes 公式通过在两个具有不同轴的平面圆柱镜中添加一条线,从合成的透镜中导出了手术本身所引起散光的矢量公式。手术本身所引起的散光(surgical induced astigmatism,SIA)简称手术源性散光。1975 年,Jaffe 和 Clayman[2] 使用直角坐标系和极坐标系,通过矢量分析确定了利用术前和术后的角膜散光来计算 SIA 及其轴向的公式。随后,诸多学者发表了多种散光的矢量分析方法。按照矢量分析方法的发表时间,本文将 2006 年以前发表的矢量分析方法简要介绍如下,感兴趣的读者可进一步查阅相关文献。

　　1992 年 Holladay 等[3] 发表了 10 步法计算眼部手术后引起的屈光变化。1993 年 Alpins[4] 发表了散光变化矢量分析的一种新方法,即 Alpins 法。1997 年 Thibos 等[5] 根据傅里叶分析,发表了应用于描述和统计分析屈光不正的屈光力矢量(power vector)分析法。1997

年 Alpins[6]发表根据术前角膜地形图和屈光状态评估散光的目标矢量的新方法。1997 年 Alpins[7]发表根据手术源性散光各组成部分变化而进行的矢量分析方法。1998 年 Holladay 等[8]发表单个和总体散光数据的评估和报告法。2001 年 Alpins[9]发表基于 Alpins 法的散光分析,矢量分析过程中还用到了 Alpins 研发的名为"ASSORT"或"VectrAK"的计算机软件。2001 年 Holladay 等[10]发表手术引起的屈光变化、预期屈光误差和眼内散光的统计分析。2001 年 Thibos 等[11]阐述了屈光手术验光结果的屈光力矢量分析。2003 年 Alpins 等[12]提出了矢量分析在角膜屈光手术中的应用,其利用 Alpins 法和"ASSORT"软件等方法,对矢量分析在角膜屈光手术中的应用进行了系统的阐述。2004 年 Alpins 等[13]发表了白内障和屈光手术后屈光结果的实用的散光分析。

然而,在 2006 年以前,由于科学家和临床医生们运用不同的方法来评价散光治疗的结果,而其中的一些方法互相不一致或有内在的不一致,这些不一致使得临床医生和监管机构很难评价用来矫正散光性屈光不正设备的安全性和有效性,而且关于应该如何进行分析评价一直未达成共识。为此,美国国家标准学会专门成立了散光项目组,项目组的专家由来自学院、政府和工业界的相关人员组成。专家组在参考了多种矢量分析方法的同时,论证并制订了一套最小量分析,以及计算屈光不正分析变量的方法,建立了规范的表达数据图表,并于 2006 年以特别文章的形式,在美国出版的《屈光手术杂志》(*Journal of refractive surgery*, *JRS*)上发表了《运用激光系统重塑角膜以矫正散光的标准化分析》一文[14]。

由于散光矢量分析的复杂性和重要性,在 2014 年经过再次总结和整理后,*JRS* 发表文章《屈光手术时报告散光结果的 JRS 标准》[15],目标是进一步规范在报道散光治疗结果时所需执行的最低标准,并包括简单易懂的图示。美国出版的《白内障与屈光手术杂志》(*Journal of Cataract & Refractive Surgery*, *JCRS*)和《角膜》(*Cornea*)杂志也要求执行"JRS 标准"。经过进一步改良后,2017 年 *JRS* 和 *JCRS*[16]同时发表文章《人工晶状体相关屈光手术时报告屈光结果的标准》(相关内容参见第十一章)。至此,基本形成了较规范和统一的散光矢量分析方法和报告屈光性手术结果的国际标准表达格式。

第二节 报告屈光手术散光结果的两种矢量分析方法

一、屈光力矢量分析法

因傅里叶分析与散光的某些特性具有相似之处,Thibos 等在 1997 年将傅里叶分析的数学理念应用于描述和统计分析屈光不正,称为屈光力矢量(power vector)分析法(Thibos 法)。虽然屈光力矢量分析法较简洁和易掌握,适合初学矢量分析者使用,但其不足之处是无治疗前后散光轴位变化的分析,而且目前 *JRS*、*JCRS* 和 *Cornea* 等期刊所要求报告屈光性手术结果的标准中未提及此方法,因此,本章节对屈光力矢量分析法只做简要介绍。

傅里叶分析的恒定波(常数项)可对应于平均等效球镜的屈光力,而谐波的振幅和相位可分别对应于杰克逊交叉柱镜(Jackson cross cylinder, JCC)的屈光力和轴向。屈光力矢量分析法从傅里叶分析的角度将屈光力的特征进行球柱面透镜的描述,利用近似正弦平方方法则自然地产生了具有 3 个傅里叶系数的傅里叶系列表达,可代表薄透镜的自然参数。以直角形式表示傅里叶系列可将任意球柱面透镜表示为球面透镜和两个交叉圆柱的总和,一个轴位在0°,另一个轴位于45°,这3个分量透镜的屈光力可以坐标(x,y,z)来矢量表达屈光力的特征。

屈光力矢量分析法就是用3个分量透镜的基本屈光成分来几何地表示球柱镜屈光不正。第一部分是等同于已知屈光不正的等效球镜的屈光力M。如果这个等效球镜的屈光力从球柱镜处方去除,其结果是一个JCC,等同于一个轴向在$\alpha+90°$的正屈光力柱镜"J"与轴向在α的负屈光力柱镜"$-J$"交叉。按照惯例,将这个散光成分可描述为轴向在α,屈光力为J的JCC,这个JCC可以进一步拆分成2个其他JCC透镜的和,一个是屈光力J_0,轴向在$\alpha=0°$(也就是180°);另一个是屈光力J_{45},轴向在$\alpha=45°$。有了这个分解方法,就能够用3种屈光力(M,J_0,J_{45})来表达任何球柱屈光不正。在三维屈光空间中,可将这3种屈光力表示为(x,y,z)几何坐标系中的点。一个屈光力矢量是从这个空间的坐标原点画至点(M,J_0,J_{45})的矢量,这个矢量是从原点绘制至传统处方中计算的坐标(x,y,z)。球柱透镜模糊效应强度的数值测量可表达为屈光力矢量的长度,也就是说,矢量的长度是一个球柱镜或屈光不正的整体模糊强度B的度量。将屈光力矢量投影到散光平面上,可把有极性的傅里叶形式中透镜的柱镜成分表示为一单个的JCC透镜(图2-2-1)。

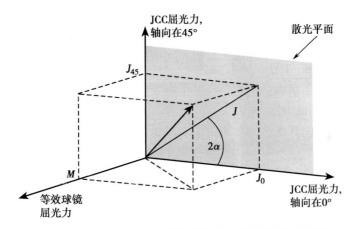

图2-2-1 在三维屈光度空间中屈光力矢量代表的屈光不正

屈光力矢量分析法的计算公式

$$M=S+\frac{c}{2}$$

$$J_0=-\frac{c}{2}\cos2\alpha$$

$$J_{45}=-\frac{c}{2}\sin2\alpha$$

$$B=\sqrt{M^2+J_0{}^2+J_{45}{}^2}$$

M为等效球镜,S为球镜屈光度,C为散光的屈光度,α为散光的轴向,B为视物模糊强度。

在上述研究的基础上,Thibos等在2001年通过对屈光手术验光结果进行屈光力矢量分析,更进一步系统地阐述了表示和分析球柱镜屈光不正的屈光力矢量分析法,采用屈光力矢量表示主觉屈光不正及角膜曲率性的屈光不正,且屈光力矢量适合在三维屈光空间内绘制位点。每个屈光力矢量的三维笛卡尔坐标系(x,y,z)对应于透镜3个方面的屈光力,以联合的方式代表屈光处方:屈光力为 M 的等效球镜、屈光力为 J_0 的JCC(其轴向在90°和180°),以及屈光力为 J_{45} 的JCC(其轴向在45°和135°)。屈光力矢量的毕达哥拉斯(勾股定理)长度是球柱镜或屈光不正的整体模糊强度的定量测量。由手术引起的屈光力的改变可采用矢量减法的普通法则计算。利用在一个统一的屈光空间内跟踪一个轨迹,屈光力矢量可帮助实现屈光不正复杂改变的可视化。

屈光力矢量分析法将复杂的球柱透镜或屈光不正用三维空间中的一个简单的点来表达。如果眼球光学特性随着时间推移的变化是由手术、配戴角膜接触镜、其他形式的治疗、损伤或疾病所引起,这个点的轨迹可以图形方式描绘屈光不正的变化结果。屈光力矢量的轨迹可描绘屈光变化的时间过程(由第1天的远视伴斜轴散光,到第5天的顺规散光不伴近视)(图2-2-2)。

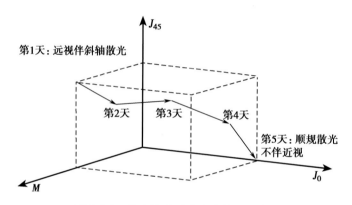

图 2-2-2　临床治疗后或疾病的屈光变化

屈光力矢量分析法用于分析屈光手术的计算公式

$$P_{术前}=(M,J_0,J_{45})$$

$$P_{术后}=(M',J_0',J_{45}')$$

$$P_{变化}=P_{术后}-P_{术前}=(M'-M,J_0'-J_0,J_{45}'-J_{45})$$

二、运用激光系统重塑角膜以矫正散光的标准化分析

美国标准学会(American National Standards Institute,ANSI)根据其 Z80.11 散光项目组的推荐结果,发布了针对激光角膜屈光手术的《运用激光系统重塑角膜以矫正散光的标准化分析》(ANSI 法,本章节简称此方法为标准化矢量分析法),建议以这种矢量分析的结果作为散光性屈光不正分析的参考标准,以评价重塑角膜激光系统的安全性和有效性。该标准于2006 年以特别文章的形式发表在 *JRS* 上。标准化矢量分析法主要参考了 Alpins 法和 Holladay 法,侧重对散光的几何光学进行原理阐述和数学分析。

标准化矢量分析法的主要目的是制订统一和规范的评估指标和方法,以代表重塑角膜激光系统矫正散光的结果。散光项目组在 ANSI 激光角膜重塑工作组的主持下成立,由来自学院、政府和工业界的散光分析专家组成,前后历经 4 年,通过广泛的文献综述回顾了所有的(2006 年以前)评价散光结果的方法。项目组讨论了每种方法的可行性和特殊参数,确定了相关专业术语的名称,分析了激光重塑角膜矫正散光所需的评价指标,定义了系统的分析变量目录,并且生成了对每个名词的数学定义。项目组还制订了评价激光重塑治疗散光所需的最小设定值,计算屈光不正分析变量的方法,并且对提供的数据建立了规范的图和表。标准化矢量分析法包括非矢量分析和矢量分析两部分,非矢量分析部分的内容在 2014 年的文献中有更规范的表达方式,详见本章第三节。现将矢量分析部分的内容介绍如下:

1. 标准化矢量分析法的初始数据转换　在开始任何散光治疗结果的矢量分析之前,数据必须实施下列转换:

(1)角膜是主要的参考和评估平面,所以须根据实际的镜眼距离,把所有主觉屈光数据从眼镜平面转换至角膜平面。

(2)绕垂直轴翻转左眼的柱镜轴向,以使左眼和右眼数据在平均时不被主观地抵消,就是左眼新的轴向等于 180°减去原始轴向。在进行进一步分析前,所有左眼的屈光数据(术前和术后)和目标术后屈光都应转换。在通过双倍角度转换之前必须将左眼的轴向翻转,并转换至角膜平面。

(3)为了在数学计算时得出矢量的正确角度,柱镜轴向的角度必须双倍(乘以 2)。因为正常情况下,散光轴向的角度表示为 0°~180°,但在图示和矢量运算时,这种表示方法会引起错误,例如,术前散光轴向 5°,术后为 175°,以图示和矢量运算均呈现为 170°的变化;但实际上,只有 10°的变化。双倍角后图示和矢量运算的问题可得到解决。

2. 标准化矢量分析法的名词　ANSI Z80.11 工作组制订了用于所有屈光不正矫正的评价指标(表 2-2-1),其中部分名词和缩写在 2014 年的有关文献中有所修改,详见本章第三节。

表 2-2-1　标准化矢量分析法的主要名词和缩写(2006 年)

名　　　词	缩写
correction ratio(矫正率)	CR
error of angle(角度误差)	EA
error of magnitude(幅度误差)	EM
error ratio(误差率)	ER
error vector(误差矢量)	EV
intended refractive correction(预期屈光矫正量)	IRC
surgically induced refractive correction(手术引起的屈光矫正量)	SIRC
treatment error vector(治疗误差矢量)	TEV

预期屈光矫正量(intended refractive correction,IRC)被定义为术前散光矫正处方的矢量和术后目标柱镜矢量的差值(术前的数值已转换至角膜平面),即计划进行的屈光矫正量。

如果目标屈光状态是正视,IRC 就等于术前散光矫正处方的矢量值。

手术产生的屈光矫正量(surgical induced refractive correction,SIRC)是术前和术后散光矫正矢量的差值(术前、术后已转换至角膜平面),即已矫正量。所有分析都试图以多种方法比较 IRC 和 SIRC 之间的区别,以决定矫正的精准性。

误差矢量(error vector,EV)是指 IRC 和 SIRC 之间的差别。单纯的散光欠矫,结果是轴向与原始轴向一致,但过矫就会翻转轴向。当屈光矫正目标是正视,EV 等于术后散光的矢量值。

误差率(error ratio,ER)为 $\dfrac{|EV|}{|IRC|}$,是指未成功治疗的预期矫正量与预期矫正量的比值。

矫正率(correction ratio,CR)为 $\dfrac{|SIRC|}{|IRC|}$,是指成功矫正的量与需要矫正的量的比值。比率为 1 最理想,而<1 意味着欠矫,>1 意味着过矫。

幅度误差(error of magnitude,EM),是 SIRC 和 IRC 之间的算术差值,即 $|IRC|-|SIRC|$。幅度的误差为 0 是最理想的结果。如结果为负值表示过矫,正值表示欠矫。CR 和 EM 都是用以评价手术有效性的指标。

角度误差(error of angle,EA)是评估治疗是否在正确的轴向上实施的参数。EA 是治疗后结果和预期治疗结果角度之间的差别。因为是在矢量空间,结果需要进行双倍角度转换,所以从数学角度上讲,EA 是 SIRC 和 IRC 之间角度差值的一半。EA 总是被定义为锐角。由于是传统代数法,如果对于 IRC 来说 SIRC 是顺时针,EA 为负值;如果对于 IRC 来说 SIRC 是逆时针,EA 为正值。

治疗误差矢量(treatment error vector,TEV),其大小为 EM($|IRC|-|SIRC|$),方向为 EA 的角度(图 2-2-3)。如果 EM 是负值,TEV 的角度等于 EA 加 90°。如果 EM 是正值,TEV 的角度等于 EA。

3. 标准化矢量分析法的图示(图 2-2-3)

4. 标准化矢量分析法的数学运算部分　矫正散光的处方表示为柱镜屈光度(C)和轴向(A),preop 代表术前,postop 代表术后,标准化矢量分析法的数学运算部分如下:

$$X\text{preop}=C\text{preop}\times\cos(2\times A\text{preop})$$

$$Y\text{preop}=C\text{preop}\times\sin(2\times A\text{preop})$$

$$X\text{postop}=C\text{postop}\times\cos(2\times A\text{postop})$$

$$Y\text{postop}=C\text{postop}\times\sin(2\times A\text{postop})$$

$$|IRC|=\sqrt{(X_{\text{preop}}-X_n)^2+(Y_{\text{preop}}-Y_n)^2}$$

$$|EV|=\sqrt{(X_{\text{postop}}-X_n)^2+(Y_{\text{postop}}-Y_n)^2}$$

其中 n 为预留屈光度,若预期矫正至正视,即 $n=0$,则 $Xn=Yn=0$;若手术需预留屈光度,即 $n\neq0$,则 Xn,Yn 需进行矢量转换后代入上述公式进行计算。

$$|SIRC|=\sqrt{(X_{\text{preop}}-X_{\text{postop}})^2+(Y_{\text{preop}}-Y_{\text{postop}})^2}$$

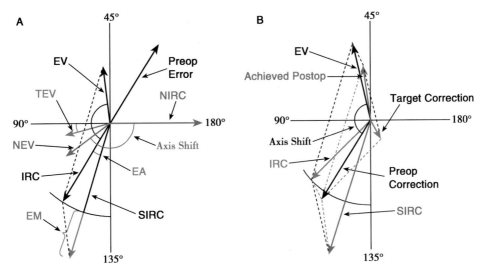

图 2-2-3 标准化法矢量分析基本散光矢量值及各矢量值之间的关系

A. 目标屈光度为正视 　B. 目标屈光度为非正视

Preop Error：preoperative error（术前屈光不正）。EA：error of angle（角度误差）。EM：error of magnitude（屈光度幅度误差）。EV：error vector（误差矢量）。TEV：treatment error vector（治疗误差矢量）。NEV：normalized error vector（标准化误差矢量）。IRC：intended refractive correction（预期屈光矫正量）。SIRC：surgically induced refractive correction（手术引起的屈光矫正量）。NIRC：normalized intended refractive correction（标准化的预期屈光矫正量）。Axis Shift：轴向变动。Preop correction：preoperative correction（术前矫正量）。Target Correction：目标矫正量。Achieved Postop：术后实际值。

$$\theta = 0.5 \times \arctan \frac{Y_{SIRC}}{X_{SIRC}}$$

如 $Y \geqslant 0$ 并且 $X > 0$，则 $A_{SIRC} = \theta$

如 $Y < 0$ 并且 $X > 0$，则 $A_{SIRC} = \theta + 180°$

如 $X < 0$，则 $A_{SIRC} = \theta + 90°$

如 $X = 0$ 并且 $Y > 0$，则 $A_{SIRC} = 45°$

如 $X = 0$ 并且 $Y < 0$，则 $A_{SIRC} = 135°$

$$\text{Axis shift} = A\text{postop} - A\text{preop}$$

$$CR = \frac{|SIRC|}{|IRC|}$$

$$ER = \frac{|EV|}{|IRC|}$$

$EM = |IRC| - |SIRC|$，如结果为负值表示过矫

如 $A_{SIRC} - A_{IRC} < 90°$，$EA = A_{SIRC} - A_{IRC}$

如 $A_{SIRC} - A_{IRC} > 90°$，$EA = A_{SIRC} - A_{IRC} - 180°$

如 $A_{SIRC} - A_{IRC} < -90°$，$EA = A_{SIRC} - A_{IRC} + 180°$

如 $A_{SIRC} - A_{IRC} = \pm 90°$，$EA = 0°$

总之，标准化矢量分析法提供了规范的评价指标，也提供了评价激光系统重塑角膜以矫正散光所必需的分析，描述了计算屈光不正分析变量的方法。标准化矢量分析的运用，有利于重塑角膜激光系统安全性和有效性的评估。

第三节　屈光手术时报告散光结果的 JRS 标准(2014 年)

自 2006 年《运用激光系统重塑角膜以矫正散光的标准化分析(ANSI 法)》发表以后，在业界引起了一定的争论，主要争论的焦点是如何命名矢量分析的指标和如何报告屈光手术的散光结果。因此，经过再次总结和整理，2014 年 *JRS* 发表了《屈光手术时报告散光结果的 JRS 标准》，简称 JRS 标准，其目标是规范在报道散光治疗结果时所需执行的最低标准，并包括简单易懂的图示。在不需要矢量分析专业数学知识的情况下，通过 6 张图表可全面基础地了解散光治疗的有效性，并且进一步规范了对于矢量分析指标的命名(表 2-3-1)，该标准更推荐使用 Alpins 矢量分析法的命名方式及其缩写。

表 2-3-1　JRS 标准对散光矢量分析名词的再规范(2014 年)

Alpins 法	美国标准学会 Z80. 11 散光项目组
target induced astigmatism vector(TIA)目标散光矢量	intended refractive correction(IRC)预期屈光矫正
surgically induced astigmatism vector(SIA)手术引起的散光矢量	surgically induced refractive correction(SIRC)手术引起的屈光矫正
magnitude of error(ME)误差幅度	error of magnitude(EM)幅度误差
angle of error(AE)误差角度	error of angle(EA)角度误差
difference vector(DV)差异矢量	error vector(EV)误差矢量
correction index(CI)矫正指数	correction ratio(CR)矫正率
index of success(IOS)成功指数	error ratio(ER)误差率

在完成散光矢量分析并得到结果后，JRS 标准还为更详细规范的报告提供了一个可免费下载的电子表格(表格下载网址:www. standardgraphsforrefractivesurgery. com)。电子表格中带有数据实例，使用者掌握了矢量分析和电子表格的使用方法后，根据电子表格而制作的 9 张标准图(图 2-3-1A~I)，可使屈光手术的散光结果能以更简洁并全面的格式展现，可在不同研究之间更容易地进行比较。图中 SEQ 代表等效球镜屈光度。当同一视力水平的术前矫正视力和术后裸眼视力占比差别越大，说明在该视力水平手术的有效性越差(图 2-3-1A)，而术后裸眼视力比术后矫正视力低的行数越多，占比越高，可进一步说明手术有效性越差(图 2-3-1B)，反之亦然。图 2-3-1D 和图 2-3-1H 中的蓝色线是理想的矫正效果，其上方是过矫，下方是欠矫。黑色线是实际的矫正效果，绿色线和紫色线是过矫和欠矫的不同取值范围。

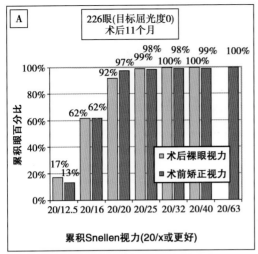

裸眼视力

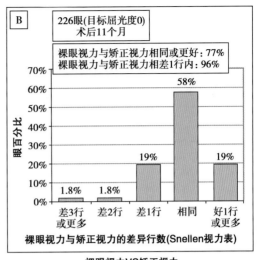

裸眼视力VS矫正视力

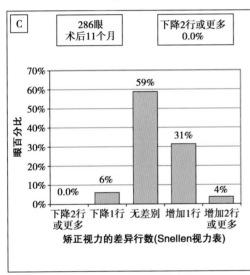

术前与术后矫正视力的差异

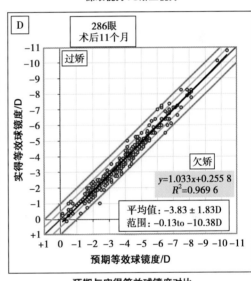

预期与实得等效球镜度对比

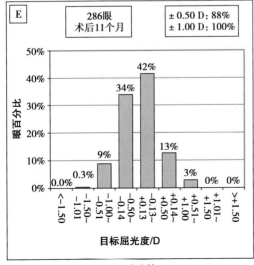

SEQ准确性

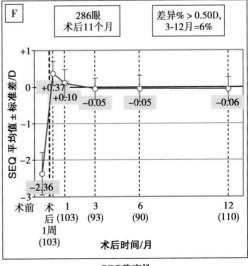

SEQ稳定性

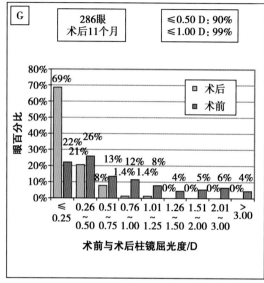

术前与术后柱镜屈光度

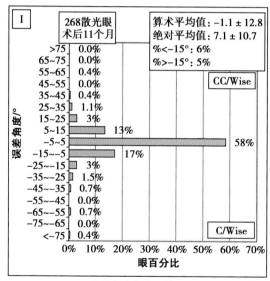

目标散光与手术引起的散光矢量对比

误差角度的占比情况

图 2-3-1

A. 以术前矫正视力和术后裸眼视力的柱状图来评估有效性　B. 以术后裸眼视力与术后矫正视力差异行数(Snellen 视力表)的柱状图来进一步评估手术的有效性　C. 以术前和术后矫正视力差异行数的柱状图来评估手术的安全性　D. 预期 SEQ 与实得 SEQ 的散点图　E. 以术后 SEQ 相对于预期目标 SEQ 的柱状图来评估手术的可预测性　F. 以 SEQ 的稳定性图表来评估术后的稳定性　G. 以术前和术后柱镜屈光度的柱状图来评估散光矫正的有效性　H. 目标散光矢量和手术引起的散光矢量的散点图　I. 散光矢量分析后误差角度的占比情况

如需更全面和深入地报道散光的矢量分析结果,JRS 标准还建议增加基于 Alpins 矢量分析法制作的 4 张附加图(图 2-3-2A~D),矢量均值绘制为红色菱形(以双倍角度矢量空间计算),x 和 y 方向的标准差显示于方框中,并且已有文献[17]发布了制作附加图的软件 Astig-MATIC(下载网址:http://www.lasikmd.com/media/astigmatic),从而使得报告屈光手术散光结果的图(共 13 张图)更加完善和规范。

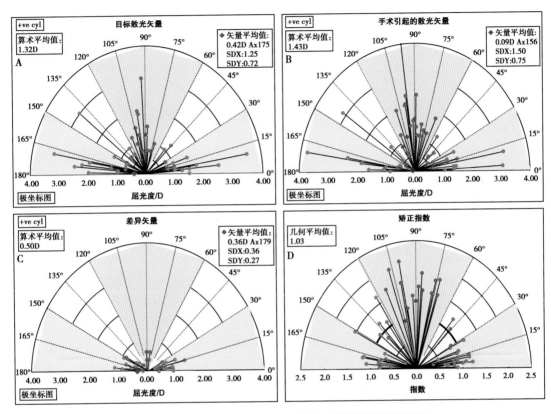

图 2-3-2 基于 Alpins 方法的散光矫正结果报告用标准图

(**声明:本书及本书作者对相关软件的使用和下载链接的有效性不承担任何责任和保证。**)

总之,由于散光分析是多维的,因此不可能在单个图形显示中呈现所有细微差别。JRS标准的目标是扩展标准图形,需 9 张标准图和 4 张附加图,来显示有关散光矫正的更多细节,以大多数读者可理解的格式提供最大量的相关信息。

第四节 散光矢量分析的应用及实例解析

根据散光矢量分析的计算公式或运用散光分析软件,屈光力矢量分析法和标准化矢量分析法的计算结果均可进行统计学处理和图表制作。虽然标准化矢量分析法相对复杂,但目前国际上对散光结果较规范的标准表达均采用标准化矢量分析法的结果。因此,进行散光矢量分析时应首选标准化的矢量分析法。

一、标准化散光矢量分析主要指标及应用

1. TIA(或 IRC)与 SIA(或 SIRC)　运用统计学处理后可进行术前与术后比较,还可进行组间比较,可用于生成 JRS 标准中的图 2-3-1H、图 2-3-2A 和图 2-3-2B。

2. ME(或 EM)　越接近 0 表示散光矫正效果越理想,负值表示过矫,正值表示欠矫,运用统计学处理后可进行组间比较。

3. AE(或 EA)　越接近 0 表示散光矫正效果越理想,AE 的绝对值(∣AE∣)运用统计学处理后可进行组间比较、可用于生成 JRS 标准中的图 2-3-1I。

4. DV(或 EV)　越接近 0 表示散光矫正效果越理想,DV 的绝对值(∣DV∣)运用统计学处理后可进行组间比较,可用于生成 JRS 标准中的图 2-3-2C。

5. CI(或 CR)　越接近 1 表示散光矫正效果越理想,运用统计学处理后可进行组间比较,可用于生成 JRS 标准中的图 2-3-2D。

6. IOS(或 ER)　DV 除以 TIA,越接近 0 表示散光矫正效果越理想,可运用统计学处理后进行组间比较。

二、散光矢量分析实例解析

由于矢量分析涉及较复杂的视光学原理和数学计算,使得眼科医生和视光师对散光的矢量分析"望而却步",并可能因此放弃使用矢量分析,导致评价散光计算结果的科学性和可信性受到严重影响。此外,在散光的矢量分析计算和临床工作中,还会遇到"变号转轴、从眼镜平面转角膜平面、从角膜平面转眼镜平面、斜交球柱镜计算"等诸多散光的矢量分析计算问题。矢量分析法的计算软件可解决上述问题,可将散光的矢量分析法的计算化繁为简。

本章节的笔者根据 ANSI 的标准化矢量分析法和屈光力矢量分析法自主研发了散光分析的手机应用程序(App)—眼散光分析器(Ocular Astigmatism Analyzer,OCASAN)。现以屈光手术前、后的散光检测结果为实例,对应于 2014 年 JRS 标准的矢量分析指标,将 OCASAN 的使用方法简要介绍如下(图 2-4-1~图 2-4-6):

1. 眼散光分析器 OCASAN 安装在手机上的图标和打开 OCASAN 后的主界面(图 2-4-1,图 2-4-2)。

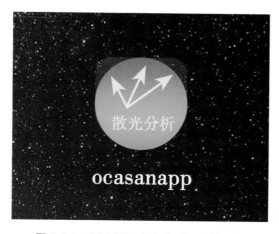

图 2-4-1　OCASAN 安装在手机上的图标

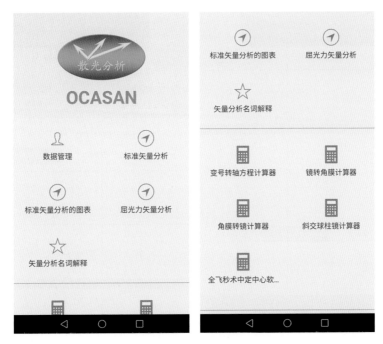

图 2-4-2 OCASAN 的主界面

2. 散光处方在不同光学平面之间的转换　在眼镜平面、角膜平面和晶状体平面之间转换散光处方(球柱联合镜)时,需先用光学"十字"法将球柱联合镜拆分,根据不同光学平面之间的实际距离分别转换后,再用光学"十字"法将球柱联合镜合成,才能得到所需结果。具体计算公式如为:

$$B = \frac{A+B}{1-C \times (A+B)} - \frac{A}{1-C \times A} = 转换后的柱镜屈光度$$

A 为球镜屈光度(单位:DS),B 为柱镜屈光度(单位:DC),C 为不同光学平面间的实际距离(单位:m)。

例如:眼镜平面的球柱联合镜处方为−5.00DS/−2.00DC×10,设眼镜平面到角膜平面的距离为 0.012m(12mm),带入公式后得到角膜平面的柱镜屈光度:

$$B = \frac{A+B}{1-C \times (A+B)} - \frac{A}{1-C \times A} = \frac{(-5.00)+(-2.00)}{1-0.012 \times (-7)} - \frac{(-5)}{1-0.012 \times (-5)}$$

$$= -1.74DC(转换后角膜平面的柱镜屈光度)$$

3. 矢量分析实例　术前:−5.50DS/−1.75DC×10,术后等效球镜=0 且术后散光的屈光度相同时,可能有三种情况:

(1) +0.25DS/−0.50DC×10(术后欠矫)。

(2) +0.25DS/−0.50DC×100(术后过矫)。

(3) +0.25DS/−0.50DC×50(引入了新的散光)。

首先,将术前和术后的屈光处方带入计算公式或输入散光分析软件 OCASAN(图 2-4-3,图 2-4-4)。注意右眼和左眼需分别输入。

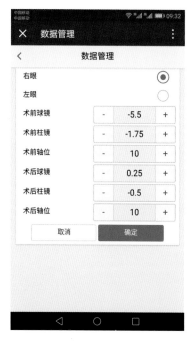

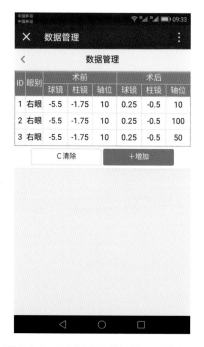

图 2-4-3　OCASAN 的数据输入界面　　　　图 2-4-4　OCASAN 数据输入后的界面

　　然后,可采用标准化矢量分析法进行解析。采用标准化矢量分析法计算后(图 2-4-5),可得到一系列指标的结果,主要用于统计学分析和图表制作的指标为 TIA、SIA、ME、AE、|AE|、DV、|DV|、CI 和 IOS,其详细含义和应用方法见前文所述,可采用其指标生成 JRS 的

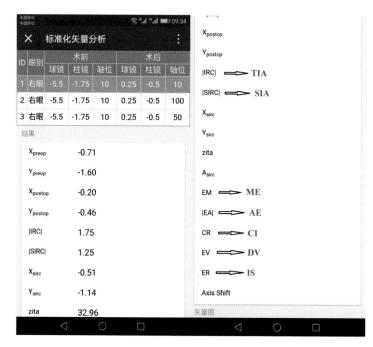

图 2-4-5　OCASAN 的标准化矢量分析计算界面,点击数据所在行即可输出计算结果

标准图表。

再者,可采用屈光力矢量分析法进行解析。采用屈光力矢量分析法进行计算后(图 2-4-6),可生成的指标为 M、J_0、J_{45} 和 B,其详细含义和应用方法见前文所述,虽然其指标也可进行统计分析和图表制作,但不能采用其指标生成 JRS 的标准图表。

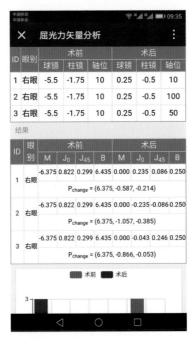

图 2-4-6　OCASAN 的屈光力矢量分析计算结果输出界面

总结与展望

散光的矢量分析和国际标准表达可对白内障合并散光治疗的疗效进行客观、准确、全面地评估,还可结合临床经验对手术参数进行优化,以改进治疗方式,从而最大限度地减少术后残余散光,提高术后视觉质量和患者满意度,其应用值得进一步推广。此外,在散光矢量分析的理论创新、软件研发及临床验证方面,也还有很多问题值得进一步研究和探讨。

（王树林）

参 考 文 献

1. Stokes GG. On a mode of measuring the astigmatism of a defective eye. Transactions of the 19th meeting of the British Association for the Advancement of Science 1849. London, England：British Association for the Advancement of Science, 1850.

2. Jaffe NS, Clayman HM. The pathophysiology of corneal astigmatism after cataract extraction. Transactions of the American Academy of Ophthalmology and Otolaryngology. Rochester, MN, 1975：OP-615-OP-630.

3. Holladay JT, Cravy TV, Koch DD. Calculating the surgically induced refractive change following ocular surgery. Journal of Cataract Refractive Surgery, 1992, 18：429-443.

4. Alpins NA. A new method of analyzing vectors for changes in astigmatism. Journal of Cataract Refractive Surgery,

1993,19:524-533.

5. Thibos LN, Wheeler W, Horner D. Power Vectors: An Application of Fourier Analysis to the Description and Statistical Analysis of Refractive Error. Optometry,1997,74:367-375.

6. Alpins NA. Vector analysis of astigmatism changes by flattening, steepening, and torque. Journal of Cataract Refractive Surgery,1997,23:1503-1514.

7. Alpins NA. New method of targeting vectors to treat astigmatism. Journal of Cataract Refractive Surgery,1997, 23:65-75.

8. Holladay JT, Dudeja DR, Koch DD. Evaluating and reporting astigmatism for individual and aggregate data. Journal of Cataract Refractive Surgery,1998,24:57-65.

9. Alpins NA. Astigmatism analysis by the Alpins method. Journal of Cataract Refractive Surgery,2001,27:31-49.

10. Holladay JT, Moran JR, Kezirian GM. Analysis of aggregate surgically induced refractive change, prediction error, and intraocular astigmatism. Journal of Cataract Refractive Surgery,2001,27:61-79.

11. Thibos LN, Horner D. Power vector analysis of the optical outcome of refractive surgery. Journal of Cataract Refractive Surgery,2001,27:80-85.

12. Alpins NA, Stamatelatos G. Vector Analysis Applications to Photorefractive Surgery. International Ophthalmology Clinics,2003,43:1-27.

13. Alpins NA, Goggin M. Practical astigmatism analysis for refractive outcomes in cataract and refractive surgery. Survey of Ophthalmology,2004,49:109-122.

14. Eydelman MB, Drum BJ, Hilmantel G, et al. Standardized analyses of correction of astigmatism by laser systems that reshape the cornea. Journal of Refractive Surgery,2006,22:81-95.

15. Dan Z, Reinstein, Archer TJ, et al. JRS standard for reporting astigmatism outcomes of refractive surgery. Journal of Refractive Surgery,2014,30:654-659.

16. Reinstein DZ, Archer TJ, Srinivasan S, Mamalis N, Kohnen T, Dupps WJ Jr, Randleman JB. Standard for reporting refractive outcomes of intraocular lens-based refractive surgery. J Cataract Refract Surg. 2017,43(4):435-439.

17. Gauvin M, Wallerstein A. AstigMATIC: an automatic tool for standard astigmatism vector analysis. BMC Ophthalmol. 2018,18(1):255.

第三章

白内障术前散光的评估

导　语

当规则性角膜散光≥0.75D,并有脱镜意愿的白内障患者应考虑术中联合角膜散光矫正,而当选择多焦点IOL植入时,规则性角膜散光≥0.50D即可考虑矫正。目前,常用的散光矫正方法包括:手工角膜切口、飞秒激光辅助的弧形角膜切开(arcuate keratotomy,AK)以及散光矫正型人工晶状体(Toric IOL)植入等,其中Toric IOL植入矫正白内障合并散光逐渐被认为是最有效可靠的方法[1]。正因白内障合并角膜散光的矫正有其必要性和有效性,我们应当重视白内障术前散光的精准测量及全面评估。本章节将结合部分临床病例阐述我们对白内障术前散光的评估方法及流程。

关键词

角膜,散光,角膜屈光力

第一节　散光的筛选

屈光性白内障手术时代,散光的矫正至关重要,因此眼科临床医生在接诊白内障患者时,对散光的筛选是必不可少的。散光病史询问有助于了解散光的可能原因,术前验光可以简单而快速地了解患者全眼散光情况,裂隙灯检查可从解剖角度粗略筛查出不规则散光的原因,角膜曲率仪可定量评估患者角膜散光的大小及轴位。

一、病史询问

针对白内障术前患者,散光相关病史的询问应涵盖:是否曾行角膜屈光手术,如LASIK或PRK等,因其在裂隙灯检查时常被遗漏;是否曾验光明确合并散光或曾配戴散光矫正型眼镜;是否有眼部外伤史;是否合并干眼相关症状等。白内障术前散光的评估旨在明确术中能否联合矫正散光及散光的预期矫正效果。术前对患者散光病史的知悉以及让患者及家属充分了解散光矫正的意义是极为重要的。

二、术前验光

除严重的白内障患者外,白内障术前验光(电脑验光仪或检影法)是必需的,一方面是为了获知患者术前最佳矫正视力,另一方面通过验光可了解患者术前屈光状态,其中柱镜部分即为患者全眼散光大小。全眼散光可由角膜和/或晶状体产生，但绝大部分来源角膜散光，角膜散光和晶状体散光有时又具有互补性，这种情况下患者可能没有散光的症状和表现，当白内障手术摘除后角膜散光就会突显出来，而这才是术中所需矫正的部分。

三、裂隙灯检查

（一）角膜的检查

检查有无角膜屈光手术后体征，如放射性角膜切开术（radial keratotomy，RK）（图 3-1-1）、LASIK 及 PRK 等术后改变；有无局灶性瘢痕或混浊，尤其是角膜中央区是否存在容易忽略的云翳及上皮欠光滑体征，这往往是不规则性角膜散光的原因，如某一白内障患者合并角膜中央偏下方瞳孔缘附近的局部混浊（图 3-1-2），存在不规则散光的可能性大。此外，还应注意有无角膜局限膨出变薄（中央或下方）、锥形凸起、Fleischer 环、Vogt 条纹等圆锥角膜特征；有无角膜后弹力层或角膜内皮病变体征。

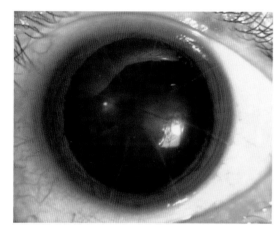
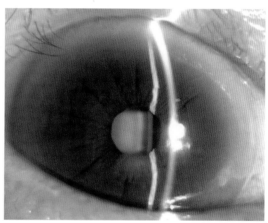

图 3-1-1　RK 术后白内障患者的眼前节照相　　　图 3-1-2　角膜局部混浊白内障患者的眼前节照相

（二）前房深度的检查

前房深度是影响 IOL 屈光力测算准确性的重要原因，尤其要重视前房深度异常白内障患者 IOL 屈光力的计算，以提高此类患者使用 Toric IOL 矫正散光的效果。

（三）瞳孔的检查

检查有无虹膜前、后粘连或瞳孔移位、变形等异常，瞳孔的大小也关乎角膜散光取值的范围及 Toric IOL 轴位对准等问题。

（四）晶状体的检查

除晶状体混浊可能会导致眼内散光变化，晶状体脱位或倾斜易导致眼内散光增大。

此外，不应忽视患者睑缘、睑板腺开口、泪膜及泪河高度等干眼症相关体征的检查，因干眼症可能降低部分仪器对角膜散光测量的准确性。

四、角膜曲率仪检测

目前，手动角膜曲率计临床已较少使用。白内障术前检查常行光学生物测量仪检查，如 IOLMaster、Lenstar LS900 和 OA-2000，它们采用光点反射可快速测量出患者角膜曲率，所测角膜散光的大小及轴位也常用于 Toric IOL 或 AK 术式的计算。由于光学生物测量仪均是通过角膜中央一定区域的少量点反射来测算曲率，故其并不能评估角膜散光的规则性，也不能提供其他范围的角膜曲率或散光数值。

（一）影响光学生物测量仪准确性的因素

1. 患者配合程度　眼球固视差的患者，如严重白内障患者、眼球震颤患者、眼睑痉挛患者、帕金森病患者和严重颈椎病患者等。

2. 角膜中央瘢痕或混浊　常影响测量时映光点的清晰度，从而导致多次测量结果的变异度大。

3. 干眼　生物测量仪检测时映光点的居中清晰与否至关重要，泪膜的完整情况可直接影响到角膜映光点的清晰度。对白内障合并干眼主诉的患者应该进行干眼症的相关检查，如常规的泪膜破裂时间、泪液分泌试验、角膜荧光染色等，或行干眼仪检查及泪液渗透压检查。泪液渗透压检查是诊断干眼的一种客观指标，有学者使用 Tearlab Osmolarity System 检测泪液渗透压，使用 IOLMaster 测量曲率时，发现高渗透压组（至少一眼>316mOsm/L）较正常渗透压组（双眼<308mOsm/L）平均角膜曲率值和散光的变异性更显著，从而导致 IOL 屈光力计算的显著差异[2]。

4. 斜视　注意所采集角膜参数是否是中央区域。

（二）评估光学生物测量仪准确性的方法

尽管目前有多数研究[3,4]表明 IOLMaster 和 Lenstar LS900 等生物测量仪测量角膜曲率的重复性较高，但对个体患者仍应具体评估角膜曲率或散光数据的可靠性，建议评估重点：角膜映光点的居中及清晰与否，眼表是否需要改善；角膜曲率（K1、K2）及轴位多次测量的偏差情况，偏差越小越好。若怀疑散光测量的可靠性低时，应重复测量，部分患者可能需改善泪膜状态后复测。

以 IOLMaster 700 测量为例，当散光测量可靠性高时（图 3-1-3），可见角膜散光计中 18 个点清晰，下方显示绿色"√"，图左侧 4 次散光大小及轴向变异度极低；而当其测量可靠性低时（图 3-1-4），图上方提示角膜曲率测量值不确定，角膜散光计图下方显示黄色"！"，左侧散光值大小变异也略大。Lenstar LS900 可靠性高时（图 3-1-5），每次测量的 4 幅映光点都较清晰，每次测量的值偏差较小；而当其测量可靠性低时（图 3-1-6）可见第 4 幅映光点图模糊，每次测量值偏差也较大。

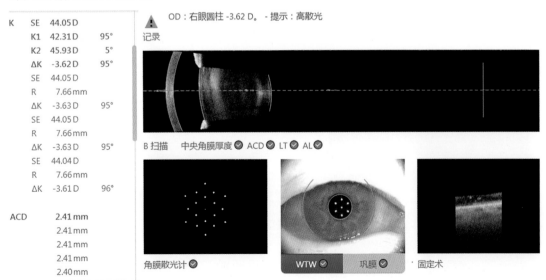

图 3-1-3　IOLMaster 700 可靠性高的散光测量

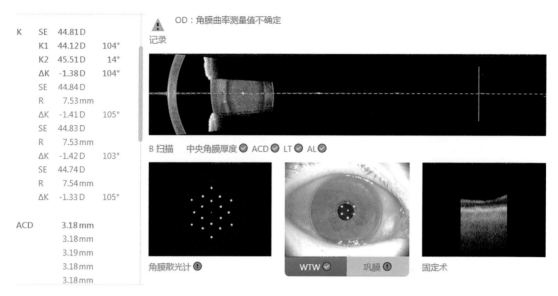

图 3-1-4　IOLMaster 700 可靠性低的散光测量

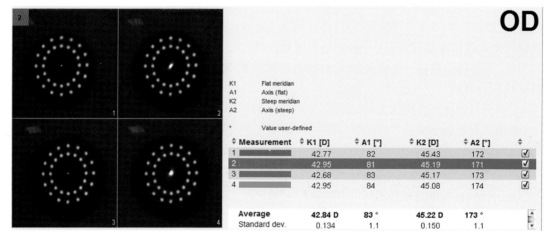

图 3-1-5　Lenstar LS900 可靠性高的散光测量

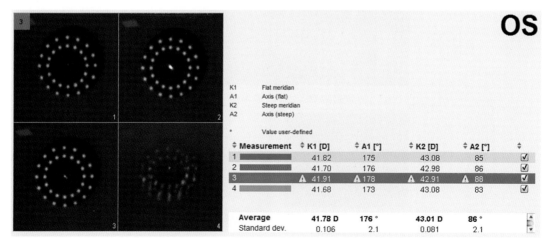

图 3-1-6　Lenstar LS900 可靠性低的散光测量

第二节　角膜散光的综合评估

眼散光包括角膜散光及眼内散光，白内障患者应重点关注角膜散光，并可通过 OPD-Scan Ⅲ、iTrace 等设备检查加以区分，如某一患者行 OPD-Scan Ⅲ检查提示其角膜散光与眼内散光呈互补特点（图 3-2-1），另一患者行 iTrace 检查提示其散光主要来源于角膜散光（图 3-2-2），其中红框示总散光，绿框示角膜散光，黄框示眼内散光。

角膜散光的综合评估主要包括以下几个方面：①角膜散光的规则性评估；②比较角膜前表面散光与总角膜散光；③角膜后表面散光的情况；④不同直径及区域散光的分布等。在临床操作中常需借助以下设备：带角膜地形图测量功能的像差仪，如 iTrace 及 OPD-Scan Ⅲ，可评估角膜散光规则性并可行像差分析；眼前节分析仪，如 Pentacam 眼前节分析仪、Sirius 眼前节分析仪及 Scansys 眼前节分析仪，该类设备通过 Scheimflug 摄像技术可提供不同直径范围的角膜前、后表面散光和/或角膜总散光的检测结果（详细资料可参阅第一章）。

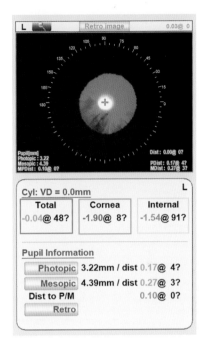

图 3-2-1　OPD-Scan Ⅲ 区分眼散光、角膜散光及眼内散光界面

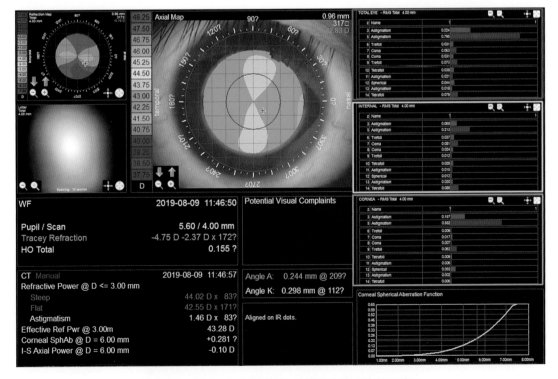

图 3-2-2　iTrace 区分眼散光、角膜散光及眼内散光界面

采用每一种设备的检查报告前都需明确其采集信息的可信度,如:Pentacam HR 检查质量参数 QS(quality specification) 应为"OK"(图 3-2-3);Pentacam AXL 检查质量参数 QS(图 3-2-4)中红框所示部分应为"OK"。

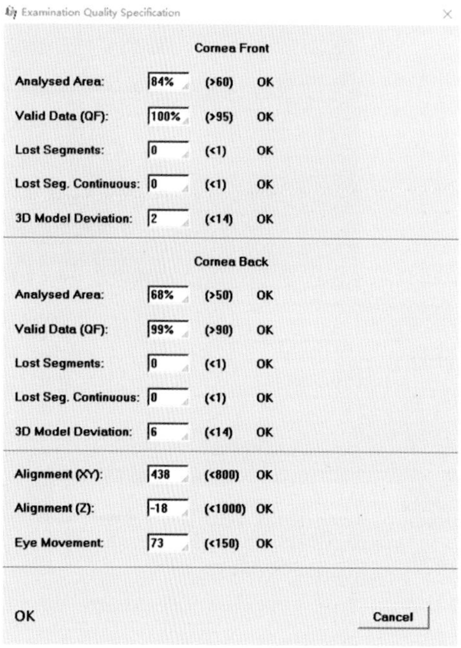

图 3-2-3 Pentacam HR 质量参数详情

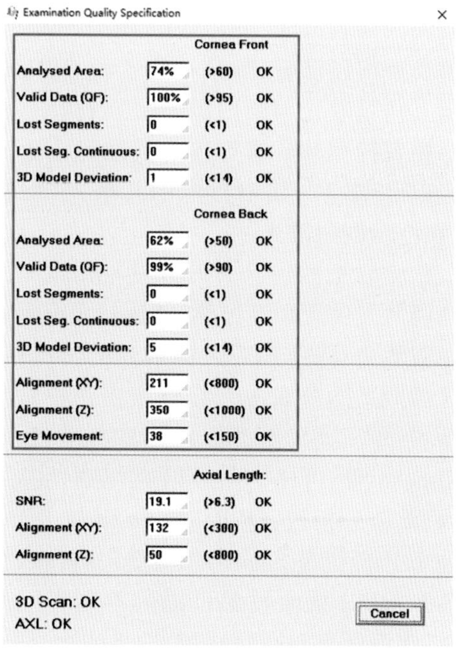

图 3-2-4 Pentacam AXL 质量参数详情

一、角膜散光规则性评估

白内障手术联合 Toric IOL 矫正规则角膜散光的效果常比较理想,而对于不规则角膜散光应充分评估,并个性化处理。因此,当光学生物测量提示有角膜散光时,应首先进行规则性评估。

(一)角膜密度的分析

Pentacam Cornea Densito 报告可对角膜的均匀性进行分析。该功能可作为裂隙灯角膜透明性检查的定量补充,局灶性的角膜斑翳或易忽略的云翳、角膜变性及各种原因所致的角膜上皮粗糙不均等情况,均可导致相应区域透光性降低,并提示不规则性散光可能性较大。图 3-2-5 给出的是与图 3-1-2 为同一患者的角膜密度分析图,可见下方瞳孔缘区角膜密度增高,透光性下降。

(二)角膜散光规则性的评估

1. 角膜地形图的彩色编码图 彩色编码图中角膜屈光力的分布形态可直观判断散光的规则性,典型的规则角膜散光多呈对称的领结样。如某一患者 Pentacam、iTrace 和 OPD-Scan Ⅲ 的彩色编码图均呈领结形(图 3-2-6A ~ C),提示为规则散光。不规则角膜散光的彩色编码图色阶分布常较紊乱和/或不对称。对角膜散光规则性评估时,我们应重点观察瞳孔范围内彩色编码图不同色阶的渐变及对称情况。

2. 角膜地形图的评估参数 OPD-Scan Ⅲ 可提供较为详细的参数,其中角膜表面规则性指数(surface regularity index,SRI)及角膜表面非对称性指数(surface asymmetry index,SAI)是

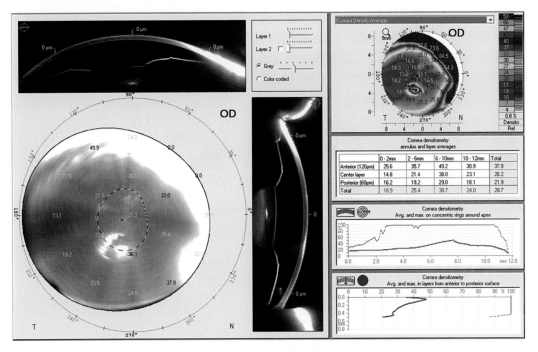

图 3-2-5　与图 3-1-2 为同一患者的 Pentacam 角膜密度分析图

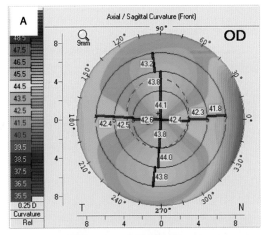

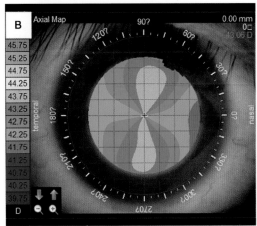

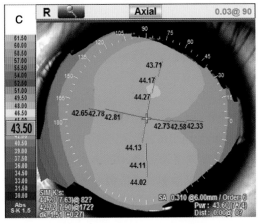

图 3-2-6　规则散光的彩色编码图
A. Pentacam；B. iTrace；C. OPD-Scan Ⅲ

需要关注的参数。SRI 越靠近 0,表明角膜表面越规则;SAI 越小,表明角膜对称性越高,当角膜表面条件较差时,两者的参考价值较大。图 3-2-7 患者彩色编码图呈规则领结样,角膜散光为−1.89D@8°(图 3-2-7A),其 SRI 为 0.46,OPD-Scan Ⅲ建议 SRI 的正常参考范围为小于 0.7(图 3-2-7B);其 SAI 为 0.34,OPD-Scan Ⅲ建议 SAI 的正常参考范围为小于 0.54(图 3-2-7C),故该患者为较规则的角膜散光。

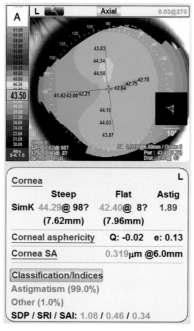

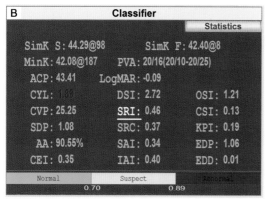

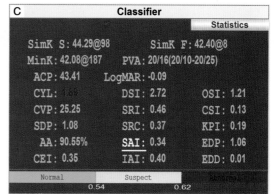

图 3-2-7　角膜散光患者的 OPD-Scan Ⅲ检查

A. 角膜地形图及部分参数界面;B. 角膜地形图表达参数及 SRI 参考界面;C. 角膜地形图表达参数及 SAI 参考界面

(三) 圆锥角膜的排除

圆锥角膜多于青春期发病,常进行性发展直到 30~40 岁后稳定。当患者角膜中央曲率>47D,角膜厚度局部区域变薄,怀疑圆锥角膜时,可使用 Pentacam Belin/Ambrósio 圆锥筛查图分析,如某一患者右下方综合 D 值警示为 13.74,提示圆锥角膜(图 3-2-8)。同时可使用 Pentacam Topometric/KC Staging 图对其分级,共分为 1~4 级,该患者 TKC 为"KC3"提示 3 级圆锥角膜(图 3-2-9)。

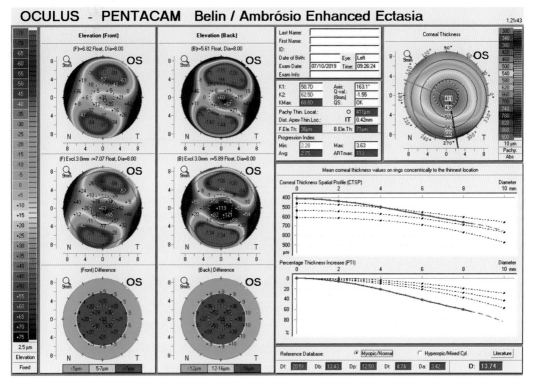

图 3-2-8 Pentacam Belin／Ambrósio Enhanced Ectasia 图

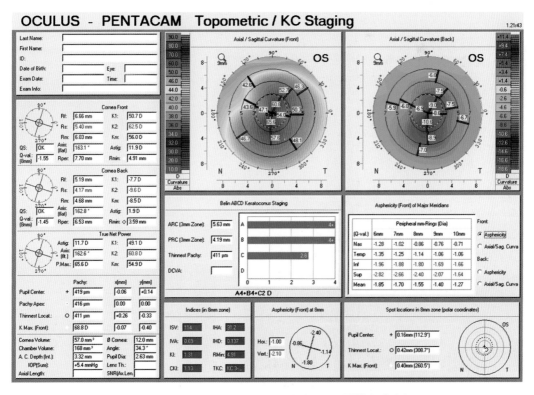

图 3-2-9 Pentacam Topometric／KC Staging 圆锥角膜分级图

二、规则散光与不规则散光的区分

规则散光(regular astigmatism):最大屈光力的子午线(陡峭轴)与最小屈光力的子午线(平坦轴)轴向互为垂直,角膜地形图呈对称领结样,以大小(负值)@最小屈光力子午线轴向表示,属于低阶像差,可用柱镜矫正。

不规则散光(irregular astigmatism):最大屈光力与最小屈光力的子午线轴向并不垂直。此类患者行角膜地形图仪检查时,彩色编码图色阶紊乱和/或不对称(图 3-2-10),但仪器依旧会给出某一直径范围内角膜散光的大小及轴位,由于其角膜各子午线的弯曲度不均,甚至同一子午线弯曲度也不同的原因,该散光值大小及轴位常不可信,此时仪器所给出的平坦轴位或陡峭轴位并不一定是真实的最小屈光力或最大屈光力所在轴位。

目前,Pentacam 等多种仪器可定量评估角膜不规则散光,需注意的是该值与高阶像差相对应,大小以 μm 表示。当角膜不规则散光(4mm 区域)≥

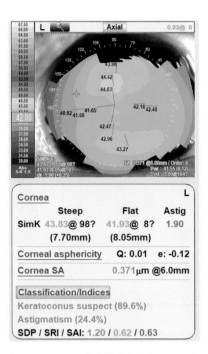

图 3-2-10 不对称的 OPD-Scan Ⅲ 彩色编码图

0.5μm 时,表示该区域角膜有明显的不规则散光,如图 3-2-11 患者不规则散光为 0.664μm,结合瞳孔区域(4.03mm)彩色编码图形态可认定该患者为不规则散光。此外,我们应根据患者瞳孔实际大小,评估对应角膜直径范围散光的规则性。如图 3-2-12 患者的 4mm 区的不规

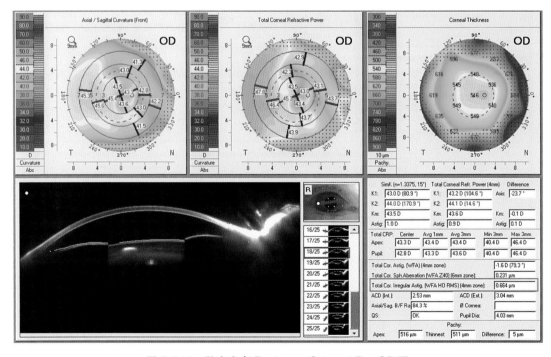

图 3-2-11 散光患者 Pentacam Cataract Pre-OP 图

则散光为 0.692μm(图 3-2-12A),而在 2.17mm 瞳孔大小相应的角膜区域仍为较规则的领结形,瞳孔区的不规则散光仅为 0.112μm(图 3-2-12B)。

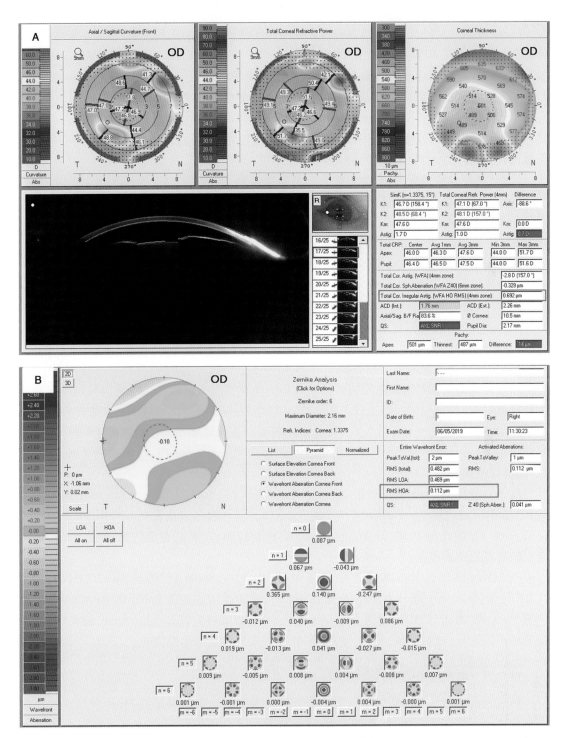

图 3-2-12　散光患者 Pentacam 检查
A. Cataract Pre-OP 图;B. Zenike Analysis 图

三、角膜前表面散光、总角膜散光及角膜后表面散光

（一）角膜前后表面曲率半径比

Pentacam 等设备可以测算角膜前后表面曲率半径比，以 Axial/Sag. B/F Ratio 显示，大部分正常人群该值在 80%~85% 之间，如图 3-2-11 患者为 84.3%，图 3-2-12 患者为 83.6%，而少部分正常人群该值会有较大偏差，角膜准分子激光术后该值偏差较大。B/F Ratio 会影响 IOL 屈光力计算的准确性[5]，根据 B/F Ratio 修正的 IOL 屈光力计算准确性更高，具体修正可参考 Eom 的方法[6]（http://www.eomy.kr/kadjiolcalc/）。当使用 Toric IOL 矫正患者散光时，其等效球镜度数的准确性是前提，因此我们在比较 SimK 与总角膜屈光力（TCRP）及其相应散光时，应首先关注 B/F Ratio 的大小。

（二）模拟角膜屈光力（SimK）散光与总角膜散光

Pentacam 等设备可采用真实的屈光指数（角膜：1.376，房水：1.336），计算角膜前、后表面屈光力及 TCRP。Pentacam 的 Cataract Pre-Op 分析报告（图 3-2-13A）中提供 SimK 15°（3~4mm 环）散光、4mm 环上总角膜散光（TCRP 散光）以及两者大小及轴向差值。

SimK 散光与 TCRP 散光测算原理不同，两者的差异主要由角膜后表面散光导致。若两者大小差异<0.5D，轴位差异<5°，提示后表面散光基本在正常范围，选择 SimK 散光数据准确性高，并可使用常规 Toric IOL 计算公式。若两者差异较大，应根据角膜后表面散光个性化确定 Toric IOL 度数，可选用实测角膜后表面散光（measured PCA）代入的 Toric IOL 计算公式（详见第八章）。

（三）角膜后表面散光

以往常忽略角膜后表面散光，并以 SimK 散光值代替总角膜散光，在《我国散光矫正型人工晶状体临床应用专家共识（2017 年）》也提到该值较小，对手术影响较小，在条件有限的单位可采用前表面散光（SimK 散光）代替总角膜散光。在无眼前节分析仪（具有角膜前、后表面测量功能）的情况下，可使用有预测角膜后表面散光（predicted PCA）模式的 Toric IOL 计算公式（详见第八章）。

图 3-2-13 患者为角膜逆规散光，B/F Ratio 为 83%，SimK 15° 散光为 −1.6D@97.7°，TCRP 散光（4mm 环）为 −1.6D@97.8°（图 3-2-13A），其角膜后表面散光 0D（图 3-2-13B），该患者 SimK 15° 散光与 TCRP 散光大小和轴位均相差较小，且无后表面散光，使用 SimK 散光可反映患者总角膜散光。

图 3-2-14 患者为角膜顺规散光，B/F Ratio 为 83%，SimK 15° 散光为 −2.1D@13.2°，TCRP 散光（4mm 环）为 −1.6@13°（图 3-2-14A），其角膜后表面散光 0.5D（图 3-2-14B），该患者 SimK 15° 散光与 TCRP 散光大小相差略大，且后表面散光较大，结合 SimK 散光（顺规）、角膜后表面散光（逆规）轴位分析，使用 SimK 散光值会高估总角膜散光。

四、不同直径范围的角膜散光

Pentacam 等眼前节分析仪可给出不同直径范围的散光大小及轴位，并可根据瞳孔大小个性化选择所需评估范围，其角膜屈光力分布图（power distribution）中可提供以角膜顶点（apex）或以瞳孔中心（pupil）为中心不同直径（1~8mm）环（ring）上或区域（zone）内的 SimK 散光及总角膜散光大小及轴位。理论上某直径区域内散光较环上散光的稳定性更佳，更能反映该范围内角膜的总体散光，尤其对于角膜屈光手术后的患者。

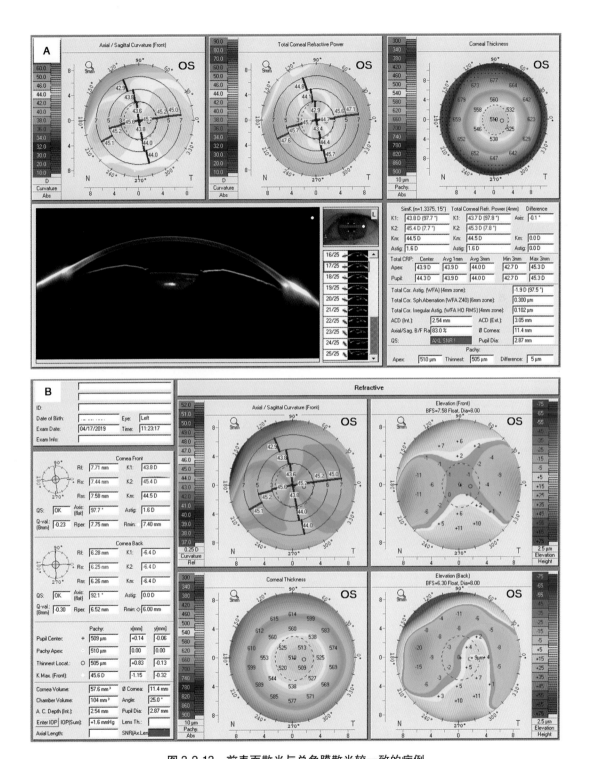

图 3-2-13　前表面散光与总角膜散光较一致的病例
A. Pentacam Cataract Pre-OP 图；B. Pentacam 4 Maps Refractive 图

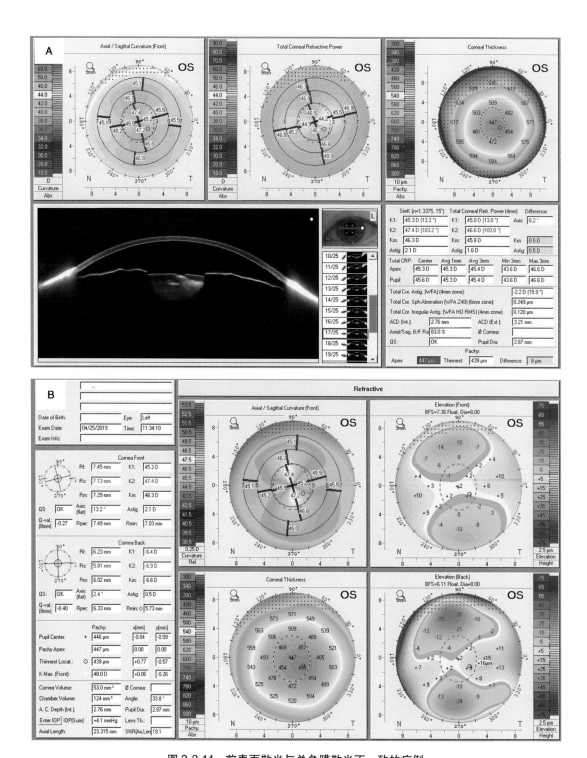

图 3-2-14　前表面散光与总角膜散光不一致的病例

A. Pentacam Cataract Pre-OP 图；B. Pentacam 4 Maps Refractive 图

（一）瞳孔区域的角膜散光

Kamiya 等[7]研究发现散光大小与瞳孔直径都影响着散光眼的裸眼视力,当我们术中使用 Toric IOL 矫正散光时,瞳孔大小对应区域内的角膜散光是需要矫正的关键部分,Visser[8]认为相对年轻的白内障患者应行瞳孔测量,若瞳孔大于 4mm,应选择较大直径区域的散光值。

对于术中可以很好分离的虹膜后粘连患者,我们不能参照术前瞳孔区域的散光取值。如图 3-2-15 患者 IOLMaster 700 检查患者散光为−4.06D@176°,眼前段图片显示下方部分虹膜后粘连(图 3-2-15A),以 5mm 区域为观察范围(患者未粘连部分瞳孔边缘距角膜顶点最远处约 5mm),选择以瞳孔中心(Pupil)为中心 SimK 散光为−1.7D@4.7°,TCRP 散光为−2.1D @ 2.3°(图 3-2-15B),与选择以角膜顶点(apex)为中心的 SimK 散光(−3.8D@178.5°),TCRP 散光(−3.8D@179.1°)(图 3-2-15C)相差较大,后者与 IOLMaster 700 所测值相近,当术中植入 Toric IOL 矫正散光时应选择后者数据。

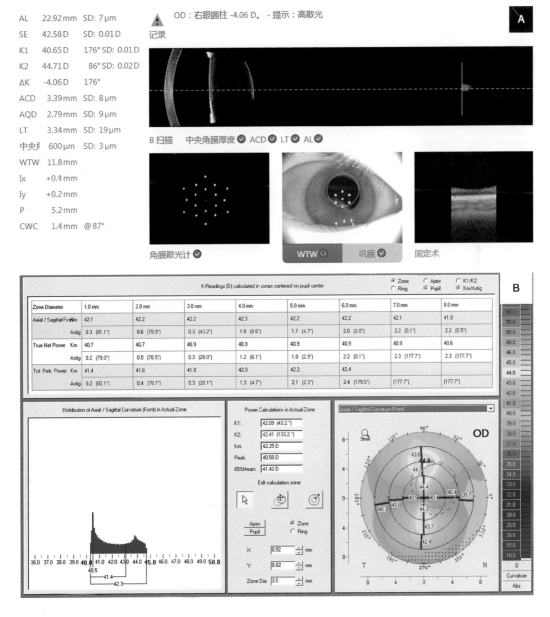

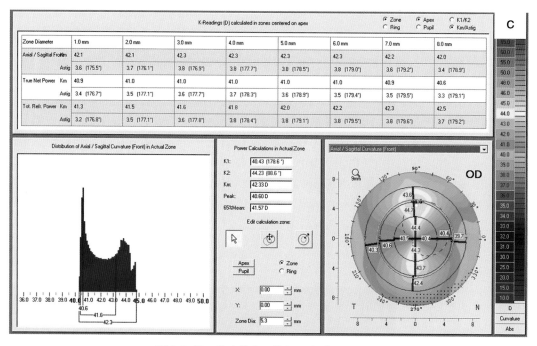

图 3-2-15　瞳孔偏中心的规则角膜散光病例

A. IOLMaster 700；B. 以瞳孔中心（Pupil）为中心的 Pentacam 屈光力分布图；C. 以角膜顶点（Apex）为中心的 Pentacam 屈光力分布图

（二）不同范围角膜散光的评估方法

1. Pentacam Cataract Pre-Op 的彩色编码图中可评估角膜屈光力在不同直径轴位的一致性，有利于指导角膜松解切口轴位的选择。

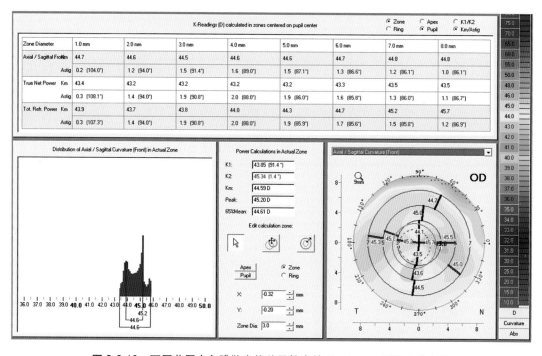

图 3-2-16　不同范围内角膜散光值差异较大的 Pentacam 屈光力分布图

2. 比较不同范围不同性质角膜散光的一致性。

在 Pentacam Power Distribution 图中我们可以观察 1~8mm 不同区域内前表面及总角膜散光的大小及轴位一致性情况。部分白内障患者存在较大的差异，如某患者 4mm 区域散光最大，前表面及总角膜散光分别为 -1.6D@ 89°和 -2.0D@ 88°，与 2mm 区域相差 0.4D 及 0.6D（图 3-2-16）。

当使用 Toric IOL 矫正散光时应重点关注明、暗环境下瞳孔大小范围内散光的一致性，可结合具有明、暗瞳孔测量功能的仪器（如 OPD-Scan Ⅲ）所提供的明暗瞳孔大小加以分析，尤其是明视环境瞳孔大小（Pentacam 自带）对应的散光值。如某患者明视瞳孔为 3.57mm，暗视瞳孔为 5.40mm（图 3-2-17A），而 3~6mm 区域内散光一致性较高（图 3-2-17B），故使用该区域散光值计算 Toric IOL 效果将比较理想。

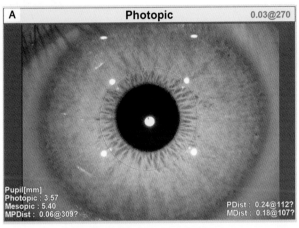

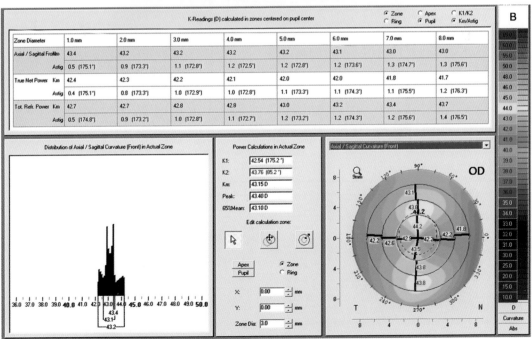

图 3-2-17　不同范围内角膜散光较一致的病例

A. OPD-Scan Ⅲ 瞳孔检查；B. Pentacam 屈光力分布图

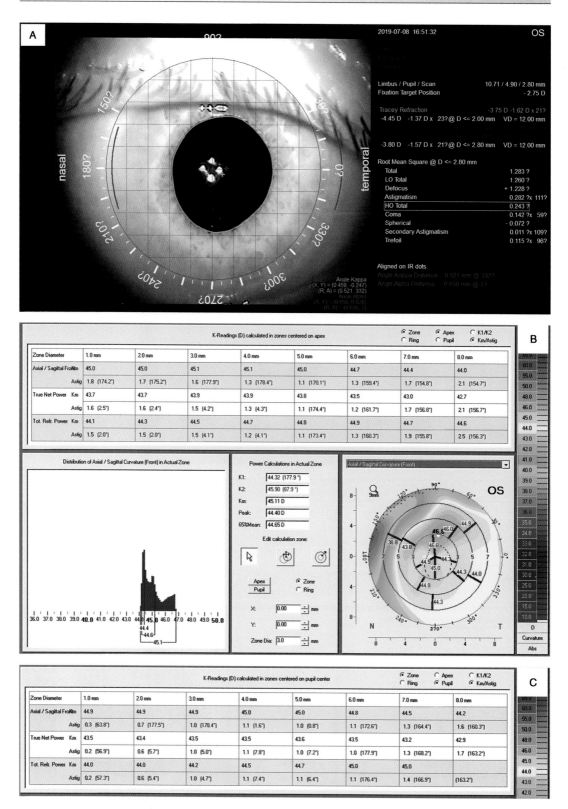

图 3-2-18　Kappa 角大的角膜散光病例

A. iTrace 的 Kappa 角测量；B. Pentacam 屈光力分布图（以角膜顶点为中心）；C. Pentacam 屈光力分布图（以瞳孔中心为中心）

对于 Kappa 角较大的患者,应参考以瞳孔中心为中心的散光数值。如某患者 Kappa 角为 0.521mm(图 3-2-18A),以角膜顶点为中心 3mm 的 TCRP 散光为 − 1.5D@4.1° (图 3-2-18B),以瞳孔中心为中心 3mm 的 TCRP 散光为 − 1.0D@4.7°(图 3-2-18C),两者相差 0.5D。

第三节 角膜散光的取值

一、常用设备及特点

目前临床上测量角膜曲率或角膜散光的设备众多,应了解不同设备的测量原理、测量范围及数据,表 3-3-1 列举了部分常用的角膜曲率检查设备及特点(可参阅第一章)。

表 3-3-1 常用生物测量仪及角膜地形图仪测量的角膜曲率及范围

设备	角膜曲率	测量范围/mm
手动角膜曲率计	SimK	3~3.5
自动角膜曲率计	SimK	3
IOLMaster 500	SimK	2.5
IOLMaster 700	SimK;Total K(TK)	1.5/2.5/3.5
Lenstar LS900	SimK	1.65/2.3
OA-2000	SimK	2.5
AL-scan	SimK	2.4/3.3
VERION	SimK	2.8
Pentacam HR/AXL	SimK 15°	3~4(环)
	前表面屈光力(SimK)	1~8(可选角膜顶点 Apex/瞳孔中心 Pupil,环 ring/区域 zone)
	总角膜屈光力(TCRP)	1~8(可选角膜顶点 Apex/瞳孔中心 Pupil,环 ring/区域 zone)
	净屈光力(TNP)	1~8(可选角膜顶点 Apex/瞳孔中心 Pupil,环 ring/区域 zone)

二、不同设备的可重复性及一致性

精确的角膜散光矫正离不开精确的角膜散光测量,早期将手动角膜曲率仪数据作为 Toric IOL 计算的首选,之后大量研究[9-11]发现多种设备,包括 Lenstar LS900、IOLMaster、Pentacam、Orbscan 及 iTrace 在散光测量方面与手工角膜曲率计相当或更优。Abulafia 等[12]通过 Toric IOL 植入术后残余散光分析,比较两种光学生物测量仪 Lenstar LS900、IOLMaster 500 与 Atlas 角膜地形图仪,结果提示前两者优于 Altas 角膜地形图仪,且 Lenstar LS900 准确性最高。Fityo 等[13]进一步增加 Keratron Scout 及 Pentacam HR,比较 5 种设备散光测量的可重复性,结果提示 Pentacam 表现出更高的可重复性,尤其是总角膜屈光力。

笔者采用 Pentacam AXL(取 SimK 15°值)与 IOLMaster 700 分别测量 92 例 106 眼散光大小及轴位,比较结果显示无统计差异,Bland-Altman 一致性分析结果为 0.00D(95%LoA：-0.48~0.48D),-0.01D(95%LoA：-0.35~0.33D),具有良好的一致性,可替换使用,与另一研究[14]结果基本一致。Huang[15]和 Ozyol[16](Pentacam 取 2mm 前表面散光)的研究也均表明 Pentacam 与 IOLMaster 的散光测量结果一致性高。因此,白内障术前选择 Toric IOL 植入时我们需关注不同设备散光测量的一致性。

三、不同设备数据的比较及取值

当不同设备所测散光值大小及轴位极为接近时,该角膜散光的矫正效果将比较理想。但对于年龄相关性白内障患者而言,不同设备测量角膜散光常常出现不一致的情况,如图 3-3-1 患者,多种设备所测散光值及轴位均存在一定偏差(图 3-3-1A～F)(表 3-3-2),散光大小均在 2.0D 左右,平坦轴约在 133°,4mm 区域的 TCA 略小(1.5D),但结合患者 Kappa 角大 (0.528mm)(图 3-3-1G),IOLMaster 700 与 Pentacam(4mm,zone,pupil)前表面及总角膜散光轴位较为一致,故可选择 IOLMaster 700 所测值用于 Toric IOL 计算。

不同设备测量的散光常存在一定的偏差,可重复测量选择一致性较高的结果。临床上,不同设备 SimK 散光大小差异小于 0.5D,可以认为散光大小测量结果是可靠的。对于某个指定的散光大小测量值,散光轴位的偏差(degree)与容许的度数误差(D)的关系符合如下公式：$\theta = \arcsin[0.5 \times (t/M)]$,其中 t 为容许的度数误差(精准度,如±0.25D),M 为指定的散光

Clicking on measured value opens the detail view		OD Right Eye	OS Left Eye	A
Measuring mode	Mode	Phakic	Phakic	
Axial length	AL	23.70 mm	23.65 mm	
Cornea thickness	CCT	490 μm	489 μm	
Aqueous depth	AD	2.71 mm	2.66 mm	
Lens thickness	LT	4.37 mm	4.50 mm	
Retina thickness	RT	200** μm	200** μm	
Flat meridian	K1	43.88 D @ 128 °	44.43 D @ 85 °	
Steep meridian	K2	46.10 D @ 38 °	45.75 D @ 175 °	
Astigmatism	AST	2.23 D @ 38 °	1.32 D @ 175 °	
Keratometric index	n	1.3375	1.3375	
White to White	WTW	11.59 mm	11.76 mm	
Iris barycenter	IC	-0.47 / 0.07 mm	0.39 / 0.01 mm	
Pupil diameter	PD	3.30 mm	3.61 mm	
Pupil barycenter	PC	-0.39 / 0.37 mm	0.24 / 0.16 mm	
Images		show	show	

* Value user-defined, ** System constant

Analysis: 8, standardized

Date: 19-7-1
Time: 下午4:56
Duration: 3 Min

Device: LS 900
SNo: 3125
Firmware: 2.1.1

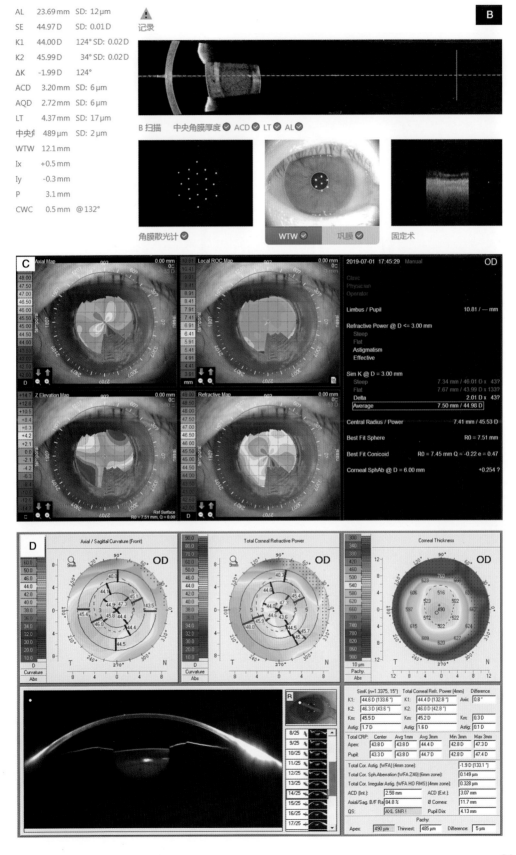

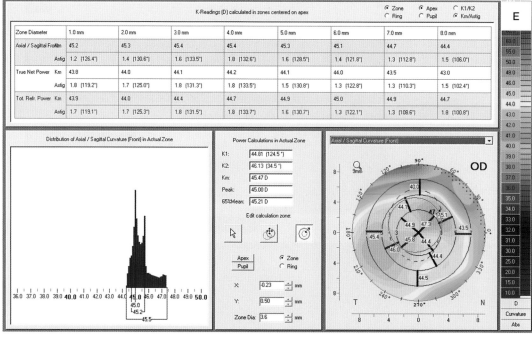

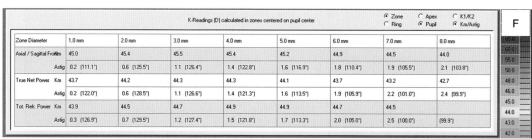

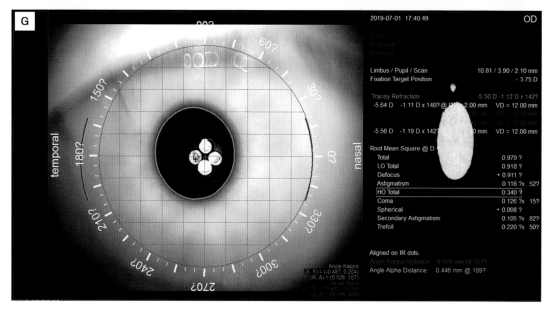

图 3-3-1　多种设备对同一患者散光的检查结果

A. Lenstar LS900；B. IOLMaster 700；C. iTrace 曲率测量；D. Pentacam Cataract Pre-OP 图；E. Pentacam 屈光力分布图（zone，apex）；F. Pentacam 屈光力分布图（zone，pupil）；G. iTrace 的 Kappa 角测量

表 3-3-2 多种设备对某一高龄患者散光检查结果的比较

设 备		散光大小	散光轴位
Lenstar LS900		−2.23D	128°
IOLMaster 700		−1.99D	124°
iTrace		−2.01D	133°
Pentacam 白内障术前图	SimK 15°	−1.7D	133.6°
	总角膜散光(4mm,ring)	−1.6D	132.8°
	总角膜散光(4mm,zone)	−1.9D	133.1°
Pentacam 屈光力分布图	前表面散光(4mm,apex,zone)	−1.8D	132.6°
	总角膜散光(4mm,apex,zone)	−1.8D	133.7°
	前表面散光(4mm,pupil,zone)	−1.4D	122.8°
	总角膜散光(4mm,pupil,zone)	−1.5D	121.8°

大小值,θ 为容许的度数误差对应的散光轴位偏差[17]。根据该理论公式,当散光大小(M)为 0.75D,若容许的度数误差(t)为 ±0.25D,对应的散光轴位的偏差:θ = arcsin[0.5×(0.25/0.75)] = 9.59° ≈ 10°;当 $t = M$ 时,如矫正 1D 的角膜散光,容许 ±1D 的误差,轴位偏差为 30°,这也是 Toric IOL 植入位置偏差 30° 时,其矫正效果为 0 的理论依据。在不同容许的度数误差下,当散光值越大时,对应的轴位的偏差将越小,具体对应关系见表 3-3-3。由此我们建议不同设备测量的散光轴位差异应小于 10°,若想获得更好的散光矫正效果,当散光测量值越大时,不同设备的轴位测量差异应越小。

表 3-3-3 不同散光测量值容许的度数误差对应的轴位偏差

容许的误差/D	散光测量值/D						
	0.25	0.50	0.75	1	2	3	4
±0.25	30°	14°	10°	7°	4°	3°	2°
±0.50	90°	30°	20°	14°	7°	5°	4°
±1.0		90°	42°	30°	14°	10°	7°

第四节 白内障术前散光的评估流程

一、术前散光评估的流程

首先,应用角膜曲率仪(IOLMaster、Lenstar LS900、OA-2000 等)行角膜散光大小及轴位评估;其次,通过角膜地形图(Placido 盘)行角膜散光规则性评估,此两方面的评估是必需的。最后,有条件的单位可通过眼前节分析仪(Pentacam、Sirius、Scansys、SS-OCT 等)行角膜前后表面分析。扼要的评估流程可参考图 3-4-1。

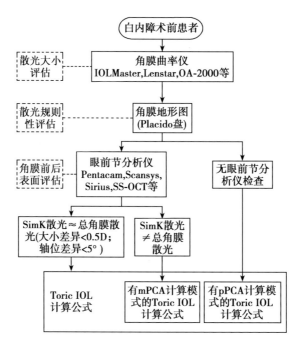

图 3-4-1　白内障术前散光评估流程图

注释:1. mPCA(measured PCA):实测角膜后表面散光
　　　2. pPCA(predicted PCA):预测角膜后表面散光

二、术前散光评估实例

(一) 病例简介

患者,男性,51 岁。"左眼渐进性视物模糊 1 年余",否认散光病史,戴老视矫正眼镜 5 年。裸眼远视力 OD:1.0,OS:0.4。主觉验光:OD:+0.5DS→1.0,OS:+1.5DS/−2.0DC× 120→0.5。右眼晶状体未见明显混浊,左眼晶状体皮质混浊。双眼角膜透明,瞳孔圆,为 2~3mm,眼底未见明显异常。诊断"左眼年龄相关性白内障",拟行左眼屈光性白内障手术。

(二) 术前散光评估

1. 病史及验光可知患者否认散光病史,验光结果为−2.0D 散光,患者有全眼散光,存在角膜散光的可能性大。

2. 裂隙灯检查左眼角膜透明,未见角膜斑翳及圆锥角膜体征等,瞳孔圆,晶状体未见脱位,患者可能合并规则角膜散光(图 3-4-2A)。

3. 光学生物测量仪 Lenstar LS900 检查角膜散光为−1.76D@120°(图 3-4-2B),IOLMaster 700 检查角膜散光为−1.66D@114°(图 3-4-2C),明确患者合并角膜散光且大于 0.75D。

4. Pentacam 检查 Cataract Pre-Op 图中前表面、总角膜屈光力彩色编码图呈较规则的领结样,各直径区域角膜屈光力平坦及陡峭轴较一致,4mm 区域不规则散光(高阶像差)为 0.094μm,B/F Ratio 为 82.4%,均正常;SimK 15°散光、Total Corneal Refr. Power(4mm 环)散光、Total Cor. Astig(WFA,4mm 区域)分别为−1.8D@117.3°、−2.2D@112.9°、−1.8D@ 113.4°(图 3-4-2D)。患者为规则角膜散光且大于 0.75D,可考虑白内障术中矫正。

5. 患者 SimK 15°散光与 Total Corneal Refr. Power(4mm)散光大小差 0.4D,轴位差约 5°, Pentacam 4 Maps Refractive 图可见角膜后表面散光为 0.3D(图 3-4-2E)。

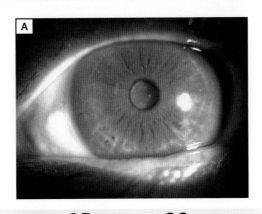

Clicking on measured value opens the detail view		OD Right Eye	OS Left Eye	
Measuring mode	Mode		Phakic	
Axial length	AL		⚠ 23.25 mm	
Cornea thickness	CCT		520 µm	
Aqueous depth	AD		⚠ 3.20 mm	
Lens thickness	LT		3.74 mm	
Retina thickness	RT		200** µm	
Flat meridian	K1		44.60 D @ 120 °	
Steep meridian	K2		46.36 D @ 30 °	
Astigmatism	AST		1.76 D @ 30 °	
Keratometric index	n		1.3375	
White to White	WTW		11.52 mm	
Iris barycenter	IC		0.69 / -0.17 mm	
Pupil diameter	PD		⚠ 2.99 mm	
Pupil barycenter	PC		⚠ 0.30 / -0.10 mm	
Images			show	

* Value user-defined, ** System constant

Analysis:　4, standardized

Date:　19-7-22
Time:　下午3:17
Duration:　1 Min

Device:　LS 900
SNo:　3125
Firmware:　2.1.1

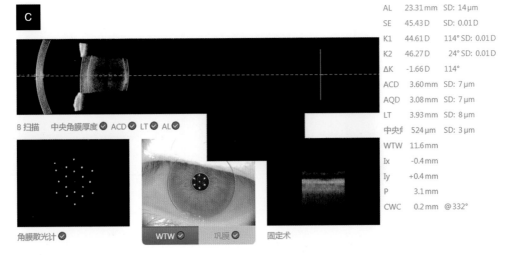

B 扫描　中央角膜厚度✅ ACD✅ LT✅ AL✅

角膜散光计✅　　　　WTW✅　巩膜✅　　固定术

AL	23.31 mm	SD: 14 µm
SE	45.43 D	SD: 0.01 D
K1	44.61 D	114° SD: 0.01 D
K2	46.27 D	24° SD: 0.01 D
ΔK	-1.66 D	114°
ACD	3.60 mm	SD: 7 µm
AQD	3.08 mm	SD: 7 µm
LT	3.93 mm	SD: 8 µm
中央角	524 µm	SD: 3 µm
WTW	11.6 mm	
Ix	-0.4 mm	
Iy	+0.4 mm	
P	3.1 mm	
CWC	0.2 mm	@332°

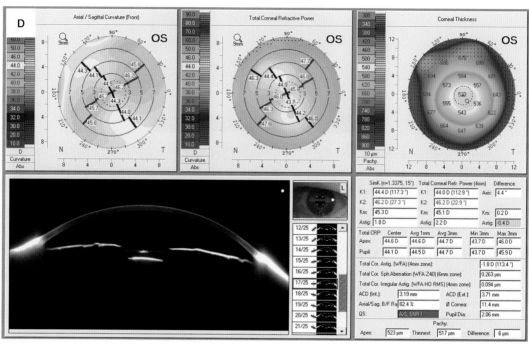

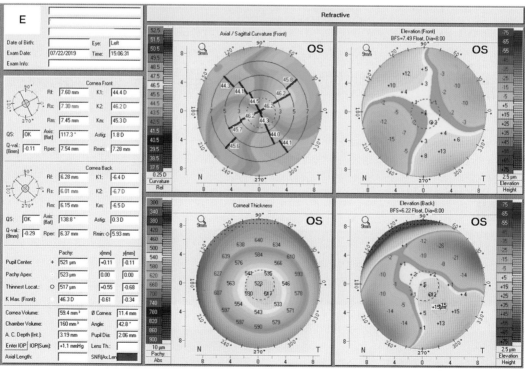

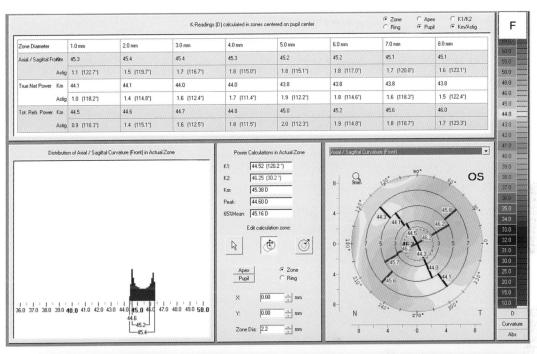

Zone Diameter	1.0 mm	2.0 mm	3.0 mm	4.0 mm	5.0 mm	6.0 mm	7.0 mm	8.0 mm
Axial / Sagittal Front Km	45.3	45.4	45.4	45.3	45.2	45.2	45.1	45.1
Astig	1.1 (122.7°)	1.5 (119.7°)	1.7 (116.7°)	1.8 (115.0°)	1.8 (115.1°)	1.8 (117.0°)	1.7 (120.0°)	1.6 (123.1°)
True Net Power Km	44.1	44.1	44.0	44.0	43.8	43.8	43.8	43.8
Astig	1.0 (118.2°)	1.4 (114.8°)	1.6 (112.4°)	1.7 (111.4°)	1.9 (112.2°)	1.8 (114.6°)	1.6 (118.3°)	1.5 (122.4°)
Tot. Refr. Power Km	44.5	44.6	44.7	44.8	45.0	45.2	45.6	46.0
Astig	0.9 (118.3°)	1.4 (115.1°)	1.6 (112.5°)	1.8 (111.5°)	2.0 (112.3°)	1.9 (114.8°)	1.8 (118.7°)	1.7 (123.3°)

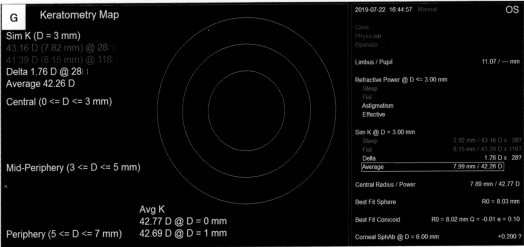

H

VERION™ Reference Unit - Vision Planner - Astigmatism Report		Report Date: **08/12/2019**

Patient: ...., ...   Gender: **Male**

	LEFT Pre-Op. Data RIGHT		
Surgeon:		Surgeon:	
Date:		Date:	
Refraction:	Vertex: **12.00**	Refraction:	Vertex:
AL(Optical): **25.00**	Adj. AL:	AL:	Adj. AL:
BCVA:	Hor W-t-W: **11.75**	BCVA:	Hor W-t-W:
UCVA:	Phakic ACD:	UCVA:	Phakic ACD:
K1: **44.70 @127**	Phakic Lens Th:	K1:	Phakic Lens Th:
K2: **46.62 @37**	Target SEQ Ref: **0.00**	K2:	Target SEQ Ref:
Average K: **45.66**	n: **1.3375** Tgt Add:	Average K:	n: Tgt Add:
Adjusted K: **45.66**	Astigm: **1.92 @37**	Adjusted K:	Astigm:

Additional Data

Eye Status: **Phakic**	PreOp Pathology: **No**	Eye Status:	PreOp Pathology:
New PC Lens: **in bag**	Prev. Rk: **No**	New PC Lens:	Prev. Rk:
Scleral Buckle: **No**	Prev. Lasik..: **No**	Scleral Buckle:	Prev. Lasik..:
Keratoconus: **No**	Silicone in Vitreous Cavity: **No**	Keratoconus:	Silicone in Vitreous Cavity:

IOL @40°   Incision @0°

Pri Inc.: **2.3mm @0°**	Sec Inc.: **1.1mm @280°**	Pri Inc.:	Sec Inc.:
RI1:	RI2:	RI1:	RI2:
RI Depth:	Diam:	RI Depth:	Diam:

Alcon SN6AT5 Procedure: Std Phaco MFG* ACD(Opt): 5.749			
	Formula **Hoffer-Q**		Formula
	Incision **0°**		Incision

IOL SEQ	SEQ Ref.				
12.50	0.46	SIA **0.20D**		SIA	
13.00	0.16	Post SIA Astigm **1.87 @40°**		Post SIA Astigm	
13.26	0.00	IOL Placement Axis **40°**		IOL Placement Axis	
13.50	**- 0.15**	IOL Ideal Toricity **3.05D @IOL**		IOL Ideal Toricity	
14.00	- 0.46	Res. Refraction **-0.14 -0.02D x130°**		Res. Refraction	

Lens	Res. Refraction
SN6AT2 (1.00D @IOL)	+0.48 -1.26 D x 130°
SN6AT3 (1.50D @IOL)	+0.33 -0.95 D x 130°
SN6AT4 (2.25D @IOL)	+0.10 -0.49 D x 130°
SN6AT5 (3.00D @IOL)	**-0.14 -0.02 D x 130°**
SN6AT6 (3.75D @IOL)	+0.07 -0.44 D x 40°
SN6AT7 (4.50D @IOL)	+0.30 -0.90 D x 40°
SN6AT8 (5.25D @IOL)	+0.54 -1.37 D x 40°

VERION™ Reference Unit - Vision Planner Ver 2.6.1	Xiamen Eye Center	Page 1 of 1

图 3-4-2 患者的白内障术前检查

A. 眼前节照相；B. Lenstar LS900；C. IOLMaster 700；D. Pentacam Cataract Pre-Op 图；E. Pentacam 4 Maps Refractive 图；F. Pentacam Power Distribution（zone，pupil）图；G. iTrace 曲率图；H. VERION

6. 患者瞳孔直径(明视)为2.06mm,Pentacam Power Distribution 图选择 zone、pupil,2mm 区域前表面散光-1.5D@119.7°,总角膜散光-1.4D@115.1°(图3-4-2F),差异较小,后者轴位与 IOLMaster 700 测量值接近。

7. 比较 Lenstar LS900、IOLMaster 700、iTrace(图3-4-2G)、VERION(图3-4-2H)及 Pentacam 散光大小及轴向后(表3-4-1),采用 IOLMaster 700 所测-1.66D@114°较为可靠。

表3-4-1　不同设备测量患者的角膜散光大小及方向比较

设　备		散光大小	散光轴位
Lenstar LS900		-1.76D	120°
IOLMaster 700		-1.66D	114°
iTrace		-1.76D	118°
VERION		-1.92D	127°
Pentacam 白内障术前图	SimK 15°	-1.8D	117.3°
	总角膜散光(4mm,ring)	-2.2D	112.9°
	总角膜散光(4mm,zone)	-1.8D	113.4°
Pentacam 屈光力分布图	前表面散光(2mm,pupil,zone)	-1.5D	119.7°
	总角膜散光(2mm,pupil,zone)	-1.4D	115.1°

总结与展望

屈光性白内障手术时代,术前对角膜散光的全面评估是必不可少的,评估的重点在于角膜散光规则性的评估以及散光大小和轴位的取值。通过病史询问、验光、裂隙灯及角膜曲率仪(光学生物测量仪)检查我们可初步筛选出可能需要术中矫正的散光,即角膜散光。使用以 Placido 盘为原理的角膜地形图仪等设备可对角膜的规则性进行评估,规则的角膜散光彩色编码图呈对称领结样,角膜地形图表达参数,如 SRI、SAI 等较小,所需评估区域的高阶像差常小于0.5μm。有条件的机构还应结合具有测量角膜前后表面功能的眼前节分析仪进一步分析,重点评估 SimK 散光与总角膜散光的差异,若两者大小差异≥0.5D,轴位差异≥5°时应进行角膜后表面散光评估。使用 Toric IOL 矫正角膜散光需重点关注瞳孔区散光情况,并比较不同区域的散光差异。对散光取值时应对比不同设备所测散光数据的一致性,主要包括光学生物测量仪、角膜地形图及眼前节分析仪,当不同设备 SimK 散光大小差异<0.5D,轴位差异<10°时,可以认为数据准确性高。总之,对白内障术前散光的评估应多角度、全方位地进行,以尽可能提高患者手术后的视觉效果。

(张广斌　曾宗圣　叶向彧)

参 考 文 献

1. Kessel L,Andresen J,Tendal B,et al. Toric Intraocular Lenses in the Correction of Astigmatism During Cataract Surgery:A Systematic Review and Meta-analysis. Ophthalmology,2016,123(2):275-286.

2. Epitropoulos AT,Matossian C,Berdy GJ,et al. Effect of tear osmolarity on repeatability of keratometry for cataract surgery planning. J Cataract Refract Surg,2015,41(8):1672-1677.

3. Shajari M, Cremonese C, Petermann K, et al. Comparison of Axial Length, Corneal Curvature, and Anterior Chamber Depth Measurements of 2 Recently Introduced Devices to a Known Biometer. Am J Ophthalmol, 2017, 178: 58-64.

4. Kunert KS, Peter M, Blum M, et al. Repeatability and agreement in optical biometry of a new swept-source optical coherence tomography-based biometer versus partial coherence interferometry and optical low-coherence reflectometry. J Cataract Refract Surg, 2016, 42(1): 76-83.

5. Wang L, Mahmoud AM, Anderson BL, et al. Total corneal power estimation: ray tracing method versus gaussian optics formula. Invest Ophthalmol Vis Sci, 2011, 52(3): 1716-1722.

6. Kim M, Eom Y, Lee H, et al. Use of the Posterior/Anterior Corneal Curvature Radii Ratio to Improve the Accuracy of Intraocular Lens Power Calculation: Eom's Adjustment Method. Invest Ophthalmol Vis Sci, 2018, 59(2): 1016-1024.

7. Kamiya K, Kobashi H, Shimizu K, et al. Effect of pupil size on uncorrected visual acuity in astigmatic eyes. Br J Ophthalmol, 2012, 96(2): 267-270.

8. Visser N, Bauer NJ, Nuijts RM. Residual astigmatism following toric intraocular lens implantation related to pupil size. J Refract Surg, 2012, 28(10): 729-732.

9. Potvin R, Gundersen KG, Masket S, et al. Prospective multicenter study of toric IOL outcomes when dual zone automated keratometry is used for astigmatism planning. J Refract Surg, 2013, 29(12): 804-809.

10. Lee H, Chung JL, Kim EK, et al. Univariate and bivariate polar value analysis of corneal astigmatism measurements obtained with 6 instruments. J Cataract Refract Surg, 2012, 38(9): 1608-1615.

11. Hill W, Osher R, Cooke D, et al. Simulation of toric intraocular lens results: manual keratometry versus dual-zone automated keratometry from an integrated biometer. J Cataract Refract Surg, 2011, 37(12): 2181-2187.

12. Abulafia A, Barrett GD, Kleinmann G, et al. Prediction of refractive outcomes with toric intraocular lens implantation. J Cataract Refract Surg, 2015, 41(5): 936-944.

13. Fityo S, Buhren J, Shajari M, et al. Keratometry versus total corneal refractive power: Analysis of measurement repeatability with 5 different devices in normal eyes with low astigmatism. J Cataract Refract Surg, 2016, 42(4): 569-576.

14. Sel S, Stange J, Kaiser D, et al. Repeatability and agreement of Scheimpflug-based and swept-source optical biometry measurements. Cont Lens Anterior Eye, 2017, 40(5): 318-322.

15. Huang J, Savini G, Chen H, et al. Precision and agreement of corneal power measurements obtained using a new corneal topographer OphthaTOP. PLoS One, 2015, 10(1): e109414.

16. Ozyol P, Ozyol E. Agreement Between Swept-Source Optical Biometry and Scheimpflug-based Topography Measurements of Anterior Segment Parameters. Am J Ophthalmol, 2016, 169: 73-78.

17. Holladay JT, Moran JR, Kezirian GM. Analysis of aggregate surgically induced refractive change, prediction error, and intraocular astigmatism. J Cataract Refract Surg 2001, 27(1): 61-79.

第四章

角膜散光对视觉质量的影响

导 语

　　白内障是现今首位致盲性眼病,目前仍以手术治疗为主,为提高手术疗效,白内障手术逐渐从复明性手术向屈光性手术转变。视觉质量是评估白内障患者成像质量及白内障术后疗效的重要指标之一,目前已有多种视觉质量分析方法及检测仪器,各有其优势与不足。临床工作中应根据不同检测仪器的原理、功能及临床意义,选择最佳的视觉质量检查方法,以满足不同白内障患者的实际需求。

　　光线经人眼屈光介质投射在视网膜的过程中,由各屈光介质所引起的散射、像差及衍射[1],对视网膜成像质量有不同程度的影响,可以导致人眼视物时出现光晕、眩光、夜间低视力等情况。以往的主观检测指标如视力、对比敏感度及视功能评估量表等,不能针对上述症状进行全面测量及分析,已无法满足目前临床应用的实际需求。因此,对于视功能的客观量化评估方法逐渐形成且完善起来,例如波前像差、点扩散函数(point spread function,PSF)、调制传递函数(modulation transfer function,MTF)等,也相应地促进了多种视觉质量评估设备的不断发展。

关键词

散光,视觉质量,人工晶状体

第一节　视觉质量的评价指标

　　人眼视觉质量受诸多因素的影响,如疾病、屈光状态、年龄等,其中散光是影响视觉质量的重要因素之一。目前评价人眼视觉质量的方法主要分为主观评价指标及客观评价指标。

一、主观评价指标

　　1. 视力　视力是分辨高对比度小目标的能力,是视功能最基础的组成部分,也是评估形觉的主要手段,主要反映黄斑中心凹的功能,取决于眼球光学系统对视觉图像的分辨程度和大脑视皮层对视觉图像的解析能力。视力检测简单快捷,是临床上常用的检查方法。根据不同测量距离有远视力表、近视力表。我国临床最常应用的远视力表有国际标准视力表、标准对数视力表,而国外常用的远视力表有 Snellen 视力表、Landolt 视力表等。近视力表则有标准近视力表、LogMAR 近视力表、Jaeger 近视力表等。随着对疾病研究的深入,出现了不断改良以适应不同研究需求的视力表,如由 Snellen 视力表改良的 bailey-lovie 视力表、应用于糖尿病视网膜病变早期治疗研究的 ETDRS 视力表等。不论哪种视力表,其测量结果所包含的信息都是非常局限而主观的。人眼在实际生活中,需要辨认不同明暗环境下、位于不同远近距离的物体,而临床工作中也往往存在患者测量视力较好或术后视力恢复良好,却仍抱怨强光下视物模糊、夜间驾车困难、阅读易疲劳、光晕以及眩光等现象,或者晶状体混浊程度较轻但视力损害较重等矛盾情况。而且现实生活场景中不同的光照度、对比度及色彩等影响因素并未完全反映到视力检测结果中。因此仅仅应用视力检查不能准确评估患者的视觉质量,也无法量化分析视觉质量改变的程度[2]。

2. 对比敏感度　　通常视力表是在高对比度的情况下测量的,提示黄斑对高空间频率的分辨能力。但在日常生活中,周边环境不可能全都存在高对比度,同时也要分辨模糊的物体,人眼对两个不同可见区域对比度差别的识别能力即为对比敏感度(contrast sensitivity,CS)。CS 是视觉系统恰能识别出的某一空间频率对比度阈值的倒数(对比敏感度 = 1/对比度阈值),用于测定人眼对不同空间频率的图形分辨能力。CS 检查结合视角和对比度,既能反映视觉系统对不同大小形状物体的分辨能力,又能反映对不同对比度图形的分辨能力,可比视力检查更真实和敏感地反映视功能情况。由不同空间频率测得的对比敏感度值可以得到对比敏感度函数(contrast sensitivity function,CSF)曲线,体现了不同空间频率下对比敏感度的变化。低频区主要反映视觉对比度情况,高频区主要反映视敏度,而中频区反映的则是视觉对比度及视敏度的综合情况。而常规视力表视力实际上是在高对比度下所测得的 CSF 上的一点,在视觉生理和病理上所给出的信息不如 CSF 多。在高对比度的环境下,对比敏感度的变化可以反映视敏度,但视敏度的改变不能完全反映对比敏感度。相较于视力检查,对比敏感度测量的临床意义在于其能够反映人眼在明暗变化环境下的识别能力,对视功能作出评估。正常人群的对比敏感度值随年龄的增长逐渐下降。在某些疾病中,CS 甚至能够在视力发生变化之前即有所表现,因此有助于评估患者的视觉质量[3],但其所包含的信息非常有限,无法全面评估视觉质量。

二、客观评价指标

1. 波前像差　　人眼屈光介质的各个部分都不是理想的光学系统,在实际生活中,从各物点发出的光线,尤其是来源于周边视野的光线,不在近轴区域内,通过人眼屈光介质的光路更加偏离理想路径,因而在视网膜上所成的像不是一个点,而是形成一个弥散斑,且物体所形成的像不在同一平面,而是一个曲面,因此形成了像差,物理学上称为波前像差。简单来讲,波前像差就是物体经光学系统成像的实际波阵面与理想波阵面之间的光程差,波前像差是每个点的位置坐标的函数,目前对于像差的定量描述通常以 7 阶 35 项的 Zernike 多项式定量和分解表达,该公式可以将人眼的不规则像差图形分解为多个基本形状的组合。其中一阶和二阶为低阶像差,包括倾斜、离焦(近视、远视)和散光;三阶及以上为高阶像差,包括三阶的彗差和三叶草像差,四阶的球差等(图 4-1-1)。但实际上人眼的像差并不是基本图形的简单组合,而是多种像差综合作用产生的结果。

目前临床上使用的客观波前像差仪包括以光线追迹理论为基础的 iTrace 视觉质量分析仪、以 Shack-Hartmann 波前感受器理论为基础的出射型像差仪、以 Tscherning 理论为基础的视网膜型像差仪和以 Scheiner-Sminov 理论为基础的入射可调式屈光计。波前像差对人眼视觉质量的影响并非各阶或各项像差单独作用的结果,像差之间的不同组合可能提升或降低视觉质

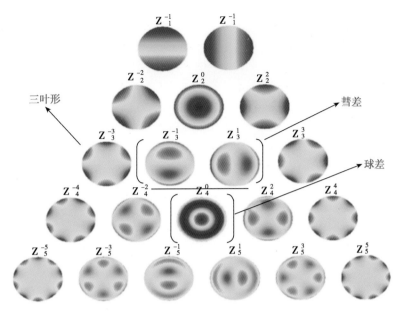

图 4-1-1 Zernike 多项式

量,色差引起的色相位移以及与单色像差之间也存在一定影响[4]。波前像差的测量需在透明介质的前提下,因此在白内障术前或术后屈光介质混浊的情况下,基于像差的评价方法有所受限。

2. MTF 调制传递函数(modulation transfer function,MTF)是由 PSF 经傅里叶变换获得的函数,指在不同空间频率下,像与物的对比度比值,描述不同空间频率下物像对比度与光学系统成像质量的关系,反映光学系统对不同空间频率的响应能力。例如,人眼分辨物体的细节部分时,高空间频率相较于低空间频率所起的作用更大。一般而言,当光学介质混浊时,光线经光学系统传递后,高空间频率的成像质量会比低空间频率的成像质量下降更多。因此,当白内障形成时,尽管视力损害程度不严重,但对于视物细节的辨认能力会下降,引起患者主诉视物模糊。当空间频率增大到一定程度时,分辨率达到极限,获得的视网膜图像最模糊,也可看作屈光介质的光线传递能力达到极限,此时的空间频率值定义为调制传递函数截止频率,MTF 截止频率值(MTF cut off)越大,表示达到光学系统分辨率极限的空间频率越大,意味着屈光介质具有更好的光线传递能力,人眼能获得更好的视觉质量。早期白内障患眼的 MTF cut off 较健康人眼明显降低,表明其视觉质量有所下降。MTF 值可以与 CSF 相对应,也与像差及衍射效应密切相关,能够客观定量地反映眼球光学系统的成像质量。MTF 值越大,成像质量越好。将不同空间频率的正弦光栅作为横坐标,将 MTF 值作为纵坐标,即得到 MTF 曲线,其低频区反映物体轮廓传递情况,中频区反映物体层次传递情况,而高频区反映物体细节传递情况。

简单来看,MTF 曲线的趋势,若斜率越大,代表视觉质量越差;MTF 曲线所包围的区域越大,相对斜率也较小,则视觉质量越好。如图 4-1-2,眼内(internal)MTF 曲线低平,曲线下面积较小;角膜(cornea)MTF 曲线平滑,曲线下面积较大,说明全眼(total)MTF 低,视觉质量不佳主要影响因素来自眼内。

3. PSF 点扩散函数(point spread function,PSF)是指点光源经光学系统后所形成的光强度分布函数,反映光点投射到视网膜上后发生的光强度和位置的偏差。PSF 体现像差、衍射和散射对视网膜成像质量的共同影响,但是在量化描述方面存在一定的局限性。通常用

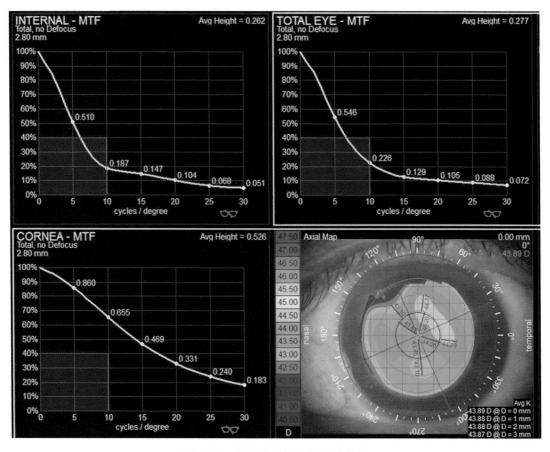

图 4-1-2　调制传递函数(MTF)曲线

来描述点光源通过屈光介质后所形成的衍射光斑的特性,它可以描述经过该屈光系统的点光源的光强度,屈光介质越混浊,则光在传播过程中能量损失越大,形成的光斑面积越大越分散,视网膜形成的物像就越模糊[5]。如图 4-1-3,眼内(internal)屈光介质越混浊,则光在传播过程中能量损失较大,形成的光斑较分散,视网膜形成的物像较模糊;角膜(cornea)光斑较小,形成的物像就较清晰,说明该患者视觉质量差主要由眼内介质混浊导致。此外,光斑的光强度越大,说明光能量损失越少,视觉质量越好。PSF 与视觉质量的关系也用斯特列尔比(Strehl ratio,SR)进行描述,SR 是指有像差与无像差光学系统的 PSF 中心峰值强度的比值,与视觉质量呈反比。

PSF 和 MTF 都是客观评价视觉质量的指标。PSF 采用点光源形成光斑的弥散度及 SR 的大小评估视觉质量,光斑弥散越小或 SR 越高,视觉质量越好。MTF 则采用曲线的斜率变化及 MTF cut off 对视觉质量进行评估,MTF 曲线斜率越小,曲线下面积大、视觉质量越好;MTF cut off 越高,视觉质量越好。

4. 斯特列尔比　K. Strehl 根据光学系统对点扩散函数(PSF)中心点亮度的影响,于1894 年提出了斯特列尔比值的概念,用于判断光学系统的成像质量并描述成像对比度。斯特列尔比值(Strehl rate,SR)是指光学系统中成像面的聚光比例。

在没有像差的理想光学系统中,点光源透过无像差的光学系统,在成像处汇聚于一点,此时视网膜成像的中心点光强度为 100%,即 SR 值为 100%,而透过有像差的光学系统时,其

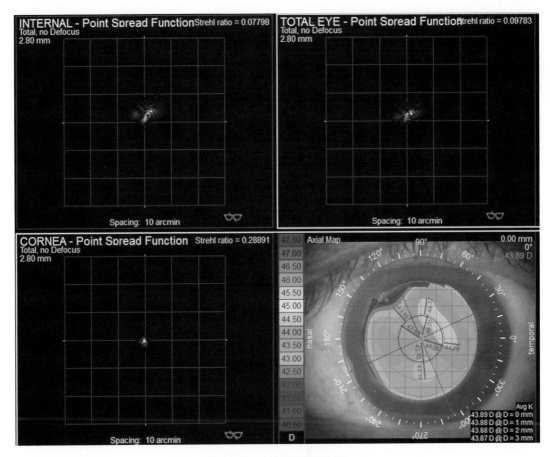

图 4-1-3　点扩散函数（PSF）

光束会发生一定扩散,像差的存在会使得中心点光强度减少。正常人眼的 SR 为 30%,越高越接近无像差光学系统。但 SR 值达到 80% 时即称为衍射极限了,如果超过了 95% 便可认为该光学系统已接近无像差屈光系统。

同时,SR 是点扩散函数（PSF）的评估指标,是 PSF 的量化描述值,是基于波前屈光不正所得的结果,与主观视觉感受具有良好的一致性,是屈光手术后客观评价视觉质量的理想指标之一。

5. 客观散射指数　经不均匀的屈光介质传递后,向各个方向散开传播的现象,称为散射。部分光线通过眼部不均匀的屈光介质和不同光学折射率的结构时,会偏离原传播方向,这部分光线称为眼内散射光。眼内散射包括正向散射也称为前散射,反向散射也称为后散射两种类型。前散射是影响视觉质量最主要的部分,屈光介质的混浊会使进入眼内的光线散射程度增加,影响视觉质量。人眼的眼表散射主要来源于泪膜,而眼内散射的主要来源则是角膜、房水、虹膜、晶状体、玻璃体及眼底。散射光在眼内形成较强的光幕,并叠加于视网膜的图像上,降低了视网膜图像的对比度和清晰度,导致晕轮、星芒、眩光、夜视不良等多种症状。与视力和 CS 相比,散射光可以更大程度地反映视网膜敏感性。

客观散射指数（object scatter index,OSI）是指视网膜像的周边光强度与中央峰值光强度的比值。OSI 一方面可以量化因屈光介质混浊造成的眼内散射程度;另一方面,由于眼内散射在短时间内不会有明显改变,但眼表情况,尤其是泪膜的变化可以在短时间内造成散射的改变,因此可以通过连续测量来评估眼表情况,特别对眼干燥症具有诊疗价值。

第二节 测量视觉质量的仪器及原理

人眼成像过程包括光学系统的物理成像过程和视觉神经系统的信息传递处理过程。传统的视力表视力和 CSF 函数,检测的是全视觉系统视觉质量,检查结果不仅受光学系统和神经系统的影响,还依赖于患者的认知能力和配合程度。波前像差仅反映了人眼光学系统的一种特性,相等的像差值也会产生不等的视觉效果。此外,当瞳孔直径逐渐变小时,衍射的作用就会逐渐增强,而随着屈光介质透明度的下降和表面不规则性的增加,散射的影响也会变得明显,综合考虑这些因素才能对视觉质量作出准确评价。近年来应用于临床的参数测量仪器越来越完善,视觉质量分析仪已成为个性化屈光手术的一大辅助设备。如 iTrace 视觉质量分析仪分离角膜和眼内像差;双通道视觉质量分析系统 OQAS 综合测量 PSF、OSI、MTF cut off、SR 和模拟对比度视力等。根据工作原理,主要有四类:基于光线追迹理论的波前像差仪,如 iTrace(Tracey)、WFA-1000(亮视);以 Hartmann-Shark 原理为基础的出射型光学像差仪,如 KR-1W(Topcon)、WASCA(Zeiss)等;以 Tscherning 原理为基础的入射型波前像差仪,如 Allegretto(Wavelight);以 Schreiber-Smirnov 原理为基础的可调节入射折射型波前像差仪,如 OPD。

一、对比敏感度仪

临床中常采用心理物理学的方法,应用对比敏感度仪、对比敏感度测试表[6],通过改变空间频率及对比度两个参数,令被检者辨认不同类型的光栅图形以绘制相应的对比敏感度曲线。对比敏感度仪主要功能为测量明视和暗视环境下的对比敏感度及眩光情况,可反映屈光介质及神经通路的综合成像质量,但其测量结果基于主观,需要被检者高度配合,准确性及重复性有限。

OPTEC 3500 视觉质量分析仪中严格按照对比敏感度阈值标准设计视标,由黑色及白色栅栏间隔的亮度来决定对比敏感度。得出结论以不同空间频率为 x 轴,对比敏感度为 y 轴,然后绘制出对比敏感度曲线。对比敏感度中可分为无眩光对比敏感度及眩光对比敏感度,眩光对比敏感度可测定视网膜光感受器细胞明适应能力的损害程度,屈光介质的改变引起光线吸收下降可影响眼的眩光对比敏感度。

二、C-Quant 散射光测量仪

C-Quant 是应用"对比补偿法"原理设计的一种测量眼内散射光的视功能评估仪器。被检者可以看到外周环形及中央圆形两个区域的光刺激信号不断闪烁,中央圆形区域的信号被划分为左右两部分,随机给其中一测试区域不同强度的补偿光,令被检者对比并选择一个其认为闪烁更加强烈的区域,重复数次直至被检者难以区分,记录被检者的选择结果,得到一条补偿散射光强度及被检者应答结果的测试曲线,经换算即可测量出被检者的视网膜散射光强度参数。有学者在健康人群中进行测量统计,年轻人的视网膜散射光强度参数均值在 0.9 左右,40 岁时开始增加,70 岁时可达到 1.2,而患有白内障的人群该值可达到 2.0 以上[7]。既往研究显示,晶状体所引起的散射光约占眼内总散射光的 40%,因此晶状体的混浊程度极大地影响了眼内散射光的强度[8]。对于白内障患者,可应用 C-Quant 散射光测量仪评估视网膜散射光强度,以此判断晶状体混浊对于视功能的影响,并结合患者主诉决定手术时机。而在白内障手术后,同样可以应用该仪器对人工晶状体以及后发性白内障所引起的眼内散射光增加进行测量,以评估植入不同类型人工晶状体的术后效果及选择后发性白内障的激光治疗时机。C-Quant 散射光测量仪具有较高的一致性及可重复性[9],但因该检查属于物理心理学的方法之一,患者本身对于该检查内容的理解及配合程度不同,可能对测试结果造成影响,得到的测量值有时也需要调整参数进行校正,以提高其准确性[10]。

三、KR-1W 视觉质量分析仪

KR-1W 视觉质量分析仪是基于 Hartmann-Shack 原理设计的,属于出射型视觉质量分析仪。Hartmann-Shack 波前感受器将一束氦氖激光经过一系列透镜聚焦于视网膜,通过测量视网膜反射回来的偏振光与原透射光的偏离程度推算出其每个点相应的像差。Hartmann-Shack 波前感受器是一种单程的、测量位于出瞳孔位置光线的出射型客观波前像差测量仪。研究认为 Hartmann-Shack 波前感受器对于全眼的像差测量有较好的可重复性[11]。

KR-1W 的检查光源是一束波长 840nm 的近红外光。仪器发射平面的红外光线通过屈光间质聚焦于视网膜黄斑中心凹,然后通过人眼的屈光系统反射出来。设计人员将许多微小透镜排列,形成透镜组。透镜组会把反射出来的波前分解成若干个更小的波前,每个小波前则被聚焦成一个光点。仪器同时扫描所测瞳孔区域内的所有点,光点相对于微小透镜的光轴在空间上的位移显示了此处波前情况以及整个眼睛波前的形态,并被瞳孔入口处的CCD 照相机捕获到,以图片和数据表的形式清晰呈现。

四、iTrace 视觉质量分析仪

iTrace 视觉质量分析仪综合了自动验光仪、像差测量仪、角膜地形图、自动曲率计以及瞳孔测量仪 5 种检测项目。iTrace 视觉质量分析仪是根据光线追踪原理,由 0.3mm 直径的红外激光束(波长 785nm)发出 256 单点矩阵的平行激光光束经瞳孔进入眼底,抵达视网膜上相应的位置,每一束光包含 1 024 个测量点,通过分析其生成的图形和数据,计算其与理想矩阵的位置差异来测量高阶像差,反映患者整体视觉质量(图 4-2-1)。由于屈光介质存在像差,使投射到视网膜上的光线发生偏移。通过视网膜图像分析受检眼的像差,即将视网膜图像上的每个点的位置与它们在理想状态下的相应位置进行一一比较,计算偏移量,该结果计算出的就是相应的波前像差。

iTrace 在白内障手术中的临床应用价值体现在术前手术规划、术后视觉质量评估及人工晶状体位置分析。iTrace 可以进行手术前后散光型人工晶状体的位置标记,精确定位轴位偏差及其对散光度的影响;判断人眼视轴与人工晶状体中心的位置偏差,从而判断术后人工晶状体是否出现旋转及偏位;可以测量波前像差、MTF、PSF、SR、景深和模拟不同状态下的视觉质量;也可根据高阶像差、对比敏感度及瞳孔大小分析晶状体功能失调指数(dysfunctional lens index,DLI),结合晶状体混浊地形图从功能和形态两个方面评估屈光介质对视觉质量的影响;另外新的软件升级也可以用于对眼表健康状态如干眼症的分级和评估。

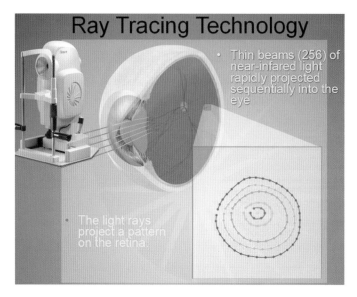

图 4-2-1　iTrace 视觉质量分析仪原理

　　iTrace 能分析全眼像差的来源,将角膜像差及眼内像差进行分离,由此可以得到全眼、角膜、眼内像差 3 个参数(图 4-2-2)。有学者对多种波前像差仪器进行比较研究,认为 iTrace 测量角膜像差的重复性最好。相较于瞳孔直径 4mm,iTrace 在瞳孔直径 6mm 时对像差的测量与 OPD-Scan 具有较好的一致性[12]。但其局限性也源于此,它着重于测量波前像差,而不涵盖眼内散射所引起的误差部分,尤其在 OSI 值较大的患者中,该仪器所测得的结果会优于人眼实际的视觉质量,因此高估患者实际的成像质量情况[13]。

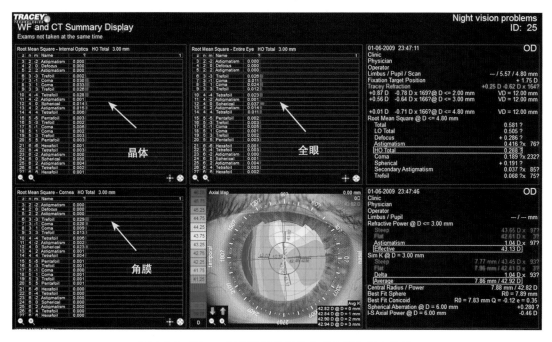

图 4-2-2　iTrace 视觉质量分析仪分离角膜和眼内像差

有研究将以 Hartmann-Shark 原理为基础的出射型光学像差仪与视功能分析仪 iTrace 进行比较,认为两种仪器各自均具有较好的重复性,但在除球面像差之外的其他高阶像差测量一致性上有较大不同,两者不可相互替代[14]。

五、光程差分析系统 OPD-Scan Ⅲ

OPD-Scan Ⅲ 基于视网膜检影成像原理及 Placido 盘地形图,通过测量屈光度推导像差,综合了波前像差仪、角膜地形图、自动验光仪、自动曲率仪及瞳孔计/瞳孔图仪检测等多个项目的功能。OPD-Scan Ⅲ 从多方面评估视觉质量:PSF、MTF、ETDRS 视力、日/夜瞳孔偏移量、像差、模拟夜间视力(图 4-2-3)。OPD-Scan Ⅲ 的优势在于测量区域直径可达 9.5mm,能涵盖临床上绝大部分患者的瞳孔直径,以提供更多的数据点来测量波前像差;且能够分析全眼像差,包括角膜及眼内的低阶和高阶像差;该仪器有 33 个 Placido 环,包含大量测量点,使得角膜地形图分析具有更高的解析度及真实性。对于术前人工晶状体的选择,尤其是功能性人工晶状体,OPD-Scan Ⅲ 可以从角膜高阶像差、球差、散光、明暗室瞳孔直径及日夜偏移量、日夜 Kappa 角及 Alpha 角等多个方面评估患者的眼部条件,从而直观而明确地指导功能型人工晶状体的选择。在术后随访中,针对少数白内障手术后效果未达预期的患者,也可通过 OPD-Scan Ⅲ 的后照法,即为后部照明图像获得术后散光型人工晶状体的标记位置,精确定位轴位偏差,以及人眼视轴与人工晶状体中心的位置偏差,从而判断术后人工晶状体是否出现旋转及偏位。相较于以往仅通过裂隙灯下检查粗略判断人工晶状体位置而言,该仪器可以准确定量测量,有助于分析影响术后效果的原因。OPD-Scan Ⅲ 的局限性在于该仪器是通

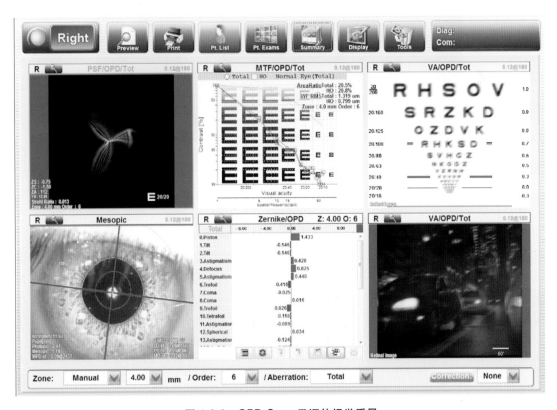

图 4-2-3　OPD-Scan Ⅲ 评估视觉质量

过测量屈光度间接推导出像差,因此有一定误差。研究表明:OPD-Scan Ⅲ对于角膜曲率和眼内像差的测量具有较大的优势,而在高度屈光不正和角膜不规则的情况下,重复性和一致性均有所降低。

六、双通道客观视觉质量分析系统 OQAS Ⅱ

OQAS Ⅱ是基于双通道技术而设计的视觉质量分析仪,投射到视网膜的点光源是 780nm 半导体激光,通过可调节的人工瞳孔设定入射光束直径,经屈光介质到达视网膜形成第一条通道,由视网膜反射回来的光线经第二个人工瞳孔,即略小于自然瞳孔情况下限制出射光束直径,由仪器收集形成第二条通道(图 4-2-4)。OQAS Ⅱ双通道客观视觉质量分析仪基于双通道视网膜成像原理,直接获得测量通路上全部屈光介质的 PSF,进而分析产生 MTF 等参数,能全面客观地反映人眼在像差和眼内散射共同作用下的视网膜成像质量,为临床评价治疗效果提供了依据。更重要的是双通道视觉质量分析系统独特的低阶像差矫正系统,可以在测量前矫正低阶像差从而获得只受高阶像差和散射影响的图像,是目前临床上唯一可客观测量全眼视觉成像质量的仪器。

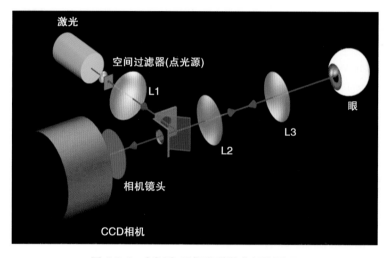

图 4-2-4　OQAS Ⅱ视觉质量分析仪原理

OQAS Ⅱ的测量参数包括 OSI、MTF、SR 以及不同对比度条件下的模拟视力。由于为非接触式测量仪器,该仪器不会对患者的眼表情况进行干预,因此可以测量 20s 内的连续动态 OSI 值,获得 OSI 变化曲线及平均 OSI,可反映泪膜变化造成的 OSI 值波动及其趋势,即眼表情况对视觉质量的影响,有助于眼表疾病的筛查和诊断。OQAS Ⅱ的优势在于能够客观、准确地综合量化像差、散射、衍射对视网膜成像影响的全部信息,还原患者视觉质量的实际情况,使评估结果更加贴近患者的主观感受[15]。研究显示该仪器在测量视觉质量上具有良好的重复性和再现性[16]。该仪器的局限性在于尚不能对角膜、晶状体等不同部位病变所引起的视觉质量下降进行相对独立的分析评估,所以在屈光手术和白内障手术前的设计评估上应用受限。对于过熟期白内障、晶状体局部混浊程度较重等造成入射光线不足或者没有足够的反射光线用以分析时,存在检出率下降等情况,在临床工作中存在部分应用受限之处。

第三节 散光对视觉质量的影响

人眼视觉质量受诸多因素的影响,如疾病、屈光状态、年龄等,其中散光是影响视觉质量的重要因素之一。散光主要是由于角膜或晶状体表面曲率的差异、各屈光间质的不同轴、各屈光间质不均匀等所致的折射率差异所致,人眼散光主要由角膜散光和眼内散光组成。散光又分为规则散光和不规则散光,当规则散光被矫正后,影响视觉质量的因素主要为不规则散光。

散光是低阶像差中很重要的成分,而低阶像差又占像差90%,如果能够精确解决白内障患者合并的角膜规则散光,则大部分的像差得以矫正,术后视觉质量将明显提高。

散光可以影响视网膜的成像功能,使视觉质量下降。屈光手术的经验证明[17]0.75D的散光就可以引起患者视物模糊、重影、眩光等不适症状。白内障术前存在或者手术源性散光是影响白内障患者术后视力恢复及视觉质量提高的主要因素之一。造成散光的各项因素还会导致眼球像差的增加,从而影响视网膜的成像质量。像差分为低阶像差和高阶像差。低阶像差是指离焦、规则散光等传统屈光问题。高阶像差原来通称为不规则散光,是屈光系统存在的其他光学缺陷。高阶像差的每阶各包括许多项,其中的每一项又代表不同的内容。例如,高阶像差第三阶包括彗差、三叶草样散光等4项内容,第四阶不仅包括球差,还涉及更多项不规则散光等内容。越高阶,像差内容越复杂。例如,临床中常见的视觉质量不佳问题如模糊和重影通常由彗差引起,眩光和光晕由球差引起,星芒由三叶草差引起。

角膜和眼内结构共同构成眼睛这个复杂的整体,眼内散光和角膜散光同时存在,近视散光人群中眼内散光占较大比例,并起到了补偿角膜前表面散光的作用。同样,散光是影响白内障患者术后视力恢复和视觉质量提高的主要因素之一,主要来源于角膜和晶状体散光。临床上白内障合并角膜散光较为常见。散光对视觉质量的影响不仅与视网膜成像质量相关,也与大脑对图像的处理和适应能力有关[18],随散光度数的增大,受影响的 CS 空间频率由高到低,可能是 Sturm 光锥中光线能量因散光的增加而下降的原因[19],但同时也受到散光轴向的影响;眼球低阶像差增加,伴随彗差相应增大;同时出现眼内散射,视网膜处理图像的分辨能力减弱,物像对比度大幅度下降[20]。散光引起的对比敏感度下降,还与散光眼波前像差增大有关,对比敏感度与眼波前像差的改变是相对应的。

顺规散光中垂直子午线屈光力大于水平子午线屈光力,而逆规散光垂直子午线屈光力小于水平子午线屈光力,两种类型的角膜规则散光对物体折射光空间频率、时间频率影响,表现在对比敏感度的不同。有研究提示眼球高屈光力子午线附近的条纹线不易辨认,在高屈光力子午线上对于物体折射光的影响较大,导致该处的成像效果差,表现为对比敏感度的下降。国内外研究均发现,术后的残余散光会影响多焦点 IOL 眼的视觉质量,并且影响全程视力,降低患者术后的精细工作能力,同时还会带来眩光等不适症状[21]。

有研究认为,单焦点 IOL 植入术后,预留−1.50D 的顺规散光是一个理想的屈光目标,这为多焦点 IOL 附加屈光度的设计提供一个很好的参考,也有研究认为,与顺规散光相比,逆规散光更难忍受[22-24]。

近视顺规散光(例如−1.50DC×180),在没有矫正的情况下看远处的十字时,就会发现十字的垂直方向比水平方向更清晰,虽然其散光的方向在180°的水平位,但在视近时,反而表现为水平位的经线更清晰。然而,近视逆规散光(例如−1.50DC×90)在视远时,却出现了相反的表现,也就是水平子午线看起来比垂直子午线更清晰。

简单说,在近视顺规散光中,视远时,垂直方向的经线更清晰;视近时,水平方向的经线更清晰。在近视逆规散光中,则正好相反,即视远时,水平方向的经线更清晰;视近时,垂直方向的经线更清晰。

那么,在我们平时的工作生活中,在阅读很多文字相关的材料时,类似于 d 等字母的垂直上升笔画为它们的识别提供了重要的线索,而 p、y 等字母的下拖尾笔画也是如此。此外,水平方向上的字母之间的间距通常小于两行之间即垂直方向上的间距。因此如果字母的水平方向更清晰,就像近视顺规散光一样,那么字母就会连成一团,从而变得不那么清晰了。相反,当垂直方向更清晰时,就像近视逆规散光,则字母看起来分得更开,因此整个文字段落总体看起来就更清晰。也就是说,当垂直方向更清晰时,字母更容易识别;当水平方向更清晰时,字母的可识别性降低。

总而言之,近视逆规散光能提供更好的近视力。顺规散光的一个普遍的发展趋势,就是随着年龄的增长,顺规散光减少甚至转换为逆规散光。在老年人中,逆规散光几乎是普遍存在的。因此,术后预留低度数的近视逆规散光有助于阅读,这可以作为白内障手术目标的参考,用于针对那些阅读量大但视疲劳明显的患者。

综上所述,预留低度数近视逆规散光的患者比预留顺规散光的患者在阅读上表现更好,预留低度数近视逆规散光对于那些有阅读要求的患者比预留顺规散光更重要,因为它提供了更优越的未矫正近视力,这将为 Toric IOL 植入术后预留散光的方向提供了很好的参考。

第四节　IOL 与视觉质量的相关性

IOL 影响视觉质量的因素包括制作材料、光学部位设计及植入位置。不同的 IOL 材质具有不同的生物相容性及折射率。Chen 等[25]对白内障患者植入不同类型 IOL 术后的视觉质量进行了测量评估,发现植入非球面 IOL 者较植入球面 IOL 者有更好的视觉质量,而植入单焦点 IOL 与植入多焦点 IOL 在像差上虽无明显差异,但多焦点 IOL 的 OSI 值较单焦点 IOL 更高。Liao 等[26]应用 Hartmann-Shack 像差测量仪及 OQAS Ⅱ分析系统对植入单焦点和多焦点 IOL 的两组患者进行对比,认为多焦点 IOL 光学面的衍射环设计导致了更大的光散射。Pedrotti 等[27]应用 OQAS Ⅱ进行分析,认为非球面单焦点 IOL 与无极变焦 IOL 组在视觉质量上没有显著性差异,但两者的远期效果仍需更长时间的临床观察。

一、单焦点非球面 IOL 相关的视觉质量问题

球差是人眼中存在的主要高阶像差,主要来源于角膜和晶状体。角膜球差为正值,年轻人的晶状体球差为负值,两者相抵使眼的总球差处于较低的水平,视网膜的成像质量佳;随着年龄的增长,晶状体的负球差逐渐减小或变为正值,而角膜的球差变化较小,因此,晶状体的补偿作用减弱而眼的总球差增高,导致视觉质量下降。理论上,传统球面 IOL 球差为正,植入后增加全眼球差,从而影响 IOL 眼的成像质量;非球面 IOL 即消除球面像差的 IOL,通过表面修饰后球差为负或零,全部或部分抵消角膜的正球差,减小全眼球差,术后视觉质量得以改善[28]。尽管与球面 IOL 相比,植入非球面 IOL 术后裸眼视力和最佳矫正视力并不能显示其优势,但非球面 IOL 的 CS,特别是暗视下 CS,较球面 IOL 为优,说明可以增加暗光或者

夜晚的视觉质量;全眼总高阶像差和球差均明显降低,其他像差成分的差异报道不一;非球面 IOL 的 MTF 值较球面 IOL 更大[29]。非球面 IOL 的设计基于 6mm 瞳孔直径下角膜的平均球差约为+0.27μm,但人群中角膜球差值分布于一定的范围,可能较+0.27μm 更高或者更低,甚至为负值。因此,在为患者选择非球面 IOL 时,可以参考术前测量的 6mm 瞳孔直径下的角膜球差值。关于植入非球面 IOL 术后角膜球差全矫还是预留少量正球差的问题目前尚有争议,有研究显示[30],全部矫正角膜正球差能提高 IOL 眼的 CS,改善视觉质量,也有研究发现保留少量正球差可以减少其他像差的作用,增加 IOL 眼的焦深,改善中距离视力,所以目前根据球差原理设计的景深延长型 IOL(extend depth of focus,EDOF)已经进入临床使用。IOL 眼的球差与瞳孔直径呈正相关,4mm 瞳孔直径下非球面 IOL 的优势大大减弱。如果患者夜间瞳孔直径小于 4mm,选择非球面 IOL 的意义不大,不仅增加了患者的经济负担,亦达不到理想的术后效果。年轻人瞳孔的扩张更加敏感,有夜间驾驶需求的人群对暗环境视觉质量的要求更高,适合植入非球面 IOL[31]。但非球面 IOL 偏心和倾斜的耐受程度低于球面 IOL,需要综合各方面因素作出合理的选择。

二、多焦点 IOL 相关的视觉质量问题

目前临床上使用的多焦点 IOL 种类繁多,但根据设计技术的不同分为衍射型、折射型、衍射折射型三种。各类多焦点 IOL 均有其优势,植入不同种类多焦点 IOL,术后视觉质量也有一定差异。

众所周知,单焦点 IOL 虽然能很好地提高远视力,但近视力较差。多焦点 IOL 利用折射或衍射或折衍结合的原理使光线分配至不同的焦点,在提高远距离视力的同时也能极大地改善近距离和中距离视力。衍射型多焦点 IOL 借助紧密排列的细小同心环状凹槽所产生的衍射效应形成多焦点,主要存在光能和锐度丢失的问题,中距离视力相对有限;折射型多焦点 IOL 利用同心圆环带状折射区形成不同焦点,但其依赖瞳孔大小的缺点显著,对 IOL 的位置要求高;衍射折射结合型多焦点 IOL,联合应用阶梯渐进技术的中央区和周边的折射区,目的是在明暗光线下均能获得较好的远近视功能。研究显示,植入非球面单焦点或多焦点 IOL 后,裸眼视力及最佳矫正远视力均无明显差异,多焦点 IOL 裸眼近视力明显优于单焦点 IOL,阅读脱镜率提高;但多焦点 IOL 出现术后眩光或 CS 显著降低、OSI 高于单焦点 IOL。有研究报道[32]术后早期多焦点 IOL 的 CS 低于单焦点 IOL,这是由于多焦点 IOL 在提供了全程视力的同时也增加了焦深,形成的多个焦点会导致投射在视网膜上的光能损失,引起 CS 的下降,而 Montes-Mico[33]研究发现随着时间推移,大脑中枢对视网膜上多个焦点影像逐渐适应,多焦点 IOL 植入术后 CS 能逐渐提升,并在术后 6 个月恢复至单焦点 IOL 水平。多焦点 IOL 焦深的增加是以光能丢失为代价的,因此更容易出现不良视觉症状。近年来出现的区域折射型 IOL 的扇形视近及视远区均达到了晶状体光学区中央,改善了对瞳孔大小的依赖[34]。尽管严格意义上 EDOF IOL 并不属于多焦点 IOL,但其采用衍射光栅设计及消色差技术,获得更大的焦深和更少的光能分散。随着多焦点 IOL 设计和手术的不断改进,术后异常视觉症状的出现率明显降低。但是不同类型多焦点 IOL 的光学特性各异,不同患者的视觉偏好亦有差别,需要更加全面地评估患者的需求,严格把握植入的适应证,特别是散光的矫正及术源性散光的控制是影响多焦 IOL 选择和术后视觉质量最主要的因素。

三、Toric IOL 相关的视觉质量问题

Toric IOL 在晶状体水平中和角膜散光,提高合并角膜规则散光的白内障患者术后视觉

质量,并且通过临床应用证明其安全性、有效性和可预测性。Toric IOL 目前面临的问题主要在于术前角膜散光的精准测量和定位,以及手术源性散光和 IOL 囊袋内稳定性等影响。角膜散光测量强调良好的重复性,如角膜曲率计、角膜地形图和光学生物测量仪等不同仪器的测量结果可以相互印证;强调包括角膜前表面和后表面在内的全角膜曲率的测量。

白内障患者术后 IOL 眼形成了新的屈光系统,因此患者的视觉质量需要重新评估。目前功能性 IOL 已经得到广泛应用,而患者对于功能性 IOL 术后效果的期望值更高,因此更需重视提高视觉质量的每个细节,熟悉各类 IOL 的光学特性、充分评估术前眼部状态、了解患者的视觉偏好、提高手术操作技巧。只有在综合各方面因素的情况下,作出合理的个性化选择方案,才能使患者获得最佳的视觉质量和生活质量。同时也应重视患者术后的视觉质量评估,为 IOL 的设计和改善提供参考。

第五节　散光对多焦点 IOL 的影响

白内障术后植入多焦点 IOL 是获得良好裸眼全程视力的有效方法,目前临床应用逐渐增多。但是许多因素会影响多焦点 IOL 植入后的视觉质量,散光是其中发生率较高的一种,研究显示,64.4% 的年龄相关性白内障患者术前存在 0.25~1.25D 的角膜散光,22.2% 术前角膜散光超过 1.5D。按照 IOL 选择标准,对于角膜规则散光低于 1.0D,且有全程脱镜需求的白内障患者可选择多焦点 IOL。但国内外研究均发现,术后的残余散光会影响多焦点 IOL 眼的视觉质量,并且降低全程视力,降低患者术后的精细工作能力,同时还会带来眩光等不适症状[21,35]。在我们临床工作中也发现,即使角膜散光不足 1.0D 的患者植入多焦点 IOL后,其术后的残余散光仍会在不同程度上对全程视力、视觉质量造成影响,降低术后脱镜率和患者满意度,且有报道称,这种影响会随着散光度数的增大而增大[35]。

研究显示,不论何种类型的多焦点 IOL,其视力均随散光的增加而降低[36]。逆规散光有利于提高单焦点 IOL 眼的近视力,却降低多焦点 IOL 眼的中、近视力[37]。由于散光眼在视网膜上形成的不是焦点而是焦线,对于原本在视网膜上就形成多个焦点的多焦点 IOL 来说,散光对其影响必然比单焦点 IOL 要明显。

多焦点 IOL 将光能分配到远近不同的多个焦点,因此每个焦点的光能较低,造成多焦点 IOL 对比敏感度低于单焦点 IOL。而散光形成一对焦线,在多焦点 IOL 即形成多对焦线,使光能分配更分散,而且前焦点的后焦线和后焦点的前焦线相互干扰,对比敏感度进一步降低,同时又会形成非常明显的光学干扰,严重的无法看东西和行走,影响生活。因此,控制散光有利于减少多焦点 IOL 植入术后对比敏感度的进一步下降。

低度角膜散光也会影响多焦点 IOL 眼术后的全程视力。角膜是全眼屈光力的主要成分,其散光及高阶像差作为影响视觉质量的主要因素,大部分来源于角膜前表面。术前准确的生物学测量和评估,并选择 Toric 多焦点 IOL 联合矫正角膜低度散光和老视,对提高白内障术后视觉质量尤为重要。

第六节　术后视觉质量及满意度调查

目前已有许多量表用以评估患者的视功能及生活质量,如由美国国家眼科研究所研发的视功能相关生活质量量表(NEI-VFQ-25)、低视力视功能评估量表(LVVFQ-48),针对白内障患者的视功能指数量表(VF-14)等,均得到了广泛的应用。但由于受到文化差异及教育背景的限制,非中文量表需要经过准确的翻译及修订来适应本国患者的语言及理解情况,并需要进一步的科学性评估来测试相应量表的效度及信度[38]。

其中 VF-14 中文修订版问卷主要针对白内障患者看小字体、读书看报、看大字体、认出熟人、看清楼梯和路缘石、看清各种标识牌、做精细活、填表、娱乐活动、体育活动、做饭、看电视等方面进行评分。先确定所有患者对每一个条目的活动是否适用(除外因非视力原因而未进行的活动),如果适用再评价该活动受到影响的程度,根据无困难(4 分)、轻度困难(3分)、中度困难(2 分)、严重困难(1 分)、完全无法完成(0 分)进行评分。各个条目得分相加取平均值后乘以 25 即得到该患者 VF-14 的总分,得分越高代表视功能越好。

总结与展望

不断提高视觉质量一直是白内障手术努力追求的目标。由于视觉质量影响因素众多,目前多种视觉质量分析方法及仪器虽各有所长,但仍有不足之处。因此,临床上对于白内障患者术前、术后视觉质量的综合评估,应根据检测目的不同,将主观及客观测量指标合理搭配应用,才能得到相对全面、准确的结果。随着科技的不断发展及对视觉质量研究的不断深入,相信未来在更标准、更全面、更客观的视觉质量评估分析上优选 IOL,会让患者获得更好的视觉质量。而散光作为影响白内障患者术后视觉质量的重要因素之一,已受到越来越多的重视。为了提高白内障患者的视觉质量,实现真正意义上的屈光白内障手术,散光控制在白内障手术发展中尤为重要。

(倪双　郭海科)

参 考 文 献

1. Donnelly W,3rd. The Advanced Human Eye Model (AHEM):a personal binocular eye modeling system inclusive of refraction,diffraction,and scatter. J Refract Surg,2008,24(9):976-983.

2. van den Berg T. The (lack of) relation between stray light and visual acuity. Two domains of the point-spread-function. Ophthalmic Physiol Opt,2017,37(3):333-341.

3. Garcia GA,Khoshnevis M,Yee KMP,et al. The effects of aging vitreous on contrast sensitivity function. Graefes Arch Clin Exp Ophthalmol,2018,256(5):919-925.

4. Song H,Yuan X,Tang X. Effects of intraocular lenses with different diopters on chromatic aberrations in human eye models. BMC Ophthalmol,2016,16:9.

5. Santhiago MR,Wilson SE,Netto MV,et al. Modulation transfer function and optical quality after bilateral implantation of a +3.00D versus a +4.00D multifocal intraocular lens. J Cataract Refract Surg,2012,38(2):215-220.

6. Thayaparan K,Crossland MD,Rubin GS. Clinical assessment of two new contrast sensitivity charts. Br J Ophthalmol,2007,91(6):749-752.

7. Gilliland KO,Johnsen S,Metlapally S,et al. Mie light scattering calculations for an Indian age-related nuclear cataract with a high density of multilamellar bodies. Mol Vis,2008,14:572-582.

8. de Wit GC,Franssen L,Coppens JE,et al. Simulating the stray light effects of cataracts. J Cataract Refract Surg,2006,32(2):294-300.

9. Coppens JE,Franssen L,van Rijn LJ,et al. Reliability of the compensation comparison stray-light measurement method. J Biomed Opt,2006,11(3):34027.

10. Cervino A,Montes-Mico R,Hosking SL. Performance of the compensation comparison method for retinal stray

light measurement: effect of patient's age on repeatability. Br J Ophthalmol, 2008, 92(6): 788-791.

11. Visser N, Berendschot TT, Verbakel F, et al. Evaluation of the comparability and repeatability of four wavefront aberrometers. Invest Ophthalmol Vis Sci, 2011, 52(3): 1302-1311.

12. Won JB, Kim SW, Kim EK, et al. Comparison of internal and total optical aberrations for 2 aberrometers: iTrace and OPD scan. Korean J Ophthalmol, 2008, 22(4): 210-213.

13. Qiao L, Wan X, Cai X, et al. Comparison of ocular modulation transfer function determined by a ray-tracing aberrometer and a double-pass system in early cataract patients. Chin Med J (Engl), 2014, 127(19): 3454-3458.

14. Xu Z, Hua Y, Qiu W, et al. Precision and agreement of higher order aberrations measured with ray tracing and Hartmann-Shack aberrometers. BMC Ophthalmol, 2018, 18(1): 18.

15. 俞阿勇. 双通道客观视觉质量分析的临床实践[M]. 北京: 人民卫生出版社, 2017.

16. Iijima A, Shimizu K, Kobashi H, et al. Repeatability, Reproducibility, and Comparability of Subjective and Objective Measurements of Intraocular Forward Scattering in Healthy Subjects. Biomed Res Int, 2015, 925217.

17. Wolffsohn JS, Bhogal G, Shah S. Effect of uncorrected astigmatism on vision[J]. J Cataract Refract Surg, 2011, 37(3): 454-460.

18. Sawides L, Marcos S, Ravikumar S, et al. Adaptation to astigmatic blur. J Vis, 2010, 10(12): 22.

19. Zheng GY, Du J, Zhang JS, et al. Contrast sensitivity and higher-order aberrations in patients with astigmatism. Chin Med J (Engl), 2007, 120(10): 882-885.

20. Visser N, Bauer NJ, Nuijts RM. Toric intraocular lenses: historical overview, patient selection, IOL calculation, surgical techniques, clinical outcomes, and complications. J Cataract Refract Surg, 2013, 39(4): 624-637.

21. Hayashi K, Manabe S, Yoshida M, et al. Effect of astigmatism on visual acuity in eyes with a diffractive multifocal intraocular lens. J Cataract Refract Surg, 2010, 36(8): 1323-1329.

22. Bradbury JA, Hillman JS, Cassells-Brown A. Optimal postoperative refraction for good unaided near and distance vision with monofocal intraocular lenses. Br J Ophthalmol, 1992, 76: 300-302.

23. Padilha MA. Lentes intraoculares multifocais. Arq Bras Oftalmol, 1995, 58: 209-211.

24. Williamson CH, Fine IH. Foldable IOLs, Topical Anesthesia and Clear-Corneal Incisions. In: Martin RG, Gills JP, Sanders DR, eds, Foldable Intraocular Lenses. Thorofare, NJ, Slack Inc, 1993: 135-158.

25. Chen Y, Wang X, Zhou CD, et al. Evaluation of visual quality of spherical and aspherical intraocular lenses by Optical Quality Analysis System. Int J Ophthalmol, 2017, 10(6): 914-918.

26. Liao X, Lin J, Tian J, et al. Evaluation of Optical Quality: Ocular Scattering and Aberrations in Eyes Implanted with Diffractive Multifocal or Monofocal Intraocular Lenses. Curr Eye Res, 2018, 43(6): 696-701.

27. Pedrotti E, Bruni E, Bonacci E, et al. Comparative Analysis of the Clinical Outcomes With a Monofocal and an Extended Range of Vision Intraocular Lens. J Refract Surg, 2016, 32(7): 436-442.

28. Chang DH, Rocha KM. Intraocular lens optics and aberrations. Curr Opin Ophthalmol, 2016, 27(4): 298-303.

29. Schuster AK, Tesarz J, Vossmerbaeumer U. Ocular wavefront analysis of aspheric compared with spherical monofocal intraocular lenses in cataract surgery: Systematic review with metaanalysis. J Cataract Refract Surg, 2015, 41(5): 1088-1097.

30. Chang DH, Rocha KM. Intraocular lens optics and aberrations[J]. curr Opin Ophthalmol, 2016, 27(4): 298-303.

31. Tandogan T, Auffarth GU, Choi CY, et al. In vitro comparative optical bench analysis of a spherical and aspheric optic design of the same IOL model. BMC Ophthalmol, 2017, 17(1): 9.

32. Alio JL, Pinero DP, Plaza-Puche AB, et al. Visual and optical performance with two different diffractive multifocal intraocular lenses compared to a monofocal lens. J Refract Surg, 2011, 27(8): 570-581.

33. Montes-Mico R, Alio JL. Distance and near contrast sensitivity function after multifocal intraocular lens implan-

tation. J Cataract Refract Surg,2003,29(4):703-711.

34. Moore JE,McNeely RN,Pazo EE,et al. Rotationally asymmetric multifocal intraocular lenses:preoperative considerations and postoperative outcomes. Curr Opin Ophthalmol,2017,28(1):9-15.

35. 刘筱楠,赵桂秋,王青,等. 散光对多焦点 IOL 眼视觉质量的影响[J]. 中华临床医师杂志,2012,6(15):4523-4525.

36. Berdahl JP,Hardten DR,Kramer BA,et al. Effect of astigmatism on visual acuity after multifocal versus monofocal intraocular lens implantation. J Cataract Refract Surg,2018,44(10):1192-1197.

37. Hayashi K,Hayashi H,Nakao F,et al. Influence of astigmatism on multifocal and monofocal intraocular lenses. Am J Ophthalmol,2000,130(4):477-482.

38. 高蓉蓉,郭燕,陈海丝,等. 中国版视功能指数量表的修订及其在白内障患者生活质量评估中的应用[J]. 中华实验眼科杂志,2016,34(9):823-828.

第五章

白内障患者散光的矫正方式概述

导　语

　　随着时代发展,患者对于视觉质量的要求不断提高,白内障手术的个体化设计被提高到了前所未有的高度,而术后残留散光是影响患者术后视觉质量重要原因之一。术后残留散光主要受术前存在的角膜散光和手术源性散光两方面因素的影响。矫正术前角膜散光,减少术后残留散光,已经成为现代白内障手术的必要组成部分和主要目标。近年来,随着白内障显微手术技术的不断进步、飞秒激光技术的发展和Toric IOL 的应用,屈光性白内障手术的新理念应运而生,但是针对特定的患者,手术医生仍然需要谨慎判断何种方式或多种方式的组合才能提供最佳的矫正效果,本章节主要概括介绍散光的各种矫正方式及特点。

关键词

散光矫正原则,松解性角膜切开,飞秒激光,散光矫正型人工晶状体

第一节　白内障患者散光的分类及矫正原则

一、角膜层面散光的特点及矫正原则

　　1. 散光的流行病学特点　临床上白内障合并角膜散光的患者数量众多,据统计,15%～29%的白内障患者在术前就存在大于 1.50D 的角膜散光[1]。国外学者的统计观察表明,白内障术前合并 1.00D 左右角膜散光的患者比例高达 66.9%,其中大于 2.20D 者占 8%～9%,大于 3.00D 者约占 2%[2]。我国专家的研究中也提示 47.27%的白内障患者术前角膜散光大于 1.00D[3]。

　　根据最大屈光力和最小屈光力主子午线是否垂直、屈光力是否对称将散光分为规则散光和不规则散光。

　　(1) 规则散光:规则散光又可分为顺规散光(角膜最大屈光力子午线在 90°±30° 范围内)、逆规散光(角膜最大屈光力子午线在 180°±30° 范围内)和斜轴散光(角膜最大屈光力子午线在 45°±15° 及 135°±15° 范围内)。成年人随着年龄增长,由于角膜、巩膜发生退行性改变而影响散光状态的分布[4],散光状态逐渐由顺规向逆规转变,由高度数顺规逐渐变为低度数顺规,再变成低度数逆规,此后逆规度数便逐渐增加[5,6]。国外文献统计其转化速度为每

年 0.015~0.035D 向逆规散光转变[7-9]。国内的研究结果相似,在 18~35 岁时,总角膜散光以每 10 年 0.13D 的速度向逆规散光转变,在 36~68 岁时速度增至每 10 年 0.45D[10]。顺规与逆规的转折点在不同研究中的结果有所差异,韩国有文献报道为 60~69 岁[11],印度的报道为 40~50 岁[12],欧洲的研究结果为 70~79 岁[13],国内文献报道为 50~59 岁[10],该研究还根据角膜散光随年龄的变化建立了按年龄和散光类型计算散光矫正量的公式,可供临床参考。

（2）不规则散光:在同一条子午线上,或在同一条子午线的不同部位,屈光力不同者,称为不规则散光。角膜不规则散光多数是由于角膜先天性形态异常所致,也可由角膜疾病或外伤导致,例如各种角膜瘢痕、翼状胬肉、角膜变性、圆锥角膜(图 5-1-1)等。在角膜地形图中可以看到角膜各个区域屈光力各不相同,无规律可循,最小屈光力和最大屈光力所在子午线也不相互垂直。

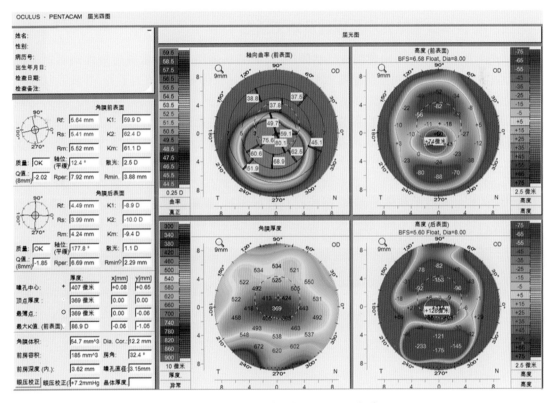

图 5-1-1　圆锥角膜患者 pentacam 报告

2. 矫正原则　《我国散光矫正型人工晶状体临床应用专家共识(2017 年)》中提出,大于 0.75D 的散光如果不纠正,就会导致患者视觉质量的下降[14]。然而,这个数据是个平均值,事实上,不同类型散光对视力的影响不尽相同,是否需要矫正、如何矫正不应一概而论。根据用眼习惯,同样度数的顺规散光对视力影响较小,而逆规散光对视力影响较大,因此一般情况下,散光矫正原则为顺规散光适度欠矫,切忌过矫,逆规散光足矫,甚至可以轻度过矫。

研究发现,由于受到角膜后表面散光的影响,临床常用的基于角膜前表面的传统角膜散光评估方法一般会高估顺规散光度数和低估逆规散光度数,故而矫正时要考虑角膜后表面散光(详细内容可参见第八章第一节)。

此外,必须考虑高阶像差(higher-order aberrations,HOAs)以及其随时间的变化。随着年龄的增长,调制传递函数(modulation transfer function,MTF)逐年下降,而眼波前像差的总均方根(root mean square,RMS)逐渐增大[15],第三阶像差如彗差、第四阶像差如球差以及更高阶的像差均随着年龄的增长而增长,顺规散光也逐渐向逆规散光转变,所以进行散光矫正的时候还需根据患者的年龄和像差的影响选择最佳方案。现在有一些学者倾向于给比较年轻的患者术后预留一部分顺规散光,或对于逆规散光进行适当过矫,通常为0.50D。正如上文所述,随着年龄的增长,大多数人的角膜散光会由顺规向逆规演变,所以手术时若对现有的角膜散光进行了完全的矫正,那么这些人将在多年后发展为不同程度的逆规散光,从而影响远期效果。这个方案理论上是可行的,但是实际操作中却可能因为存在手术误差、测量误差和术后残留散光等问题导致实际残留的散光过高,影响术后视力,且该方案目前还缺少相关远期疗效的数据支持,所以临床使用中存在争议。

二、晶状体层面散光产生原理及矫正原则

1. 产生原理　散光可由角膜或晶状体产生,由晶状体屈光面异常或生理性倾斜产生的散光为晶状体静态散光;由于睫状肌收缩不均匀造成晶状体各部调节力不等,导致晶状体屈光面的曲率暂时性改变而出现的散光称为晶状体动态散光。前者多为逆规散光,因为年轻时的角膜散光大多为顺规散光,所以具有部分中和角膜散光的能力;随着年龄的增长,角膜散光逐渐向逆规散光转变,使得两者散光数值相互叠加,令全眼散光明显增大。后者则不仅是屈光度发生变化,散光的轴位也会发生改变,因为引起晶状体动态散光的原因是睫状肌收缩,而引起睫状肌收缩的主要因素是调节,所以晶状体动态散光可通过改善调节来减少[16]。其他可能的影响还有晶状体的倾斜、眼睑对角膜的压迫、眼肌的牵拉等。发生白内障后,由于晶状体内各部位密度不同、混浊程度不同而导致光线折射不同,引发光线散射,所引起的

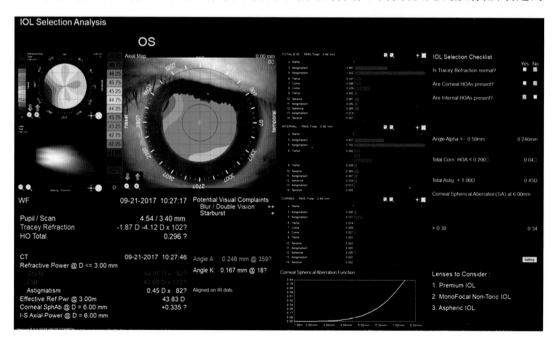

图 5-1-2　晶状体性散光 iTrace 分离像差报告

散光也称为"晶状体性散光",临床上可通过像差分析仪进行检查。图 5-1-2 中可看到该患者全眼散光为 4.12D,而角膜散光仅为 0.45D,视觉质量下降主要是由于晶状体性散光过高所致。

2. 矫正原则 矫正晶状体源性散光需评估其对视觉质量的影响程度,而非仅凭白内障的严重程度及分级。初期可以使用配镜治疗,如导致视觉质量的明显下降,则需要手术治疗。有一些患者可能存在角膜散光与晶状体散光完美互补的情况,对这类患者进行验光时无或仅有极低的散光度数,患者本人可能也从来没有感觉自己有散光的相关症状,但是一旦进行白内障手术,摘除了晶状体之后,角膜散光就会体现出来,如不对其进行矫正,可导致术后散光残留、视觉质量下降。临床上需要特别关注这类患者,术前应进行充分沟通。

第二节 白内障合并散光的矫正方法

一、角膜层面的散光矫正

1. 规则散光 1898 年 Lans 提出了散光性角膜切开术(astigmatic keratotomy, AK)[17],通过松解近视性角膜散光最大轴向上的角膜张力,使该轴向上角膜变平,屈光力降低,以减小角膜散光度数。弧形切口通过使中央部分角膜向前移动(即增加其高度)使得角膜在该子午线上变平。在切口子午线上曲率变平伴随着与其垂直的子午线上曲率近乎等量的变陡,当矫正量较小时,切口对角膜总的球镜屈光力的影响接近于零。当弧形角膜切口被用于矫正相对大的散光量时,平坦化的净效应(远视性漂移)通常在 0.25D 或 0.50D 之内。

以往该手术存在切口深度不一、散光矫正的准确性不佳等缺点,随着各种生物测量设备及技术的改进,AK 在角膜散光轴向的定位、切口位置的标记、切口长度及深度的控制方面均更加精确,手术的安全性和准确性也得到明显提高。此外,该技术操作简单、安全性高、费用低,对矫正中、低度角膜散光具有一定优势。

目前,白内障术中角膜切开主要包括手工角膜切开和飞秒激光角膜切开。无论是手术刀还是飞秒激光切开,其矫正散光的效果都与切口位置、结构、形状、长度、深度以及与角膜中央区的距离[18]等因素有关。依据切开位置和数量不同可将角膜切口进行以下分类:

(1) 角膜最大屈光力轴位透明角膜切口(clear corneal incision, CCI):利用手术主切口的手术源性散光(surgically induced astigmatism, SIA)来矫正患者术前的角膜散光,是值得尝试的方案,这种方法简单、易行,且价格低廉[19]。对于术前存在 1.00D 左右角膜散光的患者,可通过 3.0mm 的陡峭轴 CCI,大约会产生 0.75D 散光度数的改变[20-22]。

1) 切口位置:据统计,颞侧和颞上方切口的 SIA 小于鼻侧、鼻上和正上方角膜切口[23]。这可能是由于角膜呈横椭圆形,颞侧切口远离角膜中央区,引起的 SIA 相对小。Borasio 等[24]的研究表明,颞侧角膜切口的 SIA 为 0.09~0.44D,陡峭轴角膜切口的 SIA 为 0.60~0.90D。

2) 切口大小:目前,超声乳化白内障摘除手术切口根据其宽度分为标准切口(2.8~3.0mm)、小切口(2.4~2.6mm)和微切口(≤2.2mm)。就切口宽度而言,切口越小,SIA 越小,其散光矫正效应也越小[25-27]。研究显示,3.0mm、2.6mm 及更小的手术切口(如 2.2mm)造成的 SIA 存在差异[20,28-30],切口每减小 0.5mm,SIA 约减小 0.25D[31]。2.8mm、2.4mm 和 2.2mm CCI 的 SIA 分别为 0.42~1.04D[32-35]、0.41~1.03D[33,36,37]和 0.24~0.61D[29,38,39]。对于

术前角膜散光较大的患者,可通过在其陡峭轴上使用较大的切口以矫正术前已存在的散光。

3) 切口结构:根据角膜切口结构的不同,通常可分为单平面斜形切口和阶梯状切口(双平面、三平面)。研究显示,单平面斜形切口的 SIA 小于阶梯状切口[40]。手术切口按形状可分为直线切口、弧形切口和反弧形切口,不同形态的切口对角膜散光造成的影响不同。研究表明,反弧形巩膜隧道切口因其两端远离角膜缘,切口形成向后悬吊的作用,所以对角膜形状的改变相对小,SIA 也相应减小[41]。

通过陡峭轴 CCI 矫正散光的方法简单易行,但临床应用的准确性和可预测性较低,有增加彗差的可能,也无法矫正较大度数散光;而且对于初学者来说,该方法切口位置的不断改变,可能会对后续手术操作造成一定影响。

(2) 对侧透明角膜切口(opposite clear corneal incisions,OCCI):在角膜最大屈光力轴位上设置一对透明角膜切口,即手术中将超声乳化主切口设置在陡轴上,另一切口设置在对侧透明角膜上[42-44]。研究显示,2.8~3.5mm 的 OCCI 可矫正 1.00~2.06D 的角膜散光[45-48]。该方法比单侧 CCI 多矫正 0.80~1.00D 的角膜散光,且远期效果良好[44]。有报道称,OCCI 的术后效果可接近 Toric IOL 植入术[49]。该方法简单易行,无需特殊手术器械[50],但增加切口渗漏和感染的风险[40],临床应用的准确性和可预测性较低。

(3) 角膜松解切开术(corneal relaxing incisions,CRIs):CRIs 根据切口的位置分为散光角膜切开术(astigmatic keratotomy,AK)和周边角膜松解切开术(peripheral corneal relaxing incisions,PCRIs)。其中 AK 的切口在角膜中央 8mm 区域内;PCRIs 或被称为角膜缘松解切开术(limbal relaxing incisions,LRIs),是指在角膜缘血管拱环内、中央角膜外的角膜范围内的最陡角膜散光轴向上进行单个或成对松解性角膜切口(≥9mm 角膜光学区)。CRIs 散光矫正量与松解切口的弧长、深度及与角膜中心的距离有关,切口的弧度越长,深度越深,越靠近角膜中心,其散光矫正作用越大[51]。有学者报道单侧角膜松解切口最多可以矫正 3.00D 的散光[52,53],而成对的角膜松解切口效果更好,可矫正高达 4.00D 的散光[54]。弧形切口的规划可参照相关软件[55,56](图 5-2-1、图 5-2-2)或通过在线计算器(http://www.iricalculator.com/)计算。Kulkani 等[55]研究发现,光学直径为 7mm,切口深度为 600μm,根据角膜散光计算表(Nomogram)设计切口弧长,术前术后的角膜散光分别为(2.93±1.45)D 和(2.10±1.29)D。Tsioulias 等[57]研究发现,光学直径为 5mm,切口深度为最薄点角膜厚度,术前术后的角膜散光分别为(4.80±0.90)D 和(1.10±0.60)D。但是手工透明角膜松解术存在矫正散光的可预测性差、术后角膜穿孔、切口裂开等问题,使其在临床上应用受限[58]。与 AK 相比,PCRIs 距离角膜光学中心较远,保证了角膜的光学质量,较少引起眩光和患者不适,术后恢复更快,较少引起散光轴向改变和角膜不规则散光,干眼、过矫、屈光波动、角膜穿孔等并发症也少有发

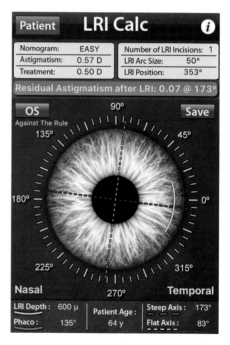

图 5-2-1 单侧 LRIs 术的术前计算规划示意图

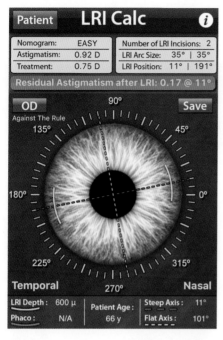

图 5-2-2　成对 LRIs 术的术前计算规划示意图

生,但准确性和可预测性较低,术后远期回退比较明显。此外,无论是 AK 还是 PCRIs 都受到手术医生操作及习惯的影响,手工制作的切口在长度、宽度和深度上都比较难以把控,术中可控性及精确性差,术后可预测性差。有研究显示,如果手工角膜松解切开术过程中出现了 5°的轴向偏差,散光矫正效果可降低 17%[59]。该技术详细内容可参阅第六章。

(4) 全弧度深度依赖性散光角膜切开(full-arc depth-dependent arcuate keratotomy,FDAK):是指根据角膜地形图把角膜分为陡峭区和平坦区,切口弧长固定,通过调整切口深度(占角膜厚度的百分比)来控制散光矫正量的手术方法。Akura 等[60]在角膜 7.5mm 直径的光学区上制作弧长为 90°并覆盖整个角膜陡峭区的成对弧形切口,切口深度为 40%~80%角膜厚度,通过改变切口深度来控制散光矫正量,一般可矫正 1.00~4.00D 散光。研究显示,FDAK 切口深度与散光的矫正效应接近线性相关,能较准确地控制散光矫正量,并降低术中角膜穿孔发生率[61]。目前 FDAK 的相关研究较少,其有效性和安全性尚需进一步研究。

(5) 飞秒辅助下的成对弧形角膜松解切开术:2009 年,Nagy 等[62]最先将飞秒激光应用于白内障摘除手术中。飞秒激光辅助的白内障手术(femtosecond laser-assisted cataract sur-gery,FLACS)整合了高分辨率的眼前节成像系统和飞秒激光,使白内障手术的关键步骤(透明角膜切口的制作、散光性角膜缘松解切开、晶状体前囊膜切开和晶状体核碎裂等)实现了电脑可视化控制,达到了可计划性和可预测性。FLACS 不仅限于制作主切口和侧切口,还能够在术中同时制作角膜松解切口来矫正低于 3.50D 的角膜散光[63]。由于飞秒激光由计算机控制操作,能够以微米为单位精准设定弧形切口的位置、弧度和深度,所以飞秒激光制作的角膜切口具有更高的精确度,在增加手术安全性的同时也提高了散光矫正的预测性,使得飞秒激光辅助角膜弧形切开(femtosecond laser-assisted accurate keratotomy,FS-AK)逐渐占据重要地位,对于中、低度角膜散光的矫正效果尤其显著[56,64]。Yoo 等[65]研究发现,FS-AK 组光学直径为 9mm,切口深度为 85%角膜厚度,术前术后的角膜散光分别为(1.315±0.131)D 和(0.874±0.135)D。Ruckl 等[58]在飞秒激光的辅助下将弧形切口设置在基质层,测得术前术后 6 个月的角膜散光分别为(1.50±0.47)D 和(0.63±0.64)D。因其将弧形切口设置在基质层内而未穿透角膜前弹力层和后弹力层,增加了手术安全性。手工角膜弧形切开的可预测性不强,术后异物感明显,可能出现角膜穿孔、切口裂开等并发症,而 FS-AK 可以精准的设置切口,具有较高的可预测性和安全性[66],但是远期亦有一定的屈光回退趋势。下图为术前设计及术中情况,可以看出手术非常迅速便捷且安全精确(图 5-2-3、图 5-2-4)。

(6) 其他方法:其他可与白内障手术联合进行的角膜屈光手术方法还包括激光屈光性角膜切削(photorefractive keratectomy,PRK)[67]、传导性角膜成形术、角膜边缘热烧灼法、角膜内缝线法、角膜楔形切除术、角膜 T 形切开、放射状角膜切开、斜方形角膜切开、角膜环形切

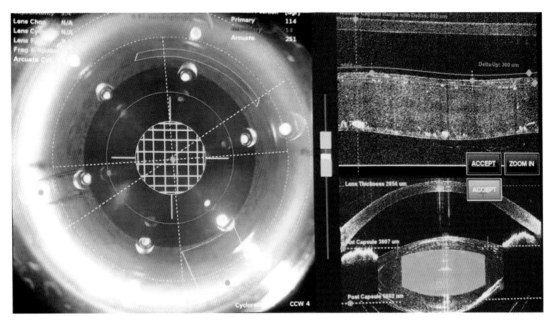

图 5-2-3　FLACS 手术前

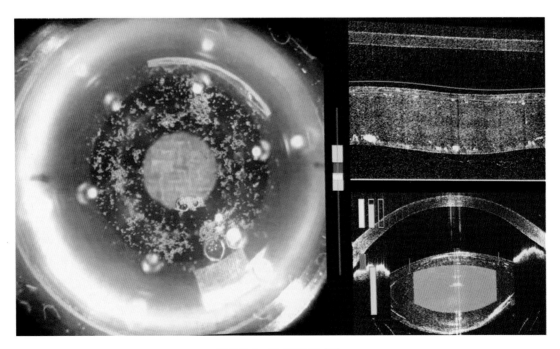

图 5-2-4　FLACS 手术中

开法、光蚀镜片法和骨胶原物质植入法等。

1）PRK：可矫正 1.00~2.50D 之间的散光，但是该手术存在 Haze 和屈光回退现象，且患者术后反应重，视力恢复慢，已逐渐被 LASIK 等手术方式取代。

2）传导性角膜成形术（conductive keratoplasty，CK）：属于角膜热成形术的一种。CK 手术的原理是通过在最小角膜曲率径线上适当的位置进行处理，可增加该径线上的角膜曲率，减少其与最大角膜曲率差的绝对值，从而达到减少角膜散光的目的。据报道该手术平均可以减少 1.12~1.75D 的散光[68]。不良反应有：角膜上皮水肿、反复上皮糜烂、角膜无菌性坏死等。虽然 CK 治疗散光有较好疗效，但是目前临床使用较少，相关的研究报道相对少。

3）角膜楔形切除术：通过在角膜扁平子午线上做周边部楔形切除，然后对位缝合，使这一子午线上角膜变陡，增加其屈光力，每切除 0.1mm 宽楔形组织大约可矫正 1.00D 散光[69]。

4）角膜环形切开术：通过角膜镜来观察判断散光的矫正量和切口加深的范围，利用眼内压的作用使角膜变形，此方法可以矫正 10D 的散光[70]。

其他手术方法因为大多需要特殊的手术技术或设备，且容易出现散光回退及各种并发症而在临床应用较少。

2. 不规则散光　目前，矫正不规则散光的个性化治疗方案主要为波前像差引导和角膜地形图引导的激光切削。美国的屈光协会及研究文献均推荐采用像差引导的准分子激光角膜屈光手术，研究结果表明其对不规则散光或高阶像差具有一定的矫正作用，但矫正效果并不完美[71-73]。角膜地形图引导的准分子激光手术主要用来矫正角膜前表面不规则形态及引导角膜个性化切削，重复性好，可减少像差，提高视觉质量。然而角膜地形图引导的手术只基于角膜高阶像差，并非全眼整体像差，因此尽管术后角膜不规则性得到了较大改善，但全眼高阶像差改善可能并不显著，且易导致患者屈光状态的改变。理论上讲，应用波前像差矫正不规则散光可以获得更好的视力，但在实际应用中仍存在局限性[74]，主要包括：①大多数波前检查仪不能够对角膜高度不规则的术眼进行测量；②对于中度和轻度角膜不规则，全眼波前分析仅局限于瞳孔区；③由于波前像差的原理是通过接受视网膜折射的光线，与无像差的理想光线进行比较，通过数学函数将像差以量化形式表达出来，所以测量的是角膜像差，并非直接测量真实角膜形态。手术之后，角膜表面可能与视轴不是垂直关系，导致棱镜效应。许多情况下，全眼波前像差分析较为复杂，而且多种因素如年龄、调节、瞳孔直径、泪膜的稳定性等均可以影响其测量的精确性，因此其个性化切削效果并不稳定，这也更加限制了其在矫正角膜不规则散光方面的应用[75]。角膜地形图能测量角膜的大部分区域，不受调节和其他屈光状态的影响，捕获的信息准确、可重复性高。角膜地形图引导的个性化治疗不考虑眼内结构，而是单纯以角膜地形图中高度图的前表面资料作为基础，因此可以重建角膜形态，矫正所有非生理性的不规则。对于角膜屈光手术后激光切削造成的不规则散光，主要由角膜表面形态不规则引起，对于此类患者，角膜地形图引导的个性化手术表现出良好的优势[76]。已有的研究表明，角膜地形图引导的个性化切削对角膜移植和飞秒激光小切口透镜取出术后的不规则散光安全、有效[77,78]。

二、晶状体层面的散光矫正

在白内障手术跨入屈光手术的时代，环曲面 Toric IOL 超越了普通单焦点 IOL，是散光患者更好的选择[79]。《我国散光矫正型人工晶状体临床应用专家共识（2017 年）》指出，Toric IOL 的适应证为角膜散光度数在 0.75D 以上且有脱镜意愿的患者[14]。美国成人白内障摘除手术临床指南(preferred practice pattern,PPP)提出,矫正1.00D以上的角膜散光可考虑使用Toric IOL[80]。

1. 原理及矫正范围　Toric IOL是将散光矫正与IOL的球镜度数相结合的一种屈光性IOL[81]。其矫正散光的原理是通过在角膜最小屈光力方向上,在IOL平面附加一定度数的柱镜来矫正散光,一般可矫正0.75~4.00D的规则散光[82]。蔡司公司提供的Toric IOL可矫正的散光范围提高到了12.00D。Toric IOL矫正低度数散光的效果与LRIs效果相似,但矫正较高度数散光的效果优于LRIs[83]。由于其良好的稳定性、较高的预测性和精确性而在临床上得到广泛应用。

2. Toric IOL旋转稳定性　Toric IOL的旋转稳定性是保证术后视觉质量的关键。理论上,Toric IOL轴向每旋转3°,其矫正散光的能力就会丢失10%,旋转角度≤30°仍可矫正部分散光,旋转角度超过30°时柱镜作用完全消失,甚至会加重患者术后散光[84,85]。如某患者术前散光1.16D,在进行白内障超声乳化联合Toric IOL植入术后1周,检查发现IOL旋转31°(图5-2-5),散光矫正效果完全消失,散光度数甚至较术前更高,需要进行IOL调位。影响Toric IOL旋转的主要因素有:①IOL的设计:研究表明C形襻IOL术后旋转的发生率较高,Z形、L形及平板式IOL术后稳定性较好[40];②IOL的大小:IOL大小与囊袋空间相匹配才能维持其稳定性,囊袋越大,其赤道部的摩擦力越小,IOL稳定性越差[86];③IOL的材料:硅凝胶对囊膜黏附性低,PMMA次之,丙烯酸对囊膜的黏附性最好[40]。

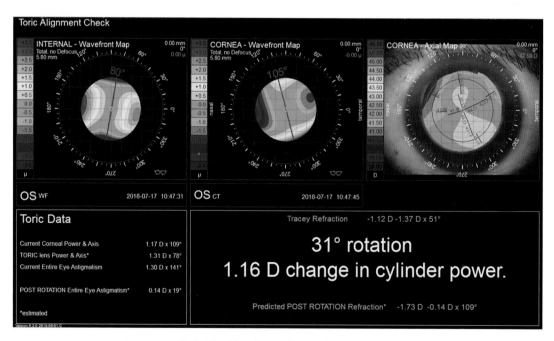

图5-2-5　Toric IOL植入术后旋转度检查(iTrace眼像差仪)

3. Toric IOL术后偏心、倾斜及轴向位移(详见第十章)。

4. Toric IOL的种类与计算(详见第七、八章)。

三、白内障术后其他矫正散光的方法

1. 柱镜片矫正　对于3mm以下的超声乳化手术切口,屈光状态在手术之后1个月就基

本趋于稳定,对于视力良好、度数不高且无明显视疲劳患者,可以暂时不配戴眼镜。但对于视力不佳、对正常生活造成明显影响或者视力疲劳严重的患者应及时配戴眼镜。配镜应遵循顺规散光可适当欠矫,逆规散光需足矫甚至过矫的原则。度数较低的患者可一次给足,度数较高者需分次进行矫正,避免因高度柱镜严重影响视觉质量[40,87,88,89]。

2. 接触镜矫正 对1.50D以下的散光及不规则散光可采用软性接触镜矫正,对1.50D以上的散光及不规则散光可采用硬性接触镜矫正。角膜接触镜具有以下优势:高屈光度视网膜像视野宽阔、倍率小,不存在框架眼镜的环形复视和盲区问题,可同步跟随眼球运动,差距小,成像质量好。由于其护理较为烦琐,需反复取戴,该方法难以应用于老年患者。

3. 准分子屈光手术矫正 对于无法接受术后配镜或者配戴角膜接触镜,又对术后视力要求较高的患者来说,准分子屈光手术如激光上皮下角膜磨镶术(LASEK)和准分子激光原位角膜磨镶术(LASIK)等都是较为安全有效的方法,但存在一定的争议[89,90]。该手术原理同准分子治疗近视散光的原理一致,此处不再赘述。

4. CRIs 白内障手术3个月后,角膜散光度数及轴向基本稳定,若残留散光为规则散光,可以通过CRIs手术再次对残留散光进行矫正,或者进行FLACS AK。考虑到术后回退等问题,该方法一般对1.50D以下的散光矫正效果较好。

总结与展望

对于合并散光的白内障患者来说,如何在白内障手术过程中解决散光带来的视觉质量下降问题至关重要。根据患者的散光部位和散光类型,无论是手工或是激光角膜松解切开,还是目前最常用的Toric IOL植入术,都需要进行术前精确的测量和手术设计,以达到最优的手术效果。每种方法都有其优缺点,如何扬长避短,合理选择与搭配,是每个医生需要引起重视的问题。当然,随着测量仪器及手术技巧的不断更新发展,未来还会有更完美的解决散光的方法,给人们带来更为清晰的世界。

(沈际颖 郭海科)

参 考 文 献

1. Kessel L, Andresen J, Tendal B, et al. Toric Intraocular Lenses in the Correction of Astigmatism During Cataract Surgery: A Systematic Review and Meta-analysis. Ophthalmology, 2016, 123(2): 275-286.

2. Isyaku M, Ali SA, Hassan S. Preoperative corneal astigmatism among adult patients with cataract in Northern Nigeria. Indian J Ophthalmol, 2014, 62(11): 1094-1095.

3. Yuan X, Song H, Peng G, et al. Prevalence of Corneal Astigmatism in Patients before Cataract Surgery in Northern China. J Ophthalmol, 2014, 536412.

4. Hashemi H, Asgari S, Emamian MH, et al. Age-Related Changes in Corneal Curvature and Shape: The Shahroud Eye Cohort Study. Cornea, 2015, 34(11): 1456-1458.

5. Cui Y, Meng Q, Guo H, et al. Biometry and corneal astigmatism in cataract surgery candidates from Southern China. J Cataract Refract Surg, 2014, 40(10): 1661-1669.

6. Duman R, Duman R, Cetinkaya E, et al. Analysis of corneal astigmatism with NIDEK axial length scan in caucasian cataract surgery candidates. Niger J Clin Pract, 2018, 21(4): 456-461.

7. Ho JD, Liou SW, Tsai RJ, et al. Effects of aging on anterior and posterior corneal astigmatism. Cornea, 2010, 29(6): 632-637.

8. Namba H, Kawasaki R, Sugano A, et al. Cross-Sectional and Longitudinal Investigation of the Power Vector in Astigmatism: The Yamagata Study (Funagata). Cornea, 2018, 37(1):53-58.

9. Namba H, Sugano A, Nishi K, et al. Age-related variations in corneal geometry and their association with astigmatism: The Yamagata Study (Funagata). Medicine (Baltimore), 2018, 97(43):e12894.

10. Shao X, Zhou KJ, Pan AP, et al. Age-Related Changes in Corneal Astigmatism. J Refract Surg, 2017, 33(10): 696-703.

11. Kim H, An Y, Joo CK. Gender-differences in age-related changes of corneal astigmatism in Korean cataract patients. BMC Ophthalmol, 2019, 19(1):31.

12. Moulick PS, Kalra D, Sati A, et al. Prevalence of corneal astigmatism before cataract surgery in Western Indian Population. Med J Armed Forces India, 2018, 74(1):18-21.

13. Naeser K, Savini G, Bregnhoj JF. Age-related changes in with-the-rule and oblique corneal astigmatism. Acta Ophthalmol, 2018, 96(6):600-606.

14. 中华医学会眼科分会白内障与人工晶状体学组. 我国散光矫正型人工晶体的应用专家共识(2017年). 中华眼科杂志, 2017, 53(1):7-10.

15. McLellan JS, Marcos S, Burns SA. Age-related changes in monochromatic wave aberrations of the human eye. Invest Ophthalmol Vis Sci, 2001, 42(6):1390-1395.

16. 李凤鸣. 眼科全书. 北京:人民卫生出版社, 1996.

17. LJ L. Experimental investigation of reduction of astigmatism by non-perforating corneal incisions. Graefes Arch Ophthalmol, 1898, 45:117-152.

18. Thornton SP. Astigmatic keratotomy with corneal relaxing incisions. Int Ophthalmol Clin, 1994, 34(4):79-86.

19. 蒋永祥, 卢奕, 王飞. 角膜切口矫正白内障合并低度角膜散光的光学质量评价. 中国眼耳鼻喉科杂志, 2008, 8(6):354-356.

20. Jin C, Chen X, Law A, et al. Different-sized incisions for phacoemulsification in age-related cataract. Cochrane Database Syst Rev, 2017, 9:CD010510.

21. Park Y, Kim HS. Torsional and flattening effect on corneal astigmatism after cataract surgery: a retrospective analysis. BMC Ophthalmol, 2017, 17(1):10.

22. Borasio E, Mehta JS, Maurino V. Torque and flattening effects of clear corneal temporal and on-axis incisions for phacoemulsification. J Cataract Refract Surg, 2006, 32(12):2030-2038.

23. Altan-Yaycioglu R, Akova YA, Akca S, et al. Effect on astigmatism of the location of clear corneal incision in phacoemulsification of cataract. J Refract Surg, 2007, 23(5):515-518.

24. Borasio E, Mehta JS, Maurino V. Surgically induced astigmatism after phacoemulsification in eyes with mild to moderate corneal astigmatism: temporal versus on-axis clear corneal incisions. J Cataract Refract Surg, 2006, 32 (4):565-572.

25. Hayashi K, Yoshida M, Hayashi H. Postoperative corneal shape changes: microincision versus small-incision coaxial cataract surgery. J Cataract Refract Surg, 2009, 35(2):233-239.

26. Wilczynski M, Supady E, Piotr L, et al. Comparison of surgically induced astigmatism after coaxial phacoemulsification through 1.8mm microincision and bimanual phacoemulsification through 1.7mm microincision. J Cataract Refract Surg, 2009, 35(9):1563-1569.

27. Orczykowska M, Owidzkaz M, Synder A, et al. Comparative analysis of early distance visual acuity in patients after coaxial phacoemulsification through the micro-incision (1.8mm) and after standard phacoemulsification through the small incision (2.75mm). Klin Oczna, 2014, 116(1):7-10.

28. Yang J, Wang X, Zhang H, et al. Clinical evaluation of surgery-induced astigmatism in cataract surgery using 2.2mm or 1.8mm clear corneal micro-incisions. Int J Ophthalmol, 2017, 10(1):68-71.

29. Wang J, Zhang EK, Fan WY, et al. The effect of micro-incision and small-incision coaxial phaco-emulsification

on corneal astigmatism. Clin Exp Ophthalmol,2009,37(7):664-669.

30. Liang JL,Xing XL,Yang XT,et al. Clinical comparison analysis in surgically induced astigmatism of the total, anterior and posterior cornea after 2.2-mm versus 3.0-mm clear corneal incision cataract surgery. Zhonghua Yan Ke Za Zhi,2019,55(7):495-501.

31. Hayashi K,Hayashi H,Nakao F,et al. The correlation between incision size and corneal shape changes in sutureless cataract surgery. Ophthalmology,1995,102(4):550-556.

32. Koc M,Ilhan C,Koban Y,et al. Effect of corneal biomechanical properties on surgically-induced astigmatism and higher-order aberrations after cataract surgery. Arq Bras Oftalmol,2016,79(6):380-383.

33. Tetikoglu M,Yeter C,Helvacioglu F,et al. Effect of Corneal Incision Enlargement on Surgically Induced Astigmatism in Biaxial Microincision Cataract Surgery. Turk J Ophthalmol,2016,46(3):99-103.

34. Nemeth G,Berta A,Szalai E,et al. Analysis of surgically induced astigmatism on the posterior surface of the cornea. J Refract Surg,2014,30(9):604-608.

35. Sethi HS,Saluja K,Naik MP. Comparative analysis of coaxial phacoemulsification with 2.2-and 2.8-mm clear corneal incisions. Int Ophthalmol,2018,38(1):215-222.

36. Diakonis VF,Yesilirmak N,Cabot F,et al. Comparison of surgically induced astigmatism between femtosecond laser and manual clear corneal incisions for cataract surgery. Journal of cataract and refractive surgery,2015,41(10):2075-2080.

37. Ofir S,Abulafia A,Kleinmann G,et al. Surgically induced astigmatism assessment:comparison between three corneal measuring devices. J Refract Surg,2015,31(4):244-247.

38. Can I,Takmaz T,Yildiz Y,et al. Coaxial,microcoaxial,and biaxial microincision cataract surgery:prospective comparative study. J Cataract Refract Surg,2010,36(5):740-746.

39. Kim YJ,Knorz MC,Auffarth GU,et al. Change in Anterior and Posterior Curvature After Cataract Surgery. J Refract Surg,2016,32(11):754-759.

40. 杨丽红,汤欣. 白内障手术同时矫正术前散光的研究进展. 中华眼科杂志,2011,47(6):573-576.

41. 刘文慧,施彦,李一壮. 角膜地形图引导下白内障手术切口构建的变异对角膜散光影响. 中国实用眼科杂志,2010,28(1):31-36.

42. Khokhar S,Lohiya P,Murugiesan V,et al. Corneal astigmatism correction with opposite clear corneal incisions or single clear corneal incision:comparative analysis. J Cataract Refract Surg,2006,32(9):1432-1437.

43. Bazzazi N,Barazandeh B,Kashani M,et al. Opposite Clear Corneal Incisions versus Steep Meridian Incision Phacoemulsification for Correction of Pre-existing Astigmatism. J Ophthalmic Vis Res,2008,3(2):87-90.

44. Ben Simon GJ,Desatnik H. Correction of pre-existing astigmatism during cataract surgery:comparison between the effects of opposite clear corneal incisions and a single clear corneal incision. Graefes Arch Clin Exp Ophthalmol,2005,243(4):321-326.

45. Lever J,Dahan E. Opposite clear corneal incisions to correct pre-existing astigmatism in cataract surgery. J Cataract Refract Surg,2000,26(6):803-805.

46. Chiam PJ. Effect of Paired Opposite Clear Corneal Incisions on With-the-Rule Versus Against-the-Rule Astigmatism. Cornea,2015,34(8):901-905.

47. Razmjoo H,Koosha N,Vaezi MH,et al. Corneal astigmatism change and wavefront aberration evaluation after cataract surgery:"Single" versus "paired opposite" clear corneal incisions. Adv Biomed Res,2014,3:163.

48. Nemeth G,Kolozsvari B,Berta A,et al. Paired opposite clear corneal incision:time-related changes of its effect and factors on which those changes depend. Eur J Ophthalmol,2014,24(5):676-681.

49. Mendicute J,Irigoyen C,Ruiz M,et al. Toric intraocular lens versus opposite clear corneal incisions to correct astigmatism in eyes having cataract surgery. J Cataract Refract Surg,2009,35(3):451-458.

50. Qammar A,Mullaney P. Paired opposite clear corneal incisions to correct preexisting astigmatism in cataract

patients. J Cataract Refract Surg,2005,31(6):1167-1170.

51. Kaufmann C,Peter J,Ooi K,et al. Limbal relaxing incisions versus on-axis incisions to reduce corneal astigmatism at the time of cataract surgery. J Cataract Refract Surg,2005,31(12):2261-2265.

52. Wang L,Yang X,Zhang Y,et al. Effect of different clear corneal incision sites on surgery efficacy and anterior segment parameters in patients undergoing phacoemulsification. Nan Fang Yi Ke Da Xue Xue Bao,2018,38(12):1492-1497.

53. Wang L,Misra M,Koch DD. Peripheral corneal relaxing incisions combined with cataract surgery. J Cataract Refract Surg,2003,29(4):712-722.

54. 陈星,于建春.白内障手术同时矫正散光的方法研究进展.国际眼科杂志,2015,15(6):993-996.

55. Kulkarni A,Mataftsi A,Sharma A,et al. Long-term refractive stability following combined astigmatic keratotomy and phakoemulsification. Int Ophthalmol,2009,29(2):109-115.

56. Baharozian CJ,Song C,Hatch KM,et al. A novel nomogram for the treatment of astigmatism with femtosecond-laser arcuate incisions at the time of cataract surgery. Clin Ophthalmol,2017,11:1841-1848.

57. Tsioulias G,Droutsas D,Moschos M,et al. Arcuate relaxing incisions with a 5.00-mm optical zone for the correction of high postcataract astigmatism. Ophthalmologica,2000,214(6):385-389.

58. Ruckl T,Dexl AK,Bachernegg A,et al. Femtosecond laser-assisted intrastromal arcuate keratotomy to reduce corneal astigmatism. J Cataract Refract Surg,2013,39(4):528-538.

59. Monaco G,Scialdone A. Long-term outcomes of limbal relaxing incisions during cataract surgery:aberrometric analysis. Clin Ophthalmol,2015,9:1581-1587.

60. Akura J,Matsuura K,Hatta S,et al. A new concept for the correction of astigmatism:full-arc,depth-dependent astigmatic keratotomy. Ophthalmology,2000,107(1):95-104.

61. Akura J,Matsuura K,Hatta S,et al. Clinical application of full-arc,depth-dependent,astigmatic keratotomy. Cornea,2001,20(8):839-843.

62. Nagy Z,Takacs A,Filkorn T,et al. Initial clinical evaluation of an intraocular femtosecond laser in cataract surgery. J Refract Surg,2009,25(12):1053-1060.

63. 刘奕志.飞秒激光辅助白内障手术.中华眼科杂志,2014,50(2):158-160.

64. Day AC,Stevens JD. Predictors of femtosecond laser intrastromal astigmatic keratotomy efficacy for astigmatism management in cataract surgery. J Cataract Refract Surg,2016,42(2):251-257.

65. Yoo A,Yun S,Kim JY,et al. Femtosecond Laser-assisted Arcuate Keratotomy Versus Toric IOL Implantation for Correcting Astigmatism. J Refract Surg,2015,31(9):574-578.

66. Roberts HW,Wagh VK,Sullivan DL,et al. Refractive outcomes after limbal relaxing incisions or femtosecond laser arcuate keratotomy to manage corneal astigmatism at the time of cataract surgery. J Cataract Refract Surg,2018,44(8):955-963.

67. Budak K,Yilmaz G,Aslan BS,et al. Limbal relaxing incisions in congenital astigmatism:6 month follow-up. J Cataract Refract Surg,2001,27(5):715-719.

68. Naoumidi TL,Kounis GA,Astyrakakis NI,et al. Two-year follow-up of conductive keratoplasty for the treatment of hyperopic astigmatism. J Cataract Refract Surg,2006,32(5):732-741.

69. Forstot SL. Modified relaxing incision technique for postkeratoplasty astigmatism. Cornea,1988,7(2):133-137.

70. Krumeich JH,Knulle A,Daniel J. Improved technique of circular keratotomy for the correction of corneal astigmatism. J Refract Surg,1997,13(3):255-262.

71. Chuck RS,Jacobs DS,Lee JK,et al. Refractive Errors & Refractive Surgery Preferred Practice Pattern(R). Ophthalmology,2018,125(1):1-104.

72. Wallerstein A,Caron-Cantin M,Gauvin M,et al. Primary Topography-Guided LASIK:Refractive,Visual,and Subjective Quality of Vision Outcomes for Astigmatism 2.00 Diopters. J Refract Surg,2019,35(2):78-86.

73. Ghoreishi M,Peyman A,Koosha N,et al. Topography-guided transepithelial photorefractive keratectomy to correct irregular refractive errors after radial keratotomy. J Cataract Refract Surg,2018,44(3):274-279.

74. Wang M. 不规则散光诊断与治疗. 北京:科学出版社,2009.

75. 姚达强,沙翔垠,李林. ORK-CAM 角膜像差引导的 LASIK 治疗高度散光的临床评价. 中国眼耳鼻喉科杂志,2012,12(6):379-382.

76. Holland S,Lin DT,Tan JC. Topography-guided laser refractive surgery. Curr Opin Ophthalmol,2013,24(4):302-309.

77. De Rosa G,Boccia R,Santamaria C,et al. Customized photorefractive keratectomy to correct high ametropia after penetrating keratoplasty:A pilot study. J Optom,2015,8(3):174-179.

78. Ivarsen A,Hjortdal JO. Topography-guided photorefractive keratectomy for irregular astigmatism after small incision lenticule extraction. J Refract Surg,2014,30(6):429-432.

79. Sun XY,Vicary D,Montgomery P,et al. Toric intraocular lenses for correcting astigmatism in 130 eyes. Ophthalmology,2000,107(9):1776-1781.

80. Olson RJ,Braga-Mele R,Chen SH,et al. Cataract in the Adult Eye Preferred Practice Pattern(R). Ophthalmology,2017,124(2):1-119.

81. 李盼盼,管怀进,吴坚. 白内障术中联合矫正角膜散光的研究进展. 中华实验眼科杂志,2019,37(4):304-307.

82. 管怀进. 重视白内障合并角膜散光的精准手术矫正问题. 中华实验眼科杂志,2017,35(3):193-196.

83. Liu Z,Sha X,Liang X,et al. Toric intraocular lens vs. peripheral corneal relaxing incisions to correct astigmatism in eyes undergoing cataract surgery. Eye Sci,2014,29(4):198-203.

84. Viestenz A,Seitz B,Langenbucher A. Evaluating the eye's rotational stability during standard photography:effect on determining the axial orientation of toric intraocular lenses. J Cataract Refract Surg,2005,31(3):557-561.

85. Novis C. Astigmatism and toric intraocular lenses. Curr Opin Ophthalmol,2000,11(1):47-50.

86. Strenn K,Menapace R,Vass C. Capsular bag shrinkage after implantation of an open-loop silicone lens and a poly(methyl methacrylate) capsule tension ring. J Cataract Refract Surg,1997,23(10):1543-1547.

87. 邵敬芝,张凤妍,王显丽. 白内障手术切口对角膜原有散光的影响. 眼科新进展,2011,31(6):558-560.

88. 曾招荣. 不同超声乳化术切口对白内障患者术后角膜散光的影响. 国际眼科杂志,2014,14(5):891-893.

89. 李新宇,刘磊,黎冬平. LASEK 治疗白内障摘除联合 IOL 植入术后屈光不正的观察. 国际眼科杂志,2012,12(9):1748-1749.

90. 卢国华,张露薇,王小吟. 准分子激光原位角膜磨镶术矫治白内障人工晶体植入术后残存屈光不正的效果. 中国激光医学杂志,2006,15(5):310-312.

第六章

角膜切口矫正散光术

导 语

  白内障手术中,术前精准的人工晶状体度数计算和术中角膜散光的管理是白内障术后获得清晰、舒适视觉质量的重要保障。大于 0.75D 的角膜散光即可引起患者视物模糊、重影、眩光等症状[1]。1.00~2.00D 的散光可使裸眼远视力降低到 20/30~20/50,2.00~3.00D 的散光可使裸眼远视力降至 20/70~20/100[2]。而对于植入多焦点人工晶状体的患者中,0.5D 的散光可导致裸眼远视力降低 1~2 行[3]。国外学者的统计显示,白内障术前合并 1.0D 以上角膜散光的患者数量约占 2/3[4]。因此,白内障手术中若不矫正术前已有的角膜散光,则可明显影响患者术后的视觉质量。目前,白内障合并角膜散光的矫正方法主要包括:①透明角膜切口矫正散光;②Toric IOL 植入术;③角膜松解切开术(corneal relaxing incisions,CRIs)。其中 CRIs 操作简单,不需要特殊手术器械,且费用低而被眼科医生接受并使用。

  CRIs 根据切口的位置分为散光角膜切开术(astigmatic keratotomy,AK)和周边角膜松解切开术(peripheral corneal relaxing incisions,PCRIs)。其中 AK 的切口在角膜中央 8mm 区域内;PCRIs 或被称为角膜缘松解切开术(limbal Relaxing incisions,LRIs),是指在角膜缘血管拱环内、中央角膜外的角膜范围内的最陡角膜散光轴向上进行单个或成对松解性角膜切口(≥9mm 角膜光学区),本章节中统一使用 PC-RIs 名称。AK 和 PCRIs 可减少角膜陡峭子午线上的屈光力,切口如果越长越深越靠近角膜中央则可以矫正更高的散光量。Lindstrom[5]发现当在 5~7mm 直径的角膜光学区制作 3mm 角膜切口或 45~90 度弧形角膜切开术时,其偶联比(切开的子午线上的扁平量除以垂直子午线上的陡峭量)约为 1:1。更长的直切口或者>60 度的角膜切口,可导致轻度角膜扁平化[6,7],所以,对于大多数 CRIs,平均角膜曲率改变的值可以忽略不计。CRIs 可以使用角膜手术刀操作或者使用飞秒激光技术辅助完成[8]。本章将对白内障手术中使用 CRIs 矫正散光的研究进展综述如下。

关键词

散光,角膜切开术,角膜松解切口

第一节　患者选择与术前规划

一、患者选择

规则性角膜散光并有脱镜意愿的白内障患者可以考虑使用 CRIs，翼状胬肉切除术后患者需观察 1 个月以上，待角膜曲率稳定后再进行选择。角膜不规则散光，如角膜瘢痕、角膜变性、圆锥角膜及中至重度的干眼症患者等不适宜使用 CRIs。术前建议使用 Placido 环和 Scheimpflug 成像仪器进行角膜筛查，以排除任何进行性扩张性的角膜疾病。

二、角膜曲率的测量

散光的常规检测方法包括主观检查法和客观检查法。主观检查主要指主觉验光法，客观检查法包括：自动角膜曲率仪检查法、角膜地形图检查法、相干光生物测量仪检查法等多种检测手段。客观检查法可准确测量散光的大小及轴向。

我们建议至少结合 2 种测量仪器以确定角膜散光的大小及轴位。在矫正散光大小的规划中，我们的总体原则：一是在顺规散光（with-the-rule，WTR）眼中，可以预留轻度的 WTR（至少是在使用单焦点 IOL 植入术时），因为随着年纪的增长，大多数患者角膜散光会向逆规散光（against-the-rule，ATR）转变；二是尽量避免患者散光轴位的翻转，以减少术后视觉不适；三是关注角膜后表面散光。Koch 等人研究发现，在 80% 以上白内障人群中，角膜后表面散光最大屈光力子午线在水平方向，因此产生 ATR 散光。当角膜前表面为 WTR 散光时，角膜后表面平均散光为 0.5D，并且随着前表面散光量的增加而增加。当角膜前表面是 ATR 散光时，角膜后表面散光约为 0.3D，并且随着 ATR 的量增加而没有显著变化。因此，仅仅基于角膜前表面测量的散光，会造成 WTR 散光眼过矫、ATR 散光眼欠矫的结果[9]。在有条件的医院可对角膜后表面散光进行评估。目前，市场上有多种可以测量角膜后表面散光的仪器：Gallilei Dual Scheimpflug Analyzer、IOLMaster 700、Cassini、Pentacam 和 Scansys，详细资料可参阅第一章。到目前为止，我们认为该类设备的数据还无法取代基于人群回归分析获得的角膜后表面散光数据。

如何确定散光轴位，目前还没有"金标准"，部分医生经验性参考角膜地形图的轴位，部分医生综合参考多种检查结果，包括生物测量仪、角膜地形图、曲率计、电脑验光、主觉验光等，再选择一致性较好的值，作为 CRIs 的定位参考。笔者的建议是推荐多种检查结果综合考虑，在排除角膜疾病及确保检查质量可信的前提下，当多种检查结果一致性较差的时候，建议重复多次测量后再取值。总体原则是：当为 WTR 时，笔者会选取一致性好的数值的平均值；ATR 时，尽量选择靠近 180 度的轴位。

第二节　手术刀矫正角膜散光

一、透明角膜切口矫正散光

在白内障超声乳化摘除联合 IOL 植入术中，制作透明角膜切口会造成手术源性散光（surgically induced astigmatism，SIA）。切口长度是影响 SIA 的主要因素之一，一般来说切口越短,SIA 越小,切口越长,SIA 越大,但 SIA 不会随着切口的减小而一直减小。2.2mm 与 1.8mm 手术切口产生的 SIA 无明显差异。但当切口大于 3.0mm 时,SIA 则会增加[10]。临床观察已证实,选择在最大屈光力径线上的角膜缘小切口白内障手术可以显著降低患者术前存在的散光,且联合对侧角膜缘松解切口可以更大范围地矫正患者术前存在的散光[11]。该方法不需特殊手术器械,简单易行,但会增加切口渗漏和感染的风险,且受到切口位置的限制,如最大屈光力方向在鼻侧则无法操作,同时还受到手术医生习惯的影响。

二、角膜松解切开术矫正散光

手术刀辅助角膜松解切开术,一般是指在周边透明角膜范围内的陡轴上进行单个或成对松解性角膜切口。角膜松解切开术传统上使用手持式、固定或可调节深度的金刚石刀操作,其切口深度为 90% 角膜厚度[12],是一种简单易行且经济的角膜散光矫正方法。

三、角膜松解切开术的规划

在角膜松解切开术中,根据手术医生选择切口的位置不同,分为 AK(8mm 角膜光学区内)和 PCRIs(≥9mm 角膜光学区),PCRIs 的长度和数量可根据已存在的计算表(Nomogram)获得,美国贝勒医学院根据最新获得的角膜后表面散光数据更新了 PCRIs Nomogram,此 Nomogram 根据患者年龄及散光大小和轴位来确定,结果比较保守,以尽量减少过矫。适用白内障手术中 2.2~2.8mm 的透明角膜切口,并且在白内障手术结束时操作,见表 6-2-1。需要注意的是 PCRIs 可引起约 0.2D 的轻度远视漂移[7],在选择 IOL 度数时应予以考虑。

表 6-2-1　白内障术中 PCRIs 计算 Nomogram

术前角膜散光/D	年龄/岁	切口数量	切口长度/弧度
WTR			
1.25~1.75	<65	2	35*
	≥65	1	35
>1.75	<65	2	60
	≥65	2	45
ATR/oblique			
0.4~0.8	—	1	35~40**
0.81~1.2	—	1	45
	—	2	40
≥1.2	—	2	45

适用于角膜颞侧 2.4mm 角膜切口的白内障手术
* 角膜不对称散光:切口数量:1,切口长度:50 弧度
** 角膜不对称散光:切口数量:1,切口长度:30 弧度

四、角膜松解切开术的器械及操作技巧

手工 PCRIs 所需的设备包括手术显微镜、切口标记器(例如 Sinskey 钩)、固定钳或固定环、度数标记、无菌标记笔和标记笔染料。还有一些其他的标记器可供选择,包括 Lindstrom

弧形标记(Katena Products,Denvile,NJ)、Koch PCRI 标记(ASICO,Inc.,Chicago,IL)和 Mastel 弧形标记(ASICO,Inc.,Rapid City,SD)(图 6-2-1)。对于靠近中央角膜的切口,可使用可调节的千分尺刀。对于常规 PCRIs,推荐使用单个三角形或薄梯形刀片,可使切口在操作过程中获得良好的可视性。我们发现,当使用此种刀片在 9mm 区域制作角膜松解切口时,设置 $600\mu m$ 深度是相对安全的,我们的病例当中没有出现角膜穿孔的情况。如果在操作过程中手术刀出现摇动或倾斜,则可获得比预期更大的深度。因此刀具选择、校准和维护时应特别小心,以确保可重复切割。

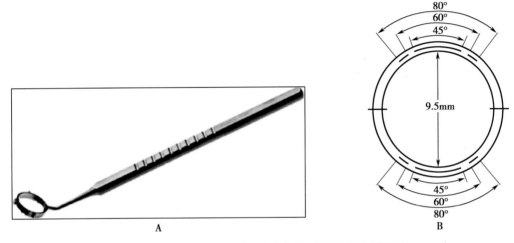

图 6-2-1　用于标记 45 度、60 度和 80 度切口长度标记尺

如果手术医生选择在 8mm 或更小的光学区域进行角膜松解切开术,则需要操作者术中对切口部位进行角膜厚度测量,可将金刚石刀片放置到所需深度,通常为测量角膜最薄值的 $80\% \sim 90\%$。手动 PCRIs 技术简单易学,术前在裂隙灯下进行角膜标记,术中运用角膜散光定位环在周边角膜表面根据散光轴位标记出 PCRIs 所需切口的位置和长度,用角膜钻石刀设置深度为 $600\mu m$,长度根据上述提到的 Nomogram 算出(弧度数)。制作切口过程中,应用角膜固定钳固定角膜缘组织或一手固定散光定位环,另一手持角膜钻石刀切入角膜,暂停 1 秒钟。然后将刀慢慢划行至所需的切口长度。如果 PCRIs 位置与白内障切口相交,则可造成渗漏,需要缝合,并且可导致过矫。如果 PCRIs 切口靠近颞侧透明角膜白内障切口,建议手术结束时再制作 PCRIs,并且尽量仅延伸白内障主切口,而不是在主切口的整个长度上进行 PCRIs,因为这会使切口不稳定。

五、角膜松解切开术临床效果及并发症

Wang 等[7]观察了 93 只眼白内障超声乳化手术联合角膜 PCRIs,术后 4 个月,显著降低术前角膜散光。角膜散光≤1D 的百分比从术前的 6% 增加到术后 51%。其中两位年龄超过 80 岁的患者两只眼发生大于 1.0D 的过矫,其中一只眼的角膜直径为 10.5mm,这可能导致过度矫正,因为 PCRIs 与角膜中央之间的距离较短,相对于角膜周长的弧长较长。PCRIs 均在白内障手术结束时进行,未发现角膜穿孔病例,证明 PCRIs 具有良好的安全性。最近 Nanavaty MA[13]等比较 Toric IOL 及 PCRIs 治疗白内障术前 $0.75 \sim 2.5D$ 角膜散光的治疗效果,发现两组的裸眼远视力(UDVA)、最佳矫正远视力(BCVA)无显著差异,术后 12 个月,两组

分别有 61% 和 53% 的 UDCVA≥20/25,分别有 59% 和 43% 的等效球镜在 ±0.13D 内。

PCRIs 的并发症包括过矫或欠矫、感染、低眼压、角膜穿孔、角膜上皮内生长、干眼和不规则散光等。根据已发表的文献报道,由 PCRIs 造成视力损害的并发症较少见。

第三节 飞秒激光辅助角膜松解切开术矫正散光

近年来,随着科技的进步,飞秒激光辅助的白内障手术(femtosecond laser-assisted cataract surgery,FLACS)应运而生,FLACS 整合了高分辨率的眼前节成像系统和飞秒激光,使得白内障手术的关键步骤实现可控可视化[14]。FLACS 不仅能制作主切口、侧切口和前囊膜切开,还可术中同时制作角膜松解切口。无论在位置、深度还是弧长的控制方面,飞秒激光制作的散光性角膜切口均具有更高的精确度,在增加手术安全性的同时也提高了角膜散光矫正的可预测性[12]。飞秒激光辅助 CRIs 的独特优势在于,其可以制作角膜前表面穿透性CRIs(图 6-3-1),还可以制作基质内 CRIs(图 6-3-2)。穿透性 CRIs 具有术后可调节性及重复操作性的优势,即术中可不全部打开切口,若术后出现欠矫,可以进一步打开切口来矫正残留的散光。与穿透性 CRIs 相比,基质内 CRIs 不需要穿透角膜上皮,从理论上讲,其炎症、角膜穿孔等并发症和患者不适的可能性较小[15]。

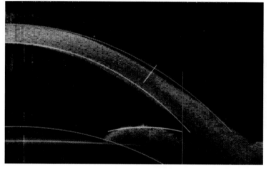

图 6-3-1 飞秒激光辅助穿透性 CRIs(垂直角膜黄线处代表切口的位置和深度)

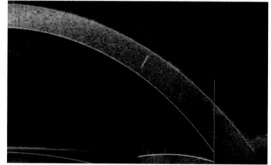

图 6-3-2 飞秒激光辅助基质内 CRIs(垂直角膜黄线处代表基质内切口的位置和深度)

一、操作设备及手术技巧

第一台飞秒激光白内障系统是于 2009 年美国 FDA 最先批准的 LenSx,应用于白内障手术中的截囊、碎核、角膜切口及弧形切口制作。随后各个公司陆续获得批准并推出了不同的飞秒激光辅助白内障手术操作平台,主要包括 Catalys laser、LensAR、Victus 等。

对于飞秒 CRIs,术眼麻醉后开睑,置于激光系统下,接入患者接触界面(patient interface,PI),在前节光学断层扫描系统引导下调整角膜缘定位及瞳孔中心,在电脑系统输入相关手术参数,CRIs 参数包括其位置、深度、弧度数。激光操作结束后,术者可使用相关器械打开角膜切口[16]。

二、计算 Nomogram

对于飞秒激光辅助穿透性 CRIs,目前有不同的计算 Nomogram,Wang 等[17]报道一个基于年龄和切口长度的 Nomogram(表 6-3-1)。该 Nomogram 适用于角膜光学区域为 8.0mm 的位置,其深度为角膜 90%。同时根据年龄和术前角膜散光位置(WTR/ATR)进行调整,或通过在线计算器(www.iricalculator.com)计算。

表 6-3-1　飞秒激光辅助 CRIs Nomogram

	成对角膜松解切口长度/°			
	50 岁	60 岁	70 岁	80 岁
WTR/眼				
20	0.45	0.37	0.28	0.19
25	0.20	0.11	0.03	−0.06
30	−0.06	−0.14	−0.23	−0.31
35	−0.31	−0.40	−0.48	−0.57
40	−0.57	−0.65	−0.74	−0.82
45	−0.82	−0.91	−0.99	−1.08
50	−1.07	−1.16	−1.25	−1.33
55	−1.33	−1.42	−1.50	−1.59
60	−1.58	−1.67	−1.76	−1.84
ATR/眼				
20	0.04	−0.05	−0.13	−0.22
25	−0.22	−0.30	−0.39	−0.48
30	−0.47	−0.56	−0.64	−0.73
35	−0.73	−0.81	−0.90	−0.98
40	−0.98	−1.07	−1.15	−1.24
45	−1.24	−1.32	−1.41	−1.49
50	−1.49	−1.58	−1.66	−1.75
55	−1.74	−1.83	−1.92	−2.00
60	−2.00	−2.08	−2.17	−2.26

对于飞秒激光辅助基质内 CRIs,Julian Stevens 发布了 Catalys 飞秒激光系统在角膜 8mm 内的基质 CRIs 计算 Nomogram,可通过(www.femtoemulsification.com)网站获得。其他飞秒激光系统包括 LenSX、LensAR 和 Victus 目前还未公布角膜基质内 CRIs 的计算 Nomogram。

三、临床效果

对于飞秒激光辅助穿透性 CRIs,Hoffart 等[18]在一项前瞻性随机临床试验中,比较了手工 CRIs 和飞秒激光 CRIs 治疗效果,结果显示,尽管两组都有欠矫,但是飞秒激光组比手工组有着更低的角膜散光残留量,其中手工组中出现一例角膜微穿孔和一例弧形切口偏心,而激光组未报道并发症。Jing 等[19]评估了 25 名白内障合并角膜散光患者(1.0~3.0D)使用飞秒激光辅助穿透性 CRIs 的治疗效果。术后屈光度和角膜散光量均显著降低($P<0.05$),同时改善 UDVA 和 CDVA,术后 3 个月眼镜使用率显著降低($P=0.001$),表明 FLACS 中联合穿透性 CRIs 是治疗白内障手术合并角膜散光的有效方法。

案例:67 岁女性患者,飞秒激光辅助穿透性 CRIs,切口数量:2,切口长度:45°,切口轴位:61°,术前角膜地形图(图 6-3-3),术后 3 周复查角膜地形图(图 6-3-4),术后 3 周综合验光:−0.5DS =20/20。

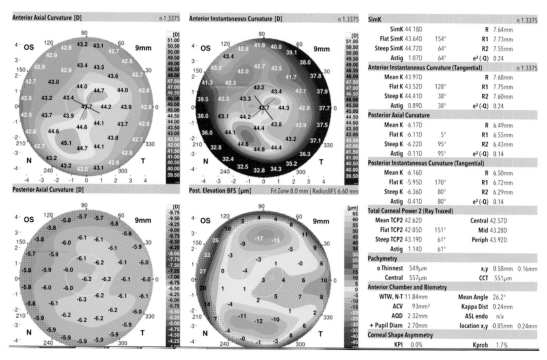

图 6-3-3 术前角膜地形图

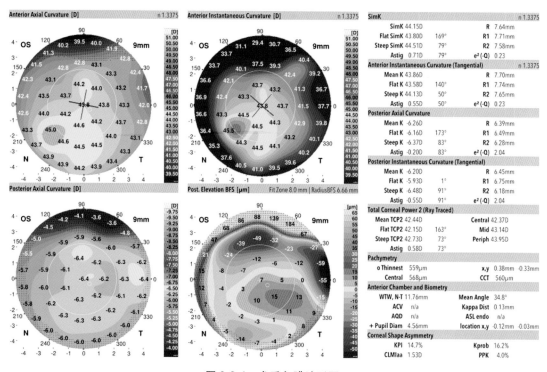

图 6-3-4 术后角膜地形图

对于飞秒激光辅助基质内 CRIs,Day 等[20]报道了 196 只眼使用基质内 CRIs 矫正散光,平均角膜散光量从术前的 1.21D 降至术后的 0.74D,降低了 39%。美国贝勒医学院使用 Catalys 激光系统对 42 名白内障合并角膜散光的患者进行基质内 CRIs,其单个或成对的弧形切口置于角膜 8mm,深度设置从角膜前表面下方 20%到后表面上方 20%。术后角膜散光减少,具有统计学差异。术前,角膜散光量 0.25D、0.50D、0.75D 和 1.0D 范围内的占比分别为 4.8%、19.0%、47.6%和 61.9%,术后占比变为 47.6%、88.1%、97.6%和 100%,具有统计学差异。在最近的一项研究中,Roberts 等[21]人比较了白内障术中使用手工 CRIs 与飞秒激光辅助基质内 CRIs 治疗低到中度角膜散光的结果,其中 51 只眼接受手工 CRIs,53 只眼接受飞秒激光基质内 CRIs。术后,飞秒激光基质 CRIs 组 44%的患者和手工 CRIs 组 20%的患者残留散光≤0.50D($P=0.01$),两组之间有显著差异。

四、并发症分析

飞秒激光辅助 CRIs 的并发症较少见,Wang 等[17]报道中显示飞秒激光 CRIs 术后 3 个月过矫发生率为 14.9%,其中 2/3 过矫眼为 WTR 眼。作者认为过度矫正可能是由于忽视了后角膜散光的影响。另外术中负压吸引的松动可能影响切口的准确性,Rückl 等[14]报道了由于患者头部移动引起的负压吸引环松动,造成切口的不规则。Kankariya 等[22]报道了一例基质内 CRIs 术中发生角膜前表面气体穿透导致不规则散光的病例,患者由术前 0.84D@176°的散光变成术后 4.97D@70°的散光。其他并发症还包括欠矫、干眼症等。

第四节　角膜切口矫正散光轴位的定位

散光矫正中,准确的轴向标记是有效矫正角膜散光的基础。15°偏位会降低 50%的散光矫正效果,30°的偏位将导致无散光矫正效果,并产生散光轴位的改变[23]。在角膜切口矫正散光术中,散光轴位的定位主要包括手工定位、术中数字图像导航系统辅助定位、术中波前像差测量系统辅助定位。

一、手工定位

手工标记时患者应取坐位,标记者与患者平齐。患者平视前方,坐姿、头位、眼位都保持正位。目前最为常用的标记方法是在裂隙灯下水平标记。应在小瞳孔下进行,标记前术眼表面麻醉,标记者在裂隙灯下用注射器针头和无菌极细医用手术记号笔(线宽 0.5mm)在 3 点和 9 点方位做水平标记,标记部位尽量保持干燥,标记点尽量细小。术者在术中使用带有刻度的标记环,根据已标记的水平位置选择手术切口。

二、术中数字图像导航系统辅助定位

术中数字图像导航系统可在术前对患者进行术眼信息的采集,术中与术眼信息比对,实现持续、自动、实时的追踪,从而辅助角膜散光切口的定位。目前国内外可使用的数字图像导航系统主要有:VERION 数字导航系统(VERION™ Image Guided System)、Callisto eye 数字导航系统及 TrueVision 3-dimensional(3D)手术导航系统。理论上来说,手术导航系统可在术中直接显示目标散光轴位,减少术前较复杂的标记步骤及手工标记的人为误差,同时可以提高散光矫正的准确性。但是在角膜散光切开术的应用中,目前未见详细的临床研究结果

报道。

三、术中波前像差测量系统辅助定位

目前唯一上市的术中波前像差测量系统,是 ORA 系统(Optiwave Refractive Analysis, ORA)。该设备可在术中吸除混浊晶状体后,在无晶状体眼的状态下进行测量,可提供植入 IOL 的度数,确定散光轴位、角膜松解切口的范围,还提供术眼的柱镜、球镜残留情况。目前 ORA 系统在国内还不能使用,在角膜散光切开术的应用中,目前未见详细的临床研究结果报道。

总结与展望

如今,在白内障手术中如何矫正术前角膜散光以让患者术后最大可能脱镜是手术医生关注的热点。随着科技的进步,治疗白内障术前角膜散光的方法也在不断更新。手工角膜切口矫正散光术简单、易行、经济、安全有效,是白内障合并角膜散光治疗的一种选择。飞秒激光辅助 CRIs 具有明显的可复制性、精确性和安全性,但目前因其费用较高,尚未成为主流手术。两种方法远期有效性和稳定性仍需长期临床研究进一步验证。

(曹丹敏　Douglas D. Koch　Li Wang.)

参 考 文 献

1. Liu Z F-Sha X,Sha X F-,et al. Toric intraocular lens vs. peripheral corneal relaxing inci-sions to correct astig-matism in eyes undergoing cataract surgery. Eye Sci,2014,29(4):198-203.

2. Elder SS AD. Ophthalmic optics and refraction. System of ophthalmology. Mosby,1970:274-295.

3. Hayashi K,Manabe S-i,Yoshida M,et al. Effect of astigmatism on visual acuity in eyes with a diffractive multifo-cal intraocular lens. Journal of Cataract & Refractive Surgery,2010,36(8):1323-1329.

4. Hoffmann PC,Hütz WW. Analysis of biometry and prevalence data for corneal astigmatism in 23 239 eyes. Jour-nal of Cataract & Refractive Surgery. 2010,36(9):1479-1485.

5. Lindstrom RL. The surgical correction of astigmatism:a clinician's perspective. Journal of Refractive Surgery, 1990,6(6):441-454.

6. SP T. Theory behind corneal relaxing incision/Thornton nomogram. Sutureless cataract surgery. Thorofare,NJ: Slack,1992:123-144.

7. Wang L,Misra M F,Koch DD,et al. Peripheral corneal relaxing incisions combined with cataract surgery. J Cata-ract Refract Surg,2003,29:712-722.

8. Wu E. Femtosecond-assisted astigmatic keratotomy. Int Ophthalmol Clin,2011,51(2):77-85.

9. Al-Mohtaseb Zaina VB,Wang L. Impact of Posterior Corneal Astigmatism on Astigmatism Management during Cataract Surgery. Curbside Consultation in Refractive and Lens-Based Surgery,2014.

10. Yang J,Wang X,Zhang H,et al. Clinical evaluation of surgery-induced astigmatism in cataract surgery using 2.2mm or 1.8mm clear corneal micro-incisions. Int J Ophthalmol,2017,10(1):68-71.

11. Leon P,Pastore MR,Zanei A,et al. Correction of low corneal astigmatism in cataract surgery. Int J Ophthalmol, 2015,8(4):719-724.

12. Rubenstein JB,Raciti M. Approaches to corneal astigmatism in cataract surgery. Curr Opin Ophthalmol,2013, 24(1):30-34.

13. Nanavaty MA,Bedi KK,Ali S,et al. Toric Intraocular Lenses Versus Peripheral Corneal Relaxing Incisions for

Astigmatism Between 0. 75 and 2. 5 Diopters During Cataract Surgery. Am J Ophthalmol,2017,180:165-177.

14. Ruckl T,Dexl Ak Fau-Bachernegg A,Bachernegg A Fau-Reischl V,et al. Femtosecond laser-assisted intrastromal arcuate keratotomy to reduce corneal astigmatism. J Cataract Refract Surg,2013,39(4):528-538.

15. Poole TR,Ficker LA. Astigmatic keratotomy for post-keratoplasty astigmatism. J Cataract Refract Surg,2006,32(7):1175-1179.

16. Chang JSM. Femtosecond laser-assisted astigmatic keratotomy:a review. Eye and Vision,2018,12(3):5-6.

17. Wang L,Zhang S,Zhang Z,et al. Femtosecond laser penetrating corneal relaxing incisions combined with cataract surgery. J Cataract Refract Surg,2016,42(7):995-1002.

18. Hoffart L,Proust H Fau-Matonti F,Matonti F Fau-Conrath J,et al. Correction of postkeratoplasty astigmatism by femtosecond laser compared with mechanized astigmatic keratotomy. Am J Ophthalmol,2009,147:779-787.

19. Wang J,Zhao J,Xu J,et al. Evaluation of the effectiveness of combined femtosecond laser-assisted cataract surgery and femtosecond laser astigmatic keratotomy in improving post-operative visual outcomes. BMC Ophthalmology,2018,18:161.

20. Day AC,Lau NM,Stevens JD. Nonpenetrating femtosecond laser intrastromal astigmatic keratotomy in eyes having cataract surgery. J Cataract Refract Surg,2016,42(1):102-109.

21. Roberts HW,Wagh VK,Sullivan DL,et al. Refractive outcomes after limbal relaxing incisions or femtosecond laser arcuate keratotomy to manage corneal astigmatism at the time of cataract surgery. J Cataract Refract Surg,2018,44(8):955-963.

22. Kankariya Vp Fau-Diakonis VF,Diakonis Vf Fau-Kymionis GD,Kymionis Gd Fau-Yoo SH,et al. Anterior gas breakthrough during femtosecond intrastromal astigmatic keratotomy (FISK). J Refract Surg,2014,30:511-513.

23. JD S. Astigmatic excimer laser treatment:theoretical effects of axis misalignment. Eur J Implant Ref Surg. 1994,6:310-318.

第七章

Toric IOL 设计原理及概述

导　语

　　1992 年,Shimizu[1]等人设计出了世界上第一枚 Toric IOL,用于白内障手术中矫正角膜散光。这款 3 片式人工晶状体是由不可折叠的聚甲基丙烯酸甲酯(PMMA)材料制成,需要 5.7mm 切口植入,可矫正 2~3D 的角膜散光。1994 年,第一款折叠型 1 片式 Toric IOL 问世,该人工晶状体是由硅凝胶材料制成,可以通过约 3.2mm 切口植入眼内[2,3]。自 1994 年以来,众多人工晶状体生产商在 Toric IOL 的制造上取得了许多进步,包括采用新型材料、改进人工晶状体设计及提高散光矫正度数等。这些技术上的革新提高了 Toric IOL 旋转稳定性和散光矫正功能,从而改善白内障术后的视觉质量。本章节将从 Toric IOL 的设计原理、类型、相关生物学特性及临床应用等方面对不同品牌 Toric IOL 加以介绍。

关键词

角膜,散光,Toric IOL

第一节　Toric IOL 设计及制作原理简述

一、Toric IOL 矫正散光原理

　　图 7-1-1 为已经摘除晶状体的人眼模型。角膜在第一子午线(横向)上具有第一曲率(半径极小值,即 K2),在第二子午线(纵向)上具有第二曲率(半径极大值,即 K1)。其余子午线上的曲率半径均介于两者之间,随着径向角度渐进分布。当光线经过所有子午线时,由于各子午线的曲率不同,各成像点均落在了前焦线(光线经过第一子午线形成的焦线)及后焦线(光线经过第二子午线形成的焦线)之间。因此,前后两个焦线之间的距离反映了角膜散光的程度。

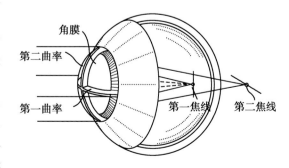

图 7-1-1　角膜散光人眼模型

与单焦点球面/非球面 IOL 不同,Toric IOL 采用了环曲面设计。环曲面 IOL 与角膜一样具有第一曲率和第二曲率,即环曲面 IOL 也有散光,但是其大小及轴向与角膜相反,从而抵消了角膜相应子午线上的散光,使第一曲率和第二曲率产生的前后焦线能互相重合并汇集到视网膜上。

图 7-1-2 为植入 Toric IOL 的人眼模型。Toric IOL 在纵向子午线上有第一曲率(半径极小值,即陡轴),在横向子午线上有第二曲率(半径极大值,即平轴),以抵消角膜散光。例如,一位白内障合并散光的患者,角膜散光为 -1.0D@ 90°,通过计算需植入 IOL 的等效球镜为 +18D,柱镜度数为 1.5D(IOL 平面)。若该患者未选择 Toric IOL,即植入 +18D 的常规 IOL,尽管术后残留等效球镜为 0,但理论上会残留约 +0.5DS/-1.0DC×90 混合散光。若该患者植入 Tor-

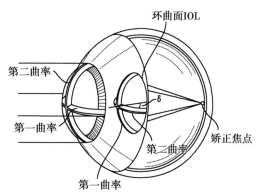

图 7-1-2　植入 Toric IOL 人眼模型

ic IOL,则该 Toric IOL 的等效球镜仍为 +18D,第一曲率(陡轴)为 18.75D,第二曲率(平轴)为 17.25D,理论上术后残留屈光度为 0,散光也基本被矫正。

二、环曲面 IOL 设计及加工原理

1. 设计　环曲面设计的 Toric IOL 在 K1 轴向上的屈光力是主镜屈光力(球镜),K2 轴向上的屈光力是柱镜屈光力。主镜和柱镜屈光力的平均值被称为等效球镜度数,用 SE 表示;主镜和柱镜屈光力差值的绝对值被称为柱镜度数,用 CYL 表示。主镜轴位理论上在 0°～180°范围内可任意取值,但主镜轴位和柱镜轴位需互相垂直,夹角在 90°±5°范围内。Toric IOL 需要将主镜轴位(K1 轴位)标记在环曲面表面,标记位通常用排列的小圆点或短线表示,标记位与真实主镜轴位(K1 轴位)误差应≤5°。标记位示例如图 7-1-3 所示。

Toric IOL 的一面采用环曲面设计,另一面则可以有多种选择:球面、非球面或环曲面等。

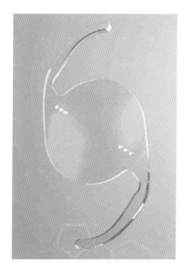

图 7-1-3　标记位示意

另一面采用球面或非球面设计者,即单环曲面 Toric IOL,其柱镜度数仅附加在 IOL 前/后表面,相同柱镜度数下,IOL 前/后表面的弧度起伏较双环曲面设计更大(图 7-1-4)。双环曲面 Toric IOL 则是将柱镜度数平均分配到 IOL 的前后表面,IOL 前后表面弧度基本一致,且较为平缓,因此双环曲面 Toric IOL 设计矫正散光度数会更高(图 7-1-5)。

2. 加工　Toric IOL 的加工分为车床光学表面加工和铣床外形轮廓加工。车床光学表面加工基于超精密金刚石单点切削技术。环曲面的光学面是非旋转对称的,特征参数是主镜方向和柱镜方向的曲率半径,同时也要将标记点或短线的位置以坐标的形式导入到软件中。光学区外轮廓剖面图在 AutoCAD 中生成,并导入到车床程序生成软件中。图 7-1-6 为车床软件程序界面,金刚石刀具将沿着图中的蓝色轨迹,按要求将 IOL 原材料切削形成

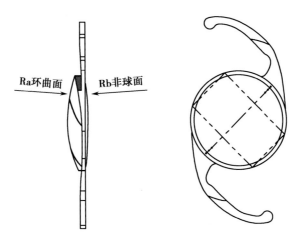

图 7-1-4　单环曲面 Toric IOL

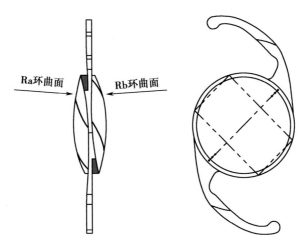

图 7-1-5　双环曲面 Toric IOL

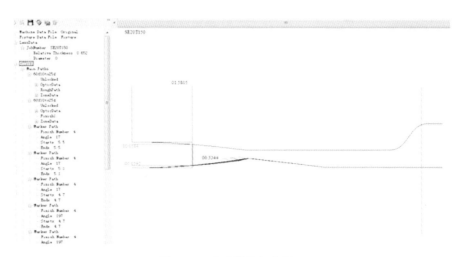

图 7-1-6　车床软件程序界面

具有光学表面的圆片（图 7-1-7）。铣床外形轮廓加工系统的机械坐标系的中心被设定为 IOL 光学区的圆心，在确定了相应的位置后，加工系统在冷风机的配合下，可以铣削出理想的襻形。图 7-1-8 为工作中的铣床。

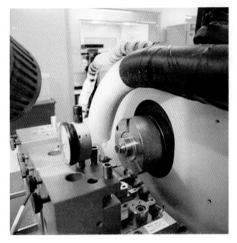

图 7-1-7　金刚石车床

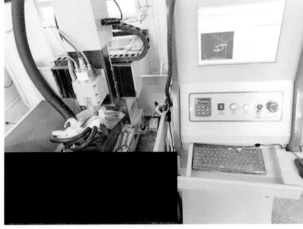

图 7-1-8　铣床

3. 检测　Toric IOL 的质量控制主要体现在光焦度、成像质量、物理标记、K1 与 K2 方向的垂直度四个指标参数。这四个指标参数中的物理标记是指 K1 方向的标记，使用光学测量仪测量 K1 的方向，然后与物理标记进行对比，要求两者的误差控制在 ±5° 的范围内；其他的三个指标参数都是同时涉及 K1、K2 两个方向，需要分别测量 K1、K2 方向的屈光力、成像质量和 K1 与 K2 方向之间的夹角，根据测量的屈光力数据计算等效球镜度和柱镜度，要求等效球镜度、柱镜度和 K1、K2 方向的成像质量同时合格，同时也要求 K1 与 K2 方向之间的夹角控制在 90°±5° 的范围内。常用的检测仪器通常是采用放大率原理的焦距测量仪或是波前像差原理的光焦度测量仪。

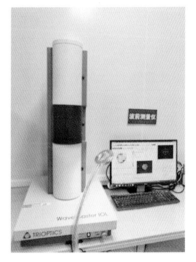

图 7-1-9　WAVEMASTER 波前测试仪

使于 WAVEMASTER 波前测试仪（图 7-1-9），对 Toric IOL 光学性能进行测试，在空气中可以得到 IOL 的波前分布情况（图 7-1-10）。对于 Toric IOL，波前像差是典型的马鞍型，在 ISO11797 国标眼模型中分别测量 3mm 孔径光栏下，主镜轴向和柱镜轴向两个焦线的成像质量和组合焦距，测试结果显示，Toric IOL 在上述两个轴向上具有极佳的成像质量（图 7-1-11 和图 7-1-12）。在模拟眼中测试时，3mm 孔径下 Toric IOL 可表现出接近衍射极限的成像质量。

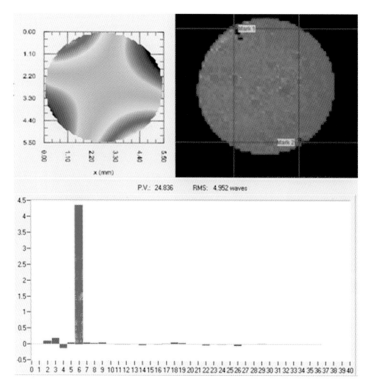

图 7-1-10 WAVEMASTER 波前分析

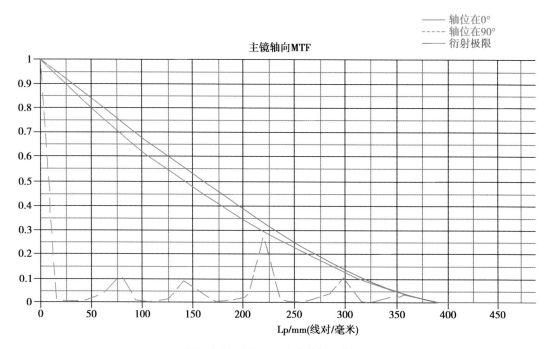

图 7-1-11 Toric IOL 主镜轴向 MTF

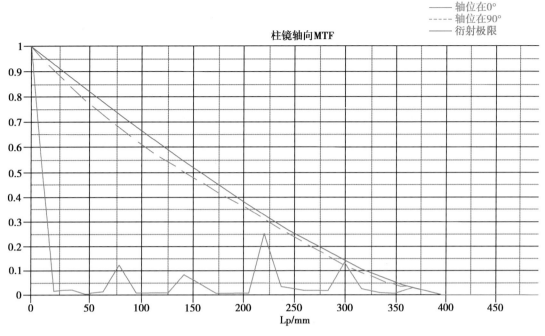

图 7-1-12　Toric IOL 柱镜轴向 MTF

第二节　Toric IOL 类型及相关生物学特性

目前,Toric IOL 按焦点数量大致分为单焦点及多焦点两大类。不同厂家 Toric IOL 由于采用的材料、光学面和襻设计及制造工艺的不同,IOL 平面附加球镜度数、柱镜度数、植入切口大小及 A 常数均有较大差异。目前临床上常见的 Toric IOL 类型及相关生物学特性归纳如下:

一、单焦点 Toric IOL

1. Alcon Acrysof Toric IOL(表 7-2-1,图 7-2-1)

IOL 型号:SN6AT2~T9

IOL 材料:疏水性丙烯酸酯

IOL 设计:改良 L 型襻

IOL 直径:13.0mm

IOL 非球面设计:是

IOL 球镜度数范围:+6.0~+30.0D(0.5D 递增)

IOL 平面柱镜度数范围:1.0~6.0D(T2~T3:0.5D 递增;T3~T9:0.75D 递增)

切口大小:2.2mm

表 7-2-1　Acrysof Toric IOL 计算相关常数

US:119.0		
IOLMaster		
SRK/T	A	119.2
SRK Ⅱ	A	119.3
Hoffer Q	pACD	5.81
Holladay I	SF	1.98
Haigis	a0	−0.323
	a1	0.213
	a2	0.208

该 A 常数由人工晶状体制造商及 ULIB 网站提供

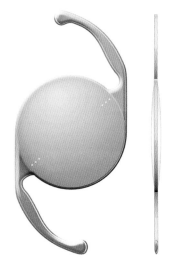

图 7-2-1　Acrysof Toric

2. Tecnis Toric IOL(表 7-2-2,图 7-2-2)

IOL 型号:ZCT100~T400

IOL 材料:疏水性丙烯酸酯

IOL 设计:C 型襻

IOL 直径:13.0mm

IOL 非球面设计:是

IOL 球镜度数范围:+5.0~+34.0D(0.5D 递增)

IOL 平面柱镜度数范围:1.0~4.0D(T100:1.0D;T150:1.5D;T225:2.25D;T300:3.0D;T400:4.0D)

切口大小:2.2mm

表 7-2-2　Tecnis Toric IOL 计算相关常数

US:118.8		
IOLMaster		
SRK/T	A	119.3
SRK Ⅱ	A	119.6
Hoffer Q	pACD	5.80
Holladay I	SF	2.02
Haigis	a0	−1.302
	a1	0.210
	a2	0.251

该 A 常数由人工晶状体制造商提供

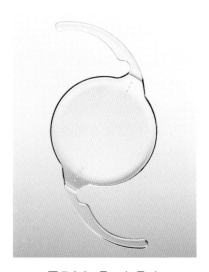

图 7-2-2　Tecnis Toric

3. Carl Zeiss Meditec AT Torbi IOL(表 7-2-3,图 7-2-3)

IOL 型号:709M/MP

IOL 材料:疏水性表面修饰的亲水性丙烯酸酯

IOL 设计:板状襻

IOL 直径:11.0mm

IOL 非球面设计:是

IOL 球镜度数范围:-10.0~+32.0D(0.5D 递增)

IOL 平面柱镜度数范围:1.0~12.0D(0.5D 递增)

切口大小:1.8mm

表 7-2-3　AT Torbi IOL 计算相关常数

US:118.3		
IOLMaster		
SRK/T	A	118.5
SRKⅡ	A	118.3
Hoffer Q	pACD	5.37
Holladay I	SF	1.59
Haigis	a0	1.13
	a1	0.4
	a2	0.1

该 A 常数由人工晶状体制造商及 ULIB 网站提供

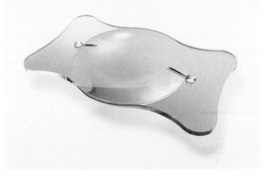

图 7-2-3　AT Torbi

4. Oculentis Lentis Tplus IOL(表 7-2-4,图 7-2-4)

IOL 型号:LS-313 T0~T6

IOL 材料:疏水性表面修饰的亲水性丙烯酸酯

IOL 设计:板状襻

IOL 直径:11.0mm

IOL 非球面设计:是

IOL 球镜度数范围:+10.0~+30.0D(0.5D 递增)

IOL 平面柱镜度数范围:0.75~5.25D(0.75D 递增)

切口大小:2.4mm

表 7-2-4　Lentis Tplus IOL 计算相关常数

US:118.0		
IOLMaster		
SRK/T	A	118.2
SRKⅡ	A	118.2
Hoffer Q	pACD	5.18
Holladay I	SF	1.37
Haigis	a0	0.97
	a1	0.40
	a2	0.10

该 A 常数由人工晶状体制造商提供

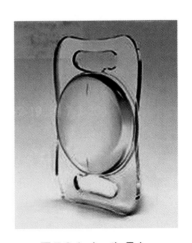

图 7-2-4　Lentis Tplus

5. Oculentis Lentis Tplus(X) IOL(表 7-2-5,图 7-2-5)

IOL 型号:LU-313 T/TY

IOL 材料:疏水性表面修饰的亲水性丙烯酸酯

IOL 设计:板状襻

IOL 直径:11.0mm

IOL 非球面设计:是

IOL 球镜度数范围:-10.0~+35.0D(0.01D 递增)

IOL 平面柱镜度数范围:0.25~12D(0.01D 递增)

切口大小:2.4mm

表 7-2-5　Lentis Tplus(X) IOL 计算相关常数

US:118.0		
IOLMaster		
SRK/T	A	118.2
SRK II	A	118.2
Hoffer Q	pACD	5.18
Holladay I	SF	1.37
Haigis	a0	0.97
	a1	0.40
	a2	0.10

该 A 常数由人工晶状体制造商提供

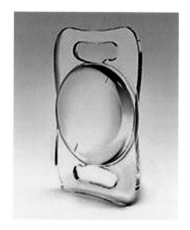

图 7-2-5　Lentis Tplus(X)

6. Hoya Vivinex Toric IOL(表 7-2-6,图 7-2-6)

IOL 型号:XY1A T2~T9

IOL 材料:疏水性丙烯酸酯

IOL 设计:C 型襻

IOL 直径:13.0mm

IOL 非球面设计:是

IOL 球镜度数范围:+10.0~+30.0D(0.5D 递增)

IOL 平面柱镜度数范围:1.0~6.0D(T2~T3:0.5D 递增;T3~T9:0.75D 递增)

切口大小:1.8mm

表 7-2-6　Vivinex Toric IOL 计算相关常数

US:118.9		
IOLMaster		
SRK/T	A	119.2
SRK II	A	119.5
Hoffer Q	pACD	5.74
Holladay I	SF	1.98
Haigis	a0	-0.905
	a1	0.230
	a2	0.229

该 A 常数由人工晶状体制造商提供

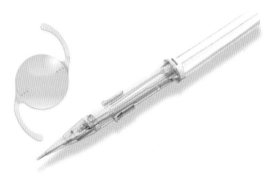

图 7-2-6　Vivinex Toric

7. Rayner Rayone Toric IOL(表 7-2-7,图 7-2-7)

IOL 型号:RAO610T

IOL 材料:亲水性丙烯酸酯

IOL 设计:C 型襻

IOL 直径:12.5mm

IOL 非球面设计:是

IOL 球镜度数范围:-9.5~+34.5D(0.5D 递增)

IOL 平面柱镜度数范围:1.0~11.0D(0.5D 递增)

切口大小:2.2mm

表 7-2-7 Rayone Toric IOL 计算相关常数

US:118.0		
IOLMaster		
SRK/T	A	118.6
SRK Ⅱ	A	/
Hoffer Q	pACD	5.32
Holladay I	SF	1.56
Haigis	a0	1.17
	a1	0.4
	a2	0.1

该 A 常数由人工晶状体制造商提供

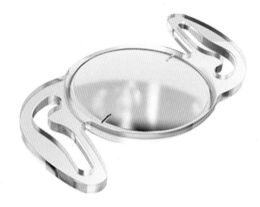

图 7-2-7 Rayone Toric

8. Rayner T-flex IOL(表 7-2-8,图 7-2-8)

IOL 型号:573T/623T

IOL 材料:亲水性丙烯酸酯

IOL 设计:C 型襻

IOL 直径:12.0mm(573T)/12.5mm(623T)

IOL 非球面设计:是

IOL 球镜度数范围:-10.0~+35.0D(0.5D 递增)

IOL 平面柱镜度数范围:1.0~11.0D(0.5D 递增)

切口大小:<2.0mm

表 7-2-8 T-flex IOL 计算相关常数

US:118.0		
IOLMaster		
SRK/T	A	118.6

该 A 常数由人工晶状体制造商提供

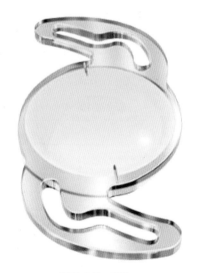

图 7-2-8 T-flex

9. Bausch and Lomb enVista Toric IOL(表 7-2-9,图 7-2-9)

IOL 型号:MX60T

IOL 材料:疏水性丙烯酸酯

IOL 设计:改良 C 型襻

IOL 直径:12. 5mm

IOL 非球面设计:是

IOL 球镜度数范围:+6. 0~+30. 0D(0. 5D 递增)

IOL 平面柱镜度数范围:1. 25~5. 75D(0. 75D 递增)

切口大小:1. 8mm

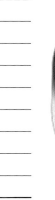

表 7-2-9 enVista Toric IOL 计算相关常数

US:118. 0		
IOLMaster		
SRK/T	A	119. 2
SRK II	A	/
Hoffer Q	pACD	5. 68
Holladay I	SF	1. 91
Haigis	a0	1. 46
	a1	0. 4
	a2	0. 1

该 A 常数由人工晶状体制造商提供

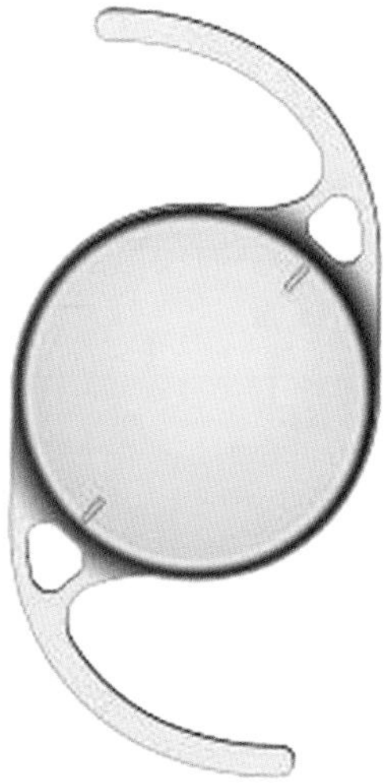

图 7-2-9 enVista Toric

10. Proming Toric IOL(表 7-2-10,图 7-2-10)

IOL 型号:AT1~T6BH

IOL 材料:疏水性丙烯酸酯

IOL 设计:改良 L 型襻

IOL 直径:13. 0mm

IOL 非球面设计:是

IOL 球镜度数范围:+5. 0~+36. 0D(0. 5D 递增)

IOL 平面柱镜度数范围:1. 0~4. 5D(T1~T2:0. 5D 递增;T2~T6:0. 75D 递增)

切口大小:2. 4mm

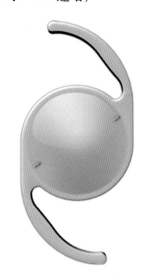

表 7-2-10 Proming Toric IOL 计算相关常数

US:118. 4		
IOLMaster		
SRK/T	A	119. 2
SRK II	A	119. 6
Hoffer Q	pACD	5. 67
Holladay I	SF	1. 90
Haigis	a0	2. 03
	a1	0. 4
	a2	0. 1

该 A 常数由人工晶状体制造商提供

图 7-2-10 Proming Toric

二、多焦点 Toric IOL

1. Alcon Acrysof IQ Restor Toric IOL（表 7-2-11，表 7-2-12，图 7-2-11）

IOL 型号：SV25T2～T6/SND1T2～T6

IOL 材料：疏水性丙烯酸酯

IOL 设计：改良 L 型襻

IOL 直径：13.0mm

多焦技术：利用衍射技术形成远近双焦点

近焦点附加度数：+2.5D（SV25T2～T6）或+3.0D（SND1T2～T6）

IOL 非球面设计：是

IOL 球镜度数范围：+6.0～+30.0D（0.5D 递增）

IOL 平面柱镜度数范围：1.0～3.75D（T2～T3：0.5D 递增；T3～T6：0.75D 递增）

切口大小：2.2mm

图 7-2-11　Acrysof IQ Restor Toric

表 7-2-11　Acrysof IQ Restor Toric （SV25T2～T6）IOL 计算相关常数

US：119.1

IOLMaster

SRK/T	A	119.5
SRK Ⅱ	A	119.8
Hoffer Q	pACD	5.82
Holladay I	SF	2.07
Haigis	a0	1.66
	a1	0.4
	a2	0.1

该 A 常数由人工晶状体制造商及 ULIB 网站提供

表 7-2-12　Acrysof IQ Restor Toric （SND1T2～T6）IOL 计算相关常数

US：118.9

IOLMaster

SRK/T	A	119.0
SRK Ⅱ	A	119.1
Hoffer Q	pACD	5.64
Holladay I	SF	1.84
Haigis	a0	−0.385
	a1	0.197
	a2	0.204

该 A 常数由人工晶状体制造商及 ULIB 网站提供

2. Tecnis Multifocal Toric IOL（表 7-2-13，图 7-2-12）

IOL 材料：疏水性丙烯酸酯

IOL 型号：ZMT150～T400

IOL 设计：C 型襻

IOL 直径：13.0mm

多焦技术：利用衍射技术形成远近双焦点

近焦点附加度数：+4.0D

IOL 非球面设计：是

IOL 球镜度数范围：+5.0～+34.0D（0.5D 递增）

IOL 平面柱镜度数范围:1.5~4.0D(T150~T300:0.75D 递增;T300~T400:1.0D 递增)

切口大小:2.2mm

表 7-2-13　Tecnis Multifocal Toric IOL 计算相关常数

US:118.8		
IOLMaster		
SRK/T	A	119.3
SRK Ⅱ	A	119.6
Hoffer Q	pACD	5.80
Holladay I	SF	2.02
Haigis	a0	−1.302
	a1	0.210
	a2	0.251

该 A 常数由人工晶状体制造商提供

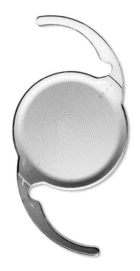

图 7-2-12　TECNIS multifocal Toric

3. Tecnis Symfony Toric IOL(表 7-2-14,图 7-2-13)

IOL 材料:疏水性丙烯酸酯

IOL 型号:ZXT150~T375

IOL 设计:C 型襻

IOL 直径:13.0mm

多焦技术:利用衍射技术增加景深

近焦点附加度数:+1.75D

IOL 非球面设计:是

IOL 球镜度数范围:+5.0~+34.0D(0.5D 递增)

IOL 平面柱镜度数范围:1.5~3.75D(0.75D 递增)

切口大小:2.2mm

表 7-2-14　Tecnis Symfony Toric IOL 计算相关常数

US:118.8		
IOLMaster		
SRK/T	A	119.3
SRK Ⅱ	A	119.6
Hoffer Q	pACD	5.80
Holladay I	SF	2.02
Haigis	a0	−1.302
	a1	0.210
	a2	0.251

该 A 常数由人工晶状体制造商提供

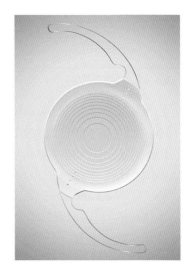

图 7-2-13　TECNIS Symfony Toric

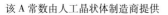

4. **Carl Zeiss Meditec AT LISA Toric IOL**(表 7-2-15,图 7-2-14)

　　IOL 型号:909M/MP

　　IOL 材料:疏水性表面修饰的亲水性丙烯酸酯

　　IOL 设计:板状襻

　　IOL 直径:11.0mm

　　多焦技术:利用衍射技术形成远近双焦点

　　近焦点附加度数:+3.75D

　　IOL 非球面设计:是

　　IOL 球镜度数范围:-10.0~+32.0D(0.5D 递增)

　　IOL 平面柱镜度数范围:1.0~12.0D(0.5D 递增)

　　切口大小:1.8mm

表 7-2-15　AT LISA Toric IOL 计算相关常数

US:118.3		
IOLMaster		
SRK/T	A	118.4
SRK Ⅱ	A	118.2
Hoffer Q	pACD	5.30
Holladay I	SF	1.50
Haigis	a0	1.02
	a1	0.4
	a2	0.1

该 A 常数由人工晶状体制造商及 ULIB 网站提供

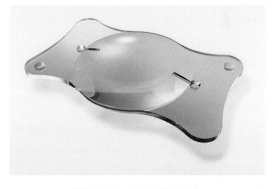

图 7-2-14　AT LISA Toric

5. **Carl Zeiss Meditec AT LISA tri Toric IOL**(表 7-2-16,图 7-2-15)

　　IOL 型号:939M/MP

　　IOL 材料:疏水性表面修饰的亲水性丙烯酸酯

　　IOL 设计:板状襻

　　IOL 直径:11.0mm

　　多焦技术:利用衍射技术形成远中近三焦点

　　近焦点附加度数:+3.33D(近距离);+1.66D(中距离)

　　IOL 非球面设计:是

　　IOL 球镜度数范围:-10.0~+32.0D(0.5D 递增)

　　IOL 平面柱镜度数范围:1.0~12.0D(0.5D 递增)

　　切口大小:1.8mm

表 7-2-16　AT LISA tri Toric IOL 计算相关常数

US:118.8		
IOLMaster		
SRK/T	A	118.5
SRK Ⅱ	A	118.5
Hoffer Q	pACD	5.28
Holladay I	SF	1.51
Haigis	a0	0.96
	a1	0.4
	a2	0.1

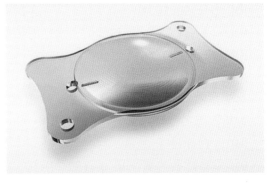

图 7-2-15　AT LISA tri Toric

该 A 常数由人工晶状体制造商及 ULIB 网站提供

6. Carl Zeiss Meditec AT LARA Toric IOL(表 7-2-17,图 7-2-16)

IOL 型号:929M/MP

IOL 材料:疏水性表面修饰的亲水性丙烯酸酯

IOL 设计:板状襻

IOL 直径:11.0mm

多焦技术:利用衍射技术延长景深

近焦点附加度数:+1.9D(近距离);+0.95D(中距离)

IOL 非球面设计:是

IOL 球镜度数范围:−8.0~+32.0D(0.5D 递增)

IOL 平面柱镜度数范围:1.0~12.0D(0.5D 递增)

切口大小:1.8mm

表 7-2-17　AT LARA Toric IOL 计算相关常数

US:118.5		
IOLMaster		
SRK/T	A	118.3
SRK Ⅱ	A	/
Hoffer Q	pACD	5.07
Holladay I	SF	1.37
Haigis	a0	0.801
	a1	0.4
	a2	0.1

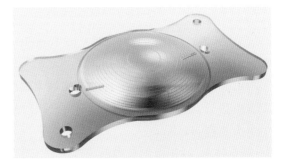

图 7-2-16　AT LARA Toric

该 A 常数由人工晶状体制造商及 ULIB 网站提供

7. Oculentis Lentis Mplus Toric IOL(表 7-2-18,图 7-2-17,图 7-2-18)

IOL 型号:LU-313 MF30T/Y;LU-313 MF20T/Y;LU-313 MF15T/Y

IOL 材料:疏水性表面修饰的亲水性丙烯酸酯

IOL 设计:板状襻

IOL 直径:11.0mm

多焦技术:利用区域折射技术形成远近双焦点

近焦点附加度数:+3.0D(近距离);+2.0D 或+1.5D(中距离)

IOL 非球面设计:是

IOL 球镜度数范围:+0.0~+36.0D(0.01D 递增)

IOL 柱镜度数范围:0.25~12.0D(0.01D 递增)

(IOL 球镜度数+柱镜度数需<40D)

切口大小:2.0/2.4mm

表 7-2-18 Lentis Mplus Toric IOL 计算相关常数

US:118.0		
IOLMaster		
SRK/T	A	118.2
SRK Ⅱ	A	118.2
Hoffer Q	pACD	5.11
Holladay I	SF	1.33
Haigis	a0	0.87
	a1	0.4
	a2	0.1

该 A 常数由人工晶状体制造商提供

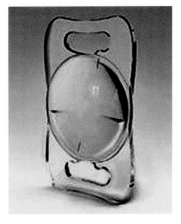

图 7-2-17 Lentis Mplus Toric 1

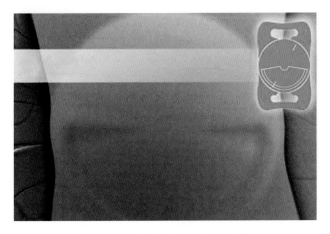

图 7-2-18 Lentis Mplus Toric 2

8. Oculentis Lentis Mplus (X) Toric IOL(表 7-2-19,图 7-2-19,图 7-2-20)

IOL 型号:LU-313 MF30T/Y

IOL 材料:疏水性表面修饰的亲水性丙烯酸酯

IOL 设计:板状襻

IOL 直径:11.0mm

多焦技术:利用区域折射技术形成远/近或远/中双焦点

近焦点附加度数:+3.0D(近距离)

IOL 非球面设计:是

IOL 球镜度数范围:+0.0~+36.0D(0.01D 递增)

IOL 平面柱镜度数范围:0.25~12.0D(0.01D 递增)

(IOL 球镜度数+柱镜度数需<40D)

切口大小:2.0/2.4mm

表 7-2-19　Lentis Mplus(X)Toric IOL 计算相关常数

US:118.0		
IOLMaster		
SRK/T	A	118.2
SRK II	A	118.2
Hoffer Q	pACD	5.11
Holladay I	SF	1.33
Haigis	a0	0.87
	a1	0.4
	a2	0.1

该 A 常数由人工晶状体制造商提供

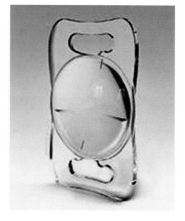

图 7-2-19　Lentis Mplus(X)Toric 1

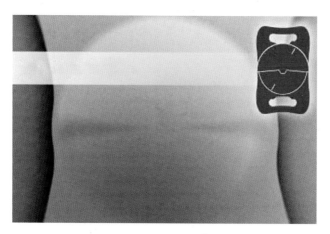

图 7-2-20　Lentis Mplus(X)Toric 2

9. Oculentis Lentis Comfort Toric IOL(表 7-2-20,图 7-2-21)

IOL 型号:LS-313 MF15T0~T6

IOL 材料:疏水性表面修饰的亲水性丙烯酸酯

IOL 设计:板状襻

IOL 直径:11.0mm

多焦技术:利用区域折射技术增加景深

近焦点附加度数:+1.5D(中距离)

IOL 非球面设计:是

IOL 球镜度数范围:+10.0~+30.0D(0.5D 递增)

IOL 平面柱镜度数范围:0.75~5.25D(0.75D 递增)

切口大小:2.0/2.4mm

表 7-2-20　Lentis Comfort Toric IOL 计算相关常数

US:118.0		
IOLMaster		
SRK/T	A	118.2
SRK Ⅱ	A	118.2
Hoffer Q	pACD	5.11
Holladay I	SF	1.33
Haigis	a0	0.87
	a1	0.4
	a2	0.1

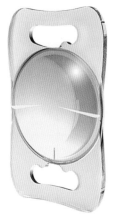

图 7-2-21　Lentis Comfort Toric

该 A 常数由人工晶状体制造商提供

其他 Toric IOL 类型及相关生物学特性归纳如下(表 7-2-21,表 7-2-22)。

表 7-2-21　单焦点散光矫正型 IOL 类型及生物学特性

Toric IOL 型号	IOL 材质	IOL 设计	IOL 直径/mm	IOL 非球面设计	IOL 球镜度数范围/D	IOL 柱镜度数范围/D	切口大小(mm)
Precizon toric	疏水性丙烯酸酯材质	板状襻	12.5	+	+1.0~+30.0	1.0~6.0 (0.50 递增)	2.2
Bi-Flex T toric	带疏水性表面的亲水性丙烯酸酯材质	C 型襻	13	+	−10.0~+35.0	1.0~24.0[†] (0.5/0.75/1.0 递增)	2.2
ANKORIS	亲水性丙烯酸酯材质	双 C 型襻	11.4	+	+6.0~+30.0	1.50~6.0 (0.75 递增)	≥2.0
Light-adjustable lens	带 PMMA 襻的硅凝胶材质	C 型襻	13.0	+	+17.0~+24.0	0.75~2.0	3.0
Supra Phob Toric	疏水性丙烯酸酯材质	C 型襻	13.0	+	+10.0~+30.0	1.5~6.0 (0.75 递增)	—
Torica	亲水性丙烯酸酯	C 型襻	12.5	+	−20.0~+40.0	1.0~20.0[†] (0.50 递增)	3.4
Morcher 89A	亲水性丙烯酸酯材质	囊袋夹持型襻	7.5	—	+10.0~+30.0	0.5~8.0 (0.25 递增)	2.5
Staar	硅凝胶材质	板状襻	10.8/11.2	—	+9.5~+28.5	2.0/3.5	2.8

[†]:部分高柱镜度数 IOL 需定制

表 7-2-22　多焦点散光矫正型 IOL 类型及生物学特性

Toric IOL 型号	IOL 材质	IOL 设计	IOL 直径/mm	多焦点技术	近焦点附加度数/D	IOL 非球面设计	IOL 球镜度数范围/D	IOL 柱镜度数范围/D	切口大小/mm
Fine Vision Toric	亲水性丙烯酸酯材质	双 C 型襻	11.4	利用衍射技术形成远中近三焦点	+3.5（近距离）+1.75（中距离）	+	+6.0~+35.0	1.0~6.0（0.5/0.75 递增）	≥2.0
Bi-Flex MT	疏水性丙烯酸酯材质	C 型襻	13.0	利用衍射技术形成远近双焦点	+3.5	+	+10.0~+35.0	1.0~6.0（0.5/0.75 递增）	2.2
M-flex T	带疏水性表面的亲水性丙烯酸酯材质	C 型襻	12.0/12.5	利用折射技术形成远近双焦点	+3.0/+4.0	+	+14.0~+32.0	1.5~6.0（0.5 递增）	<2.0
Torica Diff	亲水性丙烯酸酯	C 型襻	12.6	利用衍射技术形成远近双焦点	+3.50	+	+10.0~+30.0	1.0~6.0（0.5 递增）	3.4
Trulign toric	带聚酰亚胺襻的硅凝胶材质	C 型/板状襻	11.5	利用光学面与襻间的高活动度,通过眼内肌肉的收缩,舒张来调节看远,看近	+1.0	+	+4.0~+33D	1.25,2.00,2.75	1.8

第三节　常见 Toric IOL 临床应用概述

散光的矫正是屈光性白内障手术的重要内容之一。对于合并角膜散光的白内障患者,在术中植入球面或非球面人工晶状体,术后即使可实现等效球镜为平光,但仍可能因残留的混合性散光导致术后视觉质量不佳。因此,以 Toric IOL 植入术为代表的散光矫正在临床中应引起广泛重视。但面对患者较高的术后预期,如何有效植入 Toric IOL 仍是困扰许多临床医生的难题之一。本节将从患者筛选及各类常用 Toric IOL 临床效果评估等方面对这一问题加以介绍。

一、Toric IOL 的患者选择

术前严格的患者筛选、精准的测算和良好的医患沟通是获得良好视觉质量和患者满意度的基础,术前可以从以下方面评估:

1. 患者主观意愿

(1) 看远是否有摘镜需求,若高度近视患者选择术后预留近视,散光并非必需矫正[4,5]。

(2) 术前需告知患者术后实际屈光情况可能与术前规划存在偏差,可能出现过矫或欠矫等。

(3) 术前需告知患者术中如发生影响 Toric IOL 植入的并发症,需更改手术方案或改期手术。

2. 角膜评估

(1) 适合使用:术前规则性角膜散光≥0.75D[6]。但由于手术切口大小及位置的不同,部分术前散光<0.75D 的患者在手术源性散光(surgically induced astigmatism,SIA)的影响下术后会残留较大的散光,此类患者也属于 Toric IOL 的适用人群。对于计划植入多焦点 Toric IOL 患者,尤其应注意 SIA 对术前角膜散光的影响。

(2) 不适合使用:角膜不规则散光,如角膜瘢痕、角膜变性、圆锥角膜等[6]。

3. 存在以下情况需谨慎使用 Toric IOL

(1) 白内障伴有可能影响晶状体囊袋稳定性的情况,如晶状体悬韧带松弛或轻度离断、假性囊膜剥脱综合征等[7,8]。术中出现后囊膜破裂、玻璃体脱出等并发症需慎重植入。

(2) 轴性近视患者:眼轴 25~27mm 者植入 Toric IOL 表现出良好的术后视力及 IOL 囊袋内稳定性[9,10];眼轴>27mm 者,由于其眼轴长、囊袋直径大、植入人工晶状体厚度薄等原因,Toric IOL 植入后稳定性较差[4,6,11],应谨慎选择。对于长眼轴患者植入 Toric IOL,可考虑联合植入张力环和/或选择大直径 IOL(13mm),从而减少 IOL 术后移位[11,12]。

(3) 伴视网膜病变或合并后巩膜葡萄肿、眼轴测量误差大者。

(4) 翼状胬肉切除术后需观察 1 个月以上,待角膜曲率稳定后再进行选择[6]。

(5) 谨慎选择有青光眼、葡萄膜炎、虹膜疾病、瞳孔变形的患者。

(6) 对于角膜屈光手术后(如 RK、PRK、LASIK)患者,应详细评估术后角膜形态,视情况选择植入(详见第十二章)。

二、常见 Toric IOL 临床效果评估

1. Alcon Toric IOL

(1) Acrysof IQ Toric IOL:是目前使用最为广泛的散光矫正型人工晶状体。大量文献显

示 Acrysof IQ Toric IOL 可显著提高散光患者术后裸眼视力,且与相同材质的非球面 IOL 相比,对比敏感度及视觉质量无明显差异[13-15]。Holland[16] 对 256 例植入 SN6AT3~T5 的患者进行了 1 年的随访,IOL 平均旋转度为 3.8°(0°~20°)。而 Mingo-Botin[17] 等则证实 Acrysof IQ Toric IOL 对于散光的矫正效果明显好于角膜切口松解术。随着《我国散光矫正型人工晶状体临床应用专家共识(2017 年)》对于角膜散光矫正范围的确定,目前越来越多的医生开始关注低度角膜散光的矫正。一些研究证实,即使是低度散光,Acrysof Toric IOL 的视力预后仍明显优于单焦点人工晶状体[18,19]。Aujla[20] 等在角膜散光为 0.34~1.08D 的患者中植入 SN6AT2,术后平均残留散光仅为 0.26D。

(2) Acrysof IQ Restor Toric IOL(ART IOL):是我国首款上市应用的散光矫正型多焦点人工晶状体。冯珂[21] 等报道 ART IOL 植入术后裸眼远视力好于 0.3(logMAR)者达 93.5%,裸眼中视力及裸眼近视力好于 0.3(logMAR)者达 64.5%及 87.1%,脱镜率 85.7%。离焦曲线呈双峰状,分别在远焦点(0.00D)、近焦点(-2.50D)达至峰值,焦点深度为 2.00~3.50D,范围为 5.50D。90%以上患者术后残余散光度数在 1.0D 以内,术后 3 个月 ART IOL 平均旋转 2.95°±1.34°,93.5%术眼 IOL 旋转<5°,无 10°以上偏差。Lehmann[22] 等对 373 例双眼植入 ART IOL(+3.0D)的患者进行了为期 1 年的术后随访。受访者中实际残留散光与目标值相差<0.5D 者达 74.5%,<1.0D 者达 94.1%。其中 362 例患者在术后 1 年进行了 IOL 位置的评估,平均旋转度分别为 2.7°±5.8°(第一眼)及 2.2°±2.7°(第二眼),97.6%术眼 IOL 旋转<10°。

2. Johnson & Johnson Surgical Vision Toric IOL

(1) Tecnis Toric IOL:于 2013 年进入美国市场。Waltz[23] 等对 172 例植入 Tecnis Toric IOL 的患者进行了半年的随访。结果显示,Tecnis Toric IOL 显著降低了术眼角膜散光。在低度角膜散光患者中,实际残留散光与目标值相差<0.5D 者达 72.3%,<1.0D 者达 94.1%;在中高度散光患者中,两者比例则分别为 52.9%及 84.3%。在 IOL 稳定性方面,Tecnis Toric IOL 的平均旋转度为 2.70°~3.27°,94%以上的患者 IOL 旋转度≤5°[23,24]。但一项使用 Toric Results Analyzer 计算器(http://www.astigmatismfix.com/)进行的大样本分析显示,Tecnis Toric IOL 相较于 Acrysof IQ Toric IOL 更易于术后发生移位,且主要表现为逆时针旋转[25]。

(2) Tecnis Multifocal Toric IOL:Kretz[26] 等对 38 位(57 只眼)植入该 IOL 的患者进行了为期 2~4 个月的术后随访。在双眼植入的患者中,术后单眼及双眼裸眼全程视力均明显提高。单眼裸眼远视力及近视力≤0.3(logMAR)者达 91.7%及 95.7%,中、近距离脱镜率达 89.5%。该研究发现虽然直接追问是否存在视觉干扰现象时,63%的受访者表示存在不同程度的光晕、眩光及畏光现象,但 93.1%患者仍对术后视力表示较为满意。Marques[27] 等报道术后 6 个月残留散光为-0.44D±0.49D(0.00~1.25D),IOL 平均旋转度为 3.18°±3.28°,约 30%患者于术后出现中度或重度眩光现象。

(3) Tecnis Symfony Toric:是目前最新型的散光矫正型连续视程人工晶状体。研究结果显示[28],该 IOL 可显著提高术后单眼及双眼裸眼远、中、近视力,双眼裸眼中视力及近视力≤0.1(logMAR)者达 96%及 82%,脱镜率 50%。术后 3 个月实际残留散光与目标值相差<0.5D 者达 88%,<1.0D 者达 97%,IOL 平均旋转 2°,87% IOL 旋转<5°,96% IOL 旋转<10°。研究采用美国国立眼科研究所制定的视功能相关生存质量量表(NEI VFQ-25)对患者术后视功能及与之相关的生存质量进行评估。结果显示,患者总体生活质量的平均分数为 94.1±5.4 分。其中,远、近距离生活视力评分分别为 97.8±4.3 分和 91.7±10.8 分。在所有

与视力相关的子量表中,驾驶能力部分的评分虽然相对低,但平均分仍能达到令人满意的 87.5±14.1 分。89%患者未诉及眩光等视觉干扰现象。

3. Carl Zeiss Meditec Toric IOL

(1) AT Torbi IOL:与传统的 Toric IOL 相比,具有更丰富的等效球镜及柱镜度数储备,可为患者提供更为精确的 IOL 度数。研究显示[29],其术后 3 个月裸眼和矫正视力均明显改善,其中裸眼视力 ≤0.3(1ogMAR)者达 100%,≤0.1(1ogMAR)者达 78.9%,≤0.01(1ogMAR)者达 36.8%。术眼平均散光从术前 1.91D 下降至 0.54D,实际残留散光与目标值相差<0.5D 者达 86%,<1.0D 者达 95%。IOL 平均旋转度数为 1.81°(0.43°~5.36°),94.7% IOL 旋转≤5°。Kretz[30]等对 24 位(41 只眼)患者进行了为期 3 个月的随访,也得出了类似的结果,其 IOL 术后平均旋转度为 3.5°,无 1 例旋转超过 10°。Miháltz 对 AT Torbi IOL 及 Tecnis Toric IOL 进行了比较,两者术后裸眼视力无明显差异,但前者在球镜度数上的术后漂移更小,而后者则表现出更好的囊袋稳定性[24]。

(2) AT Lisa Toric IOL:Visser[31]等对 25 位(45 只眼)植入该 IOL 的白内障患者进行了为期 3 个月的随访,结果显示,患者裸眼远视力平均为 0.04(1ogMAR),其中≥20/40 者达 98%,中间距离及近距离视力平均为 0.2(1ogMAR)及 0.4(1ogMAR),视远及视近脱镜率为 95%及 79%,53%患者实现完全脱镜。术眼实际残留散光≤1.0D 者达 90%,IOL 平均旋转度数为 2°(0°~7°),93.3%IOL 旋转≤5°。与 Alcon ART IOL 相比,AT Lisa Toric IOL 在该研究中表现出更好的对比敏感度。Bellucci[32]等对 142 例(284 只眼)植入 AT Lisa Toric IOL 患者的术后视力进行了更为细致的评估。术后 6 个月,患者单眼的裸眼远、中、近距离视力分别为 0.16±0.22(1ogMAR),0.09±0.21(1ogMAR)及 0.21±0.22(1ogMAR);单眼矫正远、中、近距离视力为 0.04±0.15(1ogMAR),0.07±0.20(1ogMAR)及 0.08±0.16(1ogMAR);双眼矫正远、中、近距离视力为 0.00±0.09(1ogMAR),0.00±0.18(1ogMAR)及 0.07±0.14(1ogMAR)。在术后 3 个月和 6 个月时,95.8%IOL 旋转≤5°。

(3) AT Lisa tri Toric IOL:Piovella[33]在 2017 年开展了一项针对 114 例(227 只眼)植入 AT Lisa tri Toric IOL 患者的多中心研究,其中 113 例患者为双眼植入。通过为期 1 年的随访,结果显示,患者双眼裸眼远视力好于 0.3(1ogMAR)者达 99.0%,裸眼中视力及裸眼近视力好于 0.3(1ogMAR)者达 98.1%及 91.4%,视远、视中及视近脱镜率分别为 90.4%、95.2%及 73.1%。术眼实际残留散光≤0.5D 者达 79.7%,≤1.0D 者达 97.8%。93.8%IOL 的旋转度数≤5°。除了高频区间外,AT Lisa tri Toric IOL 表现出良好的对比敏感度。离焦曲线在远焦和近焦之间呈现出平滑过渡。约 7.5%患者在术后 3 个月仍存在较为明显的眩光现象,但 95%以上的患者在术后 1 年接受调查时认为残留的视觉干扰不会对正常生活造成影响。

总结与展望

众多人工晶状体制造商通过采用新型材料、改进设计等方式提高其术后视觉质量及 IOL 囊袋内稳定性。单焦点 Toric IOL 已被证明在显著提高裸眼视力、矫正角膜散光的同时不会对患者造成视觉干扰。随着对全程视力要求的不断提升,不同类型多焦点 Toric IOL 逐渐出现。此类新型的 Toric IOL 在临床应用中表现出良好的散光矫正能力,并能使患者获得优秀的远、中、近裸眼视力。随着对 Toric IOL 设计原理的不断改进、先进术前筛查设备的应用和更多临床资料的分析,可以帮助医生为合并角膜散光的白内障患者选择更为合适的

Toric IOL,从而获得更为理想的术后视觉质量。

(王艳 麻健勇 叶向彧)

参 考 文 献

1. Shimizu K, Misawa A, Suzuki Y. Toric intraocular lenses: Correcting astigmatism while controlling axis shift. Journal of Cataract & Refractive Surgery,1994,20(5):523-526.

2. Sun XY, Vicary D, Montgomery P, et al. Toric intraocular lenses for correcting astigmatism in 130 eyes. Ophthalmology,2000,107(9):1776-1781.

3. Ruhswurm I, Scholz U, Zehetmayer M, et al. Astigmatism correction with a foldable toric intraocular lens in cataract patients. J Cataract Refract Surg,2000,26(7):1022-1027.

4. Zhu X, He W, Zhang K, et al. Factors influencing 1-year rotational stability of AcrySof Toric intraocular lenses. Br J Ophthalmol,2016,100(2):263-268.

5. Chang DF. Repositioning technique and rate for toric intraocular lenses. J Cataract Refract Surg,2009,35(7): 1315-1316.

6. 中华医学会眼科学分会白内障与人工晶状体学组. 我国散光矫正型人工晶状体临床应用专家共识(2017年). 中华眼科杂志,2017,53(1):7-10.

7. Chan CC, Holland EJ. Management of astigmatism:toric intraocular lenses. Int Ophthalmol Clin,2012,52(2): 21-30.

8. Visser N, Bauer NJ, Nuijts RM. Toric intraocular lenses: historical overview, patient selection, IOL calculation, surgical techniques, clinical outcomes, and complications. J Cataract Refract Surg,2013,39(4):624-637.

9. Tao G, Peng G, Li F, et al. Efficacy of Toric intraocular lens implantation in eyes with high myopia:A prospective, case-controlled observational study. Experimental & Therapeutic Medicine,2018,15(6):5288-5294.

10. Mencucci R, Favuzza E, Guerra F, et al. Clinical outcomes and rotational stability of a 4-haptic toric intraocular lens? in myopic eyes. J Cataract Refract Surg,2014,40(6):1479-1487.

11. Giers BC, Khoramnia R, Weber LF, et al. Rotation and decentration of an undersized plate-haptic trifocal toric intraocular lens in an eye with moderate myopia. J Cataract Refract Surg,2016,42(3):489-493.

12. Zhao Y, Li J, Yang K, et al. Combined Special Capsular Tension Ring and Toric IOL Implantation for Management of Astigmatism and High Axial Myopia with Cataracts. Semin Ophthalmol,2018,33(3):389-394.

13. Titiyal JS, Khatik M, Sharma N, et al. Toric intraocular lens implantation versus astigmatic keratotomy to correct astigmatism during phacoemulsification-Journal of Cataract & Refractive Surgery. Journal of Cataract & Refractive Surgery,2014,40(5):741-747.

14. Nienke V, Beckers HJM, Bauer NJC, et al. Toric vs aspherical control intraocular lenses in patients with cataract and corneal astigmatism:a randomized clinical trial. Jama Ophthalmology,2014,132(12):1462-1468.

15. Yamauchi T, Tabuchi H, Takase K, et al. Comparison of visual performance of toric vs non-toric intraocular lenses with same material. Clin Ophthalmol,2018,12:2237-2243.

16. Holland E, Lane S, Horn JD, et al. The AcrySof Toric intraocular lens in subjects with cataracts and corneal astigmatism:a randomized, subject-masked, parallel-group, 1-year study. Ophthalmology, 2010, 117 (11): 2104-2111.

17. Mingo-Botín D, Kim HRW, Morcillo-Laiz R, et al. Comparison of toric intraocular lenses and peripheral corneal relaxing incisions to treat astigmatism during cataract surgery. Journal of Cataract & Refractive Surgery,2010, 36(10):1700-1708.

18. Paul E, Richard P. Effects of preoperative corneal astigmatism orientation on results with a low-cylinder-power toric intraocular lens. Journal of Cataract & Refractive Surgery,2011,37(4):727-732.

19. Michael S, Andrew A, David S. Comparison of the AcrySof SA60 spherical intraocular lens and the AcrySof Toric SN60T3 intraocular lens outcomes in patients with low amounts of corneal astigmatism. Clinical & Experimental Ophthalmology, 2010, 37(8): 775-779.

20. Aujla JS, Vincent SJ, White S, et al. Cataract Surgery in Eyes with Low Corneal Astigmatism: Implantation of the Acrysof IQ Toric SN6AT2 Intraocular Lens. Journal of Ophthalmic & Vision Research, 2014, 9(3): 324-328.

21. Feng K, Guo HK, Zhang YL, et al. Visual quality comparison after multifocal toric intraocular lens or monofocal toric intraocular lens implantation. Zhonghua yan ke za zhi Chinese journal of ophthalmology, 2017, 53(4): 274-280.

22. Lehmann R, Modi S, Fisher B, et al. Bilateral implantation of +3.0D multifocal toric intraocular lenses: results of a US Food and Drug Administration clinical trial. Clinical Ophthalmology, 2017, 11: 1321-1331.

23. Waltz KL, Featherstone K, Tsai L, et al. Clinical Outcomes of TECNIS Toric Intraocular Lens Implantation after Cataract Removal in Patients with Corneal Astigmatism. Ophthalmology, 2015, 122(1): 39-47.

24. Miháltz K, Lasta M, Burgmüller M, et al. Comparison of Two Toric IOLs with Different Haptic Design: Optical Quality after 1 Year. Journal of Ophthalmology, 2018, 2018: 1-7.

25. Potvin R, Kramer BA, Hardten DR, et al. Toric intraocular lens orientation and residual refractive astigmatism: an analysis. Clinical Ophthalmology, 2016, 10: 1829-1836.

26. Kretz FTA, Antoine B, Humberto C, et al. Clinical outcomes and surgeon assessment after implantation of a new diffractive multifocal toric intraocular lens. British Journal of Ophthalmology, 2015, 99(3): 405-411.

27. Marques EF, Ferreira TB, Simões P. Visual Performance and Rotational Stability of a Multifocal Toric Intraocular Lens. Journal of Refractive Surgery, 2016, 32(7): 444-450.

28. Gundersen KG. Rotational stability and visual performance 3 months after bilateral implantation of a new toric extended range of vision intraocular lens. Clinical Ophthalmology, 2018, 12: 1269-1278.

29. Kim YJ, Wee WR, Kim MK. Efficacy of 4-Haptic Bitoric Intraocular Lens Implantation in Asian Patients with Cataract and Astigmatism. Korean J Ophthalmol, 2019, 33(1): 36-45.

30. Kretz FTA, Detlev B, Karsten K, et al. Clinical Outcomes and Capsular Bag Stability of a Four-Point Haptic Bitoric Intraocular Lens. Journal of Refractive Surgery, 2015, 31(7): 431-436.

31. Visser N, Nuijts RMMA, Vries NED, et al. Visual outcomes and patient satisfaction after cataract surgery with toric multifocal intraocular lens implantation. Journal of Cataract & Refractive Surgery, 2011, 37(11): 2034-2042.

32. Bellucci R, Bauer NJ, Daya SM, et al. Visual acuity and refraction with a diffractive multifocal toric intraocular lens. Journal of Cataract & Refractive Surgery, 2013, 39(10): 1507-1518.

33. Piovella M, Colonval S, Kapp A, et al. Patient outcomes following implantation with a trifocal toric IOL: twelve-month prospective multicentre study. Eye (Lond), 2019, 33(1): 144-153.

第八章

Toric IOL 屈光力计算

导　语

　　Toric IOL 是目前临床最常用于矫正白内障合并角膜散光的方法,其有效性也得到证实,但临床研究显示,患者术后实际残留散光与目标残留散光值及轴位仍有偏差,除了手术操作方面的因素,Toric IOL 屈光力计算的精确性仍有待进一步加强[1]。Toric IOL 屈光力计算涉及多方面因素,如散光数据的评估和取值、不同平面散光的矢量分析、不同 IOL 厂商计算公式的优化和统一以及如何有效而精确地评估与修正 Toric IOL 术后效果等。本章节主要对 Toric IOL 屈光力计算影响因素、常用 Toric IOL 计算公式及笔者开发的 FY-IOL 通用计算器等方面加以阐述。

关键词

角膜,散光,Toric IOL,角膜后表面散光,手术源性散光

第一节　Toric IOL 屈光力计算的影响因素

　　在计算 Toric IOL 柱镜度数时,首先应判断散光是否规则,明确其大小及轴位,选择合适的散光测量数据;其次要了解不同 Toric IOL 屈光力计算公式的算法及原理;最后对于角膜后表面散光、手术源性散光、柱镜在晶状体-角膜平面的换算比例(ratio between toricity at the IOL plane and toricity at the corneal plane,I-C ratio)及 IOL 生理性倾斜等问题亦应了解,以提高对 Toric IOL 屈光力计算的总体认知,并尝试对各种公式或特殊患者进行个性化处理。

一、角膜散光的测量与取值

　　不同设备除了测量原理有差别,获取数据量及范围也均有差异,并提供不同计算原理的角膜屈光力及散光值。我们在计算 Toric IOL 屈光力时,常规情况下多采用 2.0～3.0mm 直径环上的模拟角膜屈光力及散光,如 IOLMaster 500/700、Lenstar LS900 及 OA-2000 等设备。不同设备采集到的角膜散光大小及轴位很难完全一致,若同一眼不同设备所得散光结果大小差异<0.5D、轴位差异<10°时,可以接受并进行 Toric IOL 屈光力计算;若不同设备的检查结果差值超过上述范围,尤其轴位差异超过 10°时,则应评估测量的准确性,如果多次测量值差异明显,应慎重选用 Toric IOL(详细内容可参阅第三章)。

角膜散光随年龄的增大而变化。Ueno 等[2]研究 8~93 岁人群的角膜数据显示,角膜前表面散光随年龄的增大由顺规散光逐渐向逆规散光转变,而后表面散光变化不明显,仍多为逆规散光。Ho 等[3]研究显示,角膜前表面散光及总角膜散光以 0.18D/5 年及 0.16D/5 年的平均增速向逆规散光转变,而后表面散光的变化仅 0.022D/5 年。国内 Shao 等[4]的研究结果显示,在 18~35 岁时,总角膜散光以 0.13D/10 年的速度逆规化转变,在 36~68 岁时速度增至 0.45D/10 年,69 岁以后增速降低。Guan 等[5]的研究提示,对于较年轻的白内障患者(年龄小于 63 岁),若伴有逆规散光,考虑随年龄增大逆规散光转变的因素,在选用 Toric IOL 时应适当过矫。尽管目前如何根据年龄和散光类型选择 Toric IOL 度数还没有形成共识,但通常情况下,顺规散光可以适当欠矫,逆规散光可以适当过矫,尤其是偏年轻患者;关于此方面的个性化矫正,仍有待进一步的研究和讨论。

对散光的取值应参考瞳孔的大小。Kamiya 等[6]和 Watanabe 等[7]的研究均证实散光对视力的影响,除了与散光大小和性质有关,还与瞳孔大小有明显关系。如图 8-1-1 所示,在 Scansys 设备提供的 IOL 优选界面中,可以参考患者瞳孔大小,分析和选取 SimK 散光及角膜总散光的大小和轴位。Visser 等[8]建议对于一些年轻白内障患者术前应重视瞳孔大小,若瞳孔>4mm,应选择较大直径区域的散光数据进行计算。

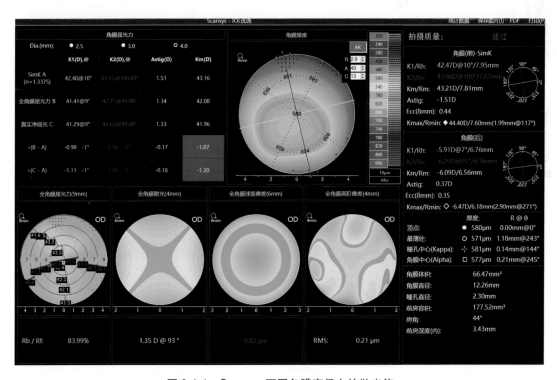

图 8-1-1　Scansys 不同角膜直径上的散光值

二、角膜后表面散光

目前,临床上 Toric IOL 的计算常采用 SimK 的散光值,而 SimK 由角膜前表面曲率半径及角膜屈光指数(通常采用 $n=1.3375$)计算所得。严格意义上,总角膜散光应由角膜前表面散光和角膜后表面散光组成,后表面散光平均值约为 0.3D,且大部分为逆规散光,所以 SimK 散光值忽略了角膜后表面散光的存在及个体差异[2,3,9]。若角膜前表面为顺规散光,后表面的逆规散光可将其部分抵消,反之角膜前表面为逆规散光则互相叠加。仅使用 SimK 计算 Toric IOL 度数及轴位将会导致高估顺规散光、低估逆规散光,甚至在部分患者中可出现接近 0.75D 的残余散光,因此后表面散光的影响不可忽视[10,11]。

如第一章所介绍,目前多种设备可测量角膜后表面屈光力及散光等数据,为我们了解和分析角膜后表面形态提供了极大的帮助。如图 8-1-2 为 Scansys 测量结果,该设备通过优化算法使整个角膜后表面数据更准确。该图显示角膜前、后表面轴向曲率分布图,以及 3mm 区角膜前、后表面曲率半径/屈光力及散光。由于角膜后表面屈光力为负值,对光线的作用与前表面相反,所以最陡轴子午线位于 60°~120° 之间时,表现为顺规散光,而最陡轴子午线位于 0°~30° 和 150°~180° 之间,表现为逆规散光。图 8-1-2 中,前表面 3mm SimK 散光为 -1.51D@10°,为顺规散光,后表面散光为 -0.37D@97°,为逆规散光。

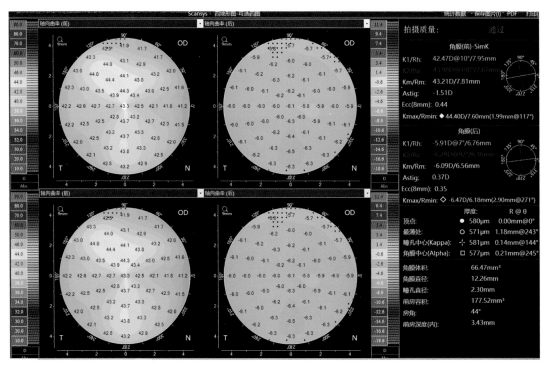

图 8-1-2　Scansys 轴向角膜后表面屈光力及散光

笔者对白内障患者术前统计的结果显示,角膜后表面散光平均值为(0.25±0.14)D,其中顺规散光占 12.1%,逆规散光占 78.4%,斜轴散光占 9.5%,超过 0.50D 者占 9.2%(图 8-1-3)[12]。Koch 等[9]的资料显示,后表面散光平均值为 0.3D,超过 0.50D 者占 9%。国内 Shao 等[4]的资料显示,后表面散光平均值为 0.33D,超过 0.50D 者占 14.27%。

笔者进一步统计分析发现,在角膜前表面散光(对应 SimK 散光)是顺规的患者中,92% 的后表面散光为逆规散光,7% 为顺规散光,1% 为斜轴散光;SimK 散光是逆规的患者中,64% 的后表面散光为逆规散光,16% 为顺规散光,20% 为斜轴散光;SimK 散光是斜轴散光的患者中,83% 的后表面散光为逆规散光,8% 为顺规散光,9% 为斜轴散光,与 Koch 等[9]和 LaHood 等[13]数据基本一致。老年白内障患者多为逆规散光,以上数据提示,并不是所有患者的后表面散光均可按照逆规来处理,若采用优化后表面散光模式的 Toric IOL

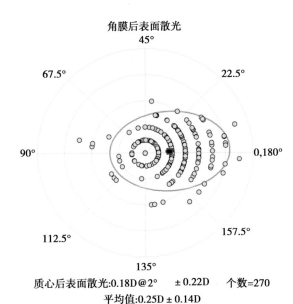

角膜后表面散光

质心后表面散光:0.18D@2°　　± 0.22D　　个数=270
平均值:0.25D ± 0.14D

■ 质心后表面散光 ○ 质心后表面散光的95%置信椭圆
○ 数据集的95%置信椭圆

图 8-1-3　后表面散光极坐标图(Double-angle plot)

公式计算,8%的 SimK 顺规散光患者(7%后表面散光为顺规散光,1%后表面散光为斜轴散光)会出现欠矫;而在 SimK 逆规散光的患者中,36%的患者出现过矫;斜轴散光患者同样会出现类似矫正误差,因此,个性化考虑后表面散光,会更科学和准确。

目前常见公式都考虑了角膜后表面散光,如 Alcon Acrysof Toric 计算器、Tecnis Toric 在线计算器、Carl Zeiss Meditec 计算器及 Baylor 法,这类公式主要是采用大数据测量、分析和优化后获得模型,而该类模型多默认后表面散光为逆规散光,并未选用后表面散光具体数值及轴位。Barrett Toric IOL 在线计算器可以通过两种方式纳入角膜后表面散光,一种是利用模型优化后表面散光(即 pPCA 模式),一种是直接应用角膜后表面数据计算(即 mPCA 模式)(具体参见本章第二节)。

三、手术源性散光

手术本身引起角膜散光的变化,即手术源性散光(surgically induced astigmatism,SIA),其对于 Toric IOL 度数及植入轴位的计算均可产生影响[14]。如何准确测算 SIA 的大小及方向是 Toric IOL 计算中不能忽视的问题。

(一) SIA 的矢量分析

SIA 的矢量计算分为单个 SIA 的计算及多个样本的统计量分析。单个 SIA 的计算有多种方法,如:Holladay 法、Alpins 法及 ANSI 法等;多样本 SIA 的统计量包括 SIA 大小的平均值、SIA 大小的中位数及质心 SIA(centroid SIA),下面将分别介绍。

1. 单个 SIA 矢量分析　即某个患者手术切口引起角膜散光的改变,计算方法是术后角膜散光减术前角膜散光(含大小和方向的矢量计算)。现列举目前常用的三种方法:

(1) Holladay-Cravy-Koch 法:1992 年由 Holladay、Cravy 和 Koch 等[15]共同提出,又称为 Holladay 十步计算法,可以测算各种情况下 SIA 及手术引起的屈光矫正量(surgically induced refractive correction,SIRC),以下为其中 SIA 部分的具体计算方法:

$$K_{\text{pre}} = K_{2\text{pre}}/C_{\text{pre}}@A_{\text{pre}}$$
$$K_{\text{post}} = K_{1\text{post}}/C_{\text{post}}@A_{\text{post}}$$
$$\text{SIA} = K_{\text{post}} - K_{\text{pre}}$$

1) 柱镜转化为相同正负号

2) 设 S_1、C_1、A_1、S_2、C_2、A_2 参数,并使得 $A_2 > A_1$,分别对应 $K_{2\text{pre}}$、C_{pre}、A_{pre}、$K_{1\text{post}}$、C_{post}、A_{post}

3) $\alpha = A_2 - A_1$

4）$\tan 2\beta = \dfrac{c_2 \times \sin 2\alpha}{c_1 + c_2 \times \cos 2\alpha}$

5）$\theta = (2\beta + 180)/2$

6）$S_C = C_1 \times \sin^2 \theta + C_2 \times \sin^2(\alpha - \theta)$

7）$S_3 = S_1 + S_2 + S_C$

　　$C_3 = C_1 + C_2 - 2S_C$

8）$A_3 = A_1 + \theta$

9）$\mathrm{SIA}_{大小} = |C_3|$；if $0 \leqslant A_3 \leqslant 180°$，$A_{\mathrm{SIA}} = A_3$；if $A_3 > 180°$，$A_{\mathrm{SIA}} = A_3 - 180°$；if $A_3 < 0$，$A_{\mathrm{SIA}} = A_3 + 180°$

病例：患者女，76 岁，右眼行 2.2mm Phaco+IOL 植入术，术前及术后 1 个月 OA-2000 所测角膜数据，分别见图 8-1-4 和图 8-1-5，右眼 SIA 计算过程如下：

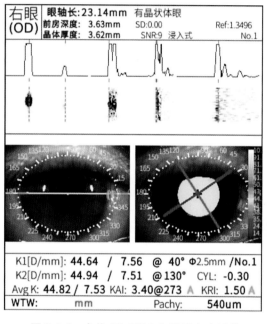
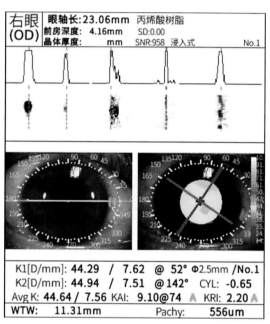

图 8-1-4　术前 OA-2000 角膜屈光力及散光值

图 8-1-5　术后 1 月 OA-2000 角膜屈光力及散光值

$$K_{\mathrm{pre}} = 44.94/0.30@130°$$
$$K_{\mathrm{post}} = 44.29/0.65@142°$$
$$\mathrm{SIA} = K_{\mathrm{post}} - K_{\mathrm{pre}}$$

1）柱镜转化为相同正负号：$-K_{\mathrm{pre}} = -44.94/-0.30@130° = -44.94/+0.30@40°$

2）$S_1 = -44.94, C_1 = 0.30, A_1 = 40, S_2 = 44.29, C_2 = 0.65, A_2 = 142$

3）$\alpha = A_2 - A_1 = 142 - 40 = 102$

4）$\tan 2\beta = \dfrac{c_2 \times \sin 2\alpha}{c_1 + c_2 \times \cos 2\alpha} = \dfrac{0.65 \times \sin(2 \times 102)}{0.30 + 0.65 \times \cos(2 \times 102)} = 0.899\,85$

　　$2\beta = \arctan 0.899\,85 = 41.982$

5）$\theta = \dfrac{41.982 + 180}{2} = 111$

6）$S_C = C_1 \times \sin^2\theta + C_2 \times \sin^2(\alpha-\theta) = 0.30 \times \sin^2 111 + 0.65 \times \sin^2(102-111) = 0.277\ 34$

7）$S_3 = S_1 + S_2 + S_C = -44.94 + 44.29 + 0.277\ 34 = -0.372\ 66$

$C_3 = C_1 + C_2 - 2S_C = 0.30 + 0.65 - 2 \times 0.277\ 34 = 0.395\ 32$

8）$A_3 = A_1 + \theta = 40 + 111 = 151$

9）$SIA_{大小} = |C_3| = 0.395$；$A_{SIA} = A_3 = 151°$

（2）Alpins 法：1993 年由 Alpins[16] 提出，该方法利用三角函数及直角坐标系方式计算 SIA 的大小和方向。具体方法如下：

$X_1 = X_{pre} = C_{pre} \times \cos(2 \times A_{pre})$

$Y_1 = Y_{pre} = C_{pre} \times \sin(2 \times A_{pre})$

$X_3 = X_{post} = C_{post} \times \cos(2 \times A_{post})$

$Y_3 = Y_{post} = C_{post} \times \sin(2 \times A_{post})$

$X_{13} = X_3 - X_1$

$Y_{13} = Y_3 - Y_1$

$\theta_{13d} = \arctan(Y_{13}/X_{13})$

if，$\theta_{13d} > 0$，θ_{13d} 不变

if，$\theta_{13d} < 0$，$\theta_{13d} = \theta_{13d} + 180°$

$SIA = \dfrac{Y_{13}}{\sin\theta_{13d}}$ $A_{SIA} = \dfrac{\theta_{13d}}{2}$

If，$SIA > 0$，SIA 大小 $= SIA$，$A_{SIA} = A_{SIA}$

If，$SIA < 0$，SIA 大小 $= -SIA$，$A_{SIA} = A_{SIA} + 90°$

上例患者，Alpins 法 SIA 计算过程如下：

$C_{pre} = 0.30$ $A_{pre} = 130$ $C_{post} = 0.65$ $A_{post} = 142$

$X_1 = X_{pre} = 0.30 \times \cos(2 \times 130) = -0.052\ 09$

$Y_1 = Y_{pre} = 0.30 \times \sin(2 \times 130) = -0.295\ 44$

$X_3 = X_{post} = 0.65 \times \cos(2 \times 142) = 0.157\ 24$

$Y_3 = Y_{post} = 0.65 \times \sin(2 \times 142) = -0.630\ 69$

$X_{13} = X_3 - X_1 = 0.157\ 24 - (-0.052\ 09) = 0.209\ 33$

$Y_{13} = Y_3 - Y_1 = -0.630\ 69 - (-0.295\ 44) = -0.335\ 25$

$\theta_{13d} = \arctan(Y_{13}/X_{13}) = \arctan(-0.335\ 25/0.209\ 33) = -58°$

修正 $\theta_{13d} = -58° + 180° = 122°$

$SIA = (-0.335\ 25)/\sin 122 = -0.395$；$SIA_{大小} = -SIA = 0.395$

$A_{SIA} = \dfrac{122}{2} = 61°$

修正 $A_{SIA} = 61° + 90° = 151°$

（3）ANSI 法：2006 年由 Malvina 等[17] 提出，利用三角函数计算 SIA 的大小和方向。作为散光评价的一部分，该方法也被 ANSI 法引用（参考第二章）。具体方法如下：

计算所需数据：

术前散光大小：C_{pre}；   术前散光轴位：A_{pre}

术后散光大小：C_{post}；   术后散光轴位：A_{post}

$X_{pre} = C_{pre} \times \cos(2 \times A_{pre})$

$$Y_{pre} = C_{pre} \times \sin(2 \times A_{pre})$$

$$X_{post} = C_{post} \times \cos(2 \times A_{post})$$

$$Y_{post} = C_{post} \times \sin(2 \times A_{post})$$

$$SIA = \sqrt{(X_{post} - X_{pre})^2 + (Y_{post} - Y_{pre})^2}$$

$$X_{SIA} = X_{post} - X_{pre}$$

$$Y_{SIA} = Y_{post} - Y_{pre}$$

$$\theta = 0.5 \times \arctan(Y_{SIA}/X_{SIA})$$

if, $Y_{SIA} \geqslant 0$ 且 $X_{SIA} > 0$, $A_{SIA} = \theta$; if, $Y_{SIA} < 0$ 且 $X_{SIA} > 0$, $A_{SIA} = \theta + 180°$

If, $X_{SIA} < 0$, $A_{SIA} = \theta + 90°$; if, $X_{SIA} = 0$ 且 $Y_{SIA} > 0$, $A_{SIA} = 45°$

If, $X_{SIA} = 0$ 且 $Y_{SIA} < 0$, $A_{SIA} = 135°$

上例患者, ANSI 法 SIA 计算过程如下:

$C_{pre} = 0.30$　　　$A_{pre} = 130$　　　$C_{post} = 0.65$　　　$A_{post} = 142$

$$X_{pre} = 0.30 \times \cos(2 \times 130) = -0.052\,09$$

$$Y_{pre} = 0.30 \times \sin(2 \times 130) = -0.295\,44$$

$$X_{post} = 0.65 \times \cos(2 \times 142) = 0.157\,24$$

$$Y_{post} = 0.65 \times \sin(2 \times 142) = -0.630\,69$$

$$SIA = \sqrt{(0.157\,24 + 0.052\,09)^2 + (-0.630\,69 + 0.295\,44)^2} = 0.395$$

$$X_{SIA} = 0.157\,24 - (-0.052\,09) = 0.209\,33$$

$$Y_{SIA} = -0.630\,69 - (-0.295\,44) = -0.335\,25$$

$$\theta = 0.5 \times \arctan(-0.335\,25/0.209\,33) = -29°$$

$$A_{SIA} = -29° + 180° = 151°$$

以上三种方法尽管计算过程有差异, 但最后 SIA 计算结果是一样的, 即该患者 SIA 大小为 0.395D, 轴位为 151°。

2. SIA 的统计量分析　当对数据进行统计分析时, 常见的统计量有均数、中位数和众数。目前我们在评价 SIA 时常选用均数, 即 SIA 大小的均数及标准差, 但 SIA 是矢量, 有大小和方向, 因此, 科学评价 SIA 矢量的平均值应选用质心 SIA(centroid SIA), 该概念由 Holliday 等[18]在 2001 年提出, 并给出以下具体计算方法:

$$X_{pre} = C_{pre} \times \cos(2 \times A_{pre})$$

$$Y_{pre} = C_{pre} \times \sin(2 \times A_{pre})$$

$$X_{post} = C_{post} \times \cos(2 \times A_{post})$$

$$Y_{post} = C_{post} \times \sin(2 \times A_{post})$$

$$X_{SIRC} = X_{post} - X_{pre} \qquad Y_{SIRC} = Y_{post} - Y_{pre}$$

$$X_{mean} = \frac{\sum_{i=1}^{n} X_{SIRC}}{n}; Y_{mean} = \frac{\sum_{i=1}^{n} Y_{SIRC}}{n};$$

大小: $Centroid\ SIA = \sqrt{X_{mean}^2 + Y_{mean}^2}$

轴位: $\theta = \dfrac{1}{2} \times \arctan\left(\dfrac{Y_{mean}}{X_{mean}}\right)$

If, $X > 0$, $Y > 0$, $A_{SIA} = \theta$

$X < 0$, $A_{SIA} = \theta + 90°$

$X>0$ 且 $Y<0$，$A_{SIA}=\theta+180°$

标准差计算：

$$S_X=\sqrt{\dfrac{\sum_{i=1}^{n}(X_{SIRC}-X_{mean})^2}{n-1}}$$

$$S_Y=\sqrt{\dfrac{\sum_{i=1}^{n}(Y_{SIRC}-Y_{mean})^2}{n-1}}$$

$$S_C=\sqrt{S_X\times S_Y}$$

读者可在眼科通屈光精粹公众号免费应用该方法，直接、全面评估自己的 SIA。该 App 可呈现术者 SIA 的极坐标图、centroid SIA、均数 SIA、中位数 SIA 等数据，并可以根据眼别、切口位置、切口大小、手术时间等因素进行筛选对比，方便手术医生选择自己需要的数据带入不同的 Toric IOL 计算器(图 8-1-6、图 8-1-7)。

图 8-1-6　眼科通屈光精粹

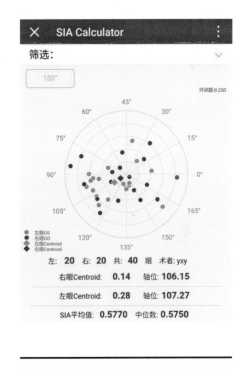

图 8-1-7　眼科通屈光精粹 SIA 计算结果

此外，还可以通过 SIAC 在线计算器(http://www.sia-calculator.com/)计算 SIA。

(二) SIA 与切口的相关研究

1. 切口位置与 SIA　Borasio 等[19] 分别研究 3.2mm 颞侧切口(CCTI)及角膜陡轴切口(CCOI)，结果显示，术后 3 周，CCTI 及 CCOI 组 SIA 平均值分别为 0.5D、0.65D，无统计学差异；术后 8 周分别为 0.34D、0.63D，差值为 0.29D，具有统计学差异；且同样切口术后 3 周和 8 周 SIA 的变化无统计学意义；由此结果也可推断颞侧切口导致的 SIA 更小，术后 3 周 SIA 基本稳定。Ozyol 等[20] 根据角膜散光的陡轴位置分为四组(图 8-1-8)，切口为 2.2mm 透明角膜切口(CCI)，结果显示，四组 4 周后 SIA 均稳定，12 周后分别为 0.39D、0.22D、0.17D、0.28D，即右眼 91°~135° 和左眼 46°~90° SIA 最小。根据以往文献，均

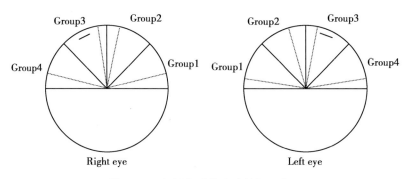

图 8-1-8　根据角膜散光陡轴切口分组

得到较为一致的结论,即颞侧切口引起的 SIA 最小,大致顺序如下:颞侧<陡轴<斜轴<上方。

2. 切口方式与 SIA　Nagy 等[21] 的研究是对比 2.8mm 飞秒激光 CCI 及手工 CCI SIA 的差异,结果显示,飞秒组 SIA 为(0.47±0.1)D,手工组 SIA 为(0.41±0.14)D,两者差异无统计学意义;但手工组 SIA 轴位偏离较飞秒组显著增大,分别为 7.38°±4.72° 和 4.47°±2.59°。Mastropasqua 等[22] 也做了同样的研究,飞秒组及手工组 CCI 大小分别为 2.8mm、2.75mm,术后 SIA 分别为(0.64±0.32)D、(0.69±0.50)D,两者差异无统计学意义。Diakonis 等[23] 对比研究 2.4mm 的飞秒组 CCI 及 2.5mm 手工组 CCI,结果与以上研究类似,两者无统计学差异。而国内 Zhu 等[24] 对比 2.0mm 的飞秒切口与手工切口产生的 SIA,结果显示,飞秒组 SIA 显著大于手工组,建议目前尽量采用手工切口。

3. 切口大小与 SIA　笔者的研究显示,2.2mm 与 2.8mm CCI 产生的 SIA 无显著性差异,但 2.2mm CCI 较 2.8mm CCI 更为稳定,SIA 的波动多表现在轴位的不确定性[25]。Chang 等[26] 的研究显示,手工 2.2mm CCI 产生的 SIA 比 2.75mm CCI 小,但两者之间无统计学差异,术前角膜散光大、高龄、浅前房等因素会导致 SIA 偏大,散光的轴向对于 2.75mm CCI 产生 SIA 影响比较大,短眼轴和低眼压会使 2.75mm CCI 产生的 SIA 偏大。Febbraro 等[27] 的研究显示,3.2mm CCI 对角膜散光的影响要大于 2.2mm 及 1.8mm CCI,但后两种切口对散光的影响无统计学差异。理论上,角膜切口越大,引起的 SIA 就越大,但当角膜切口在 2.0~2.8mm 之间时,缩小切口并不能明显减小 SIA。

4. 角膜生物力学与 SIA　Denoyer 等[28] 的研究显示,SIA 除了与切口大小有关,还与术前角膜黏滞性(corneal hysteresis,CH)、角膜阻力系数(corneal resistance factor,CRF)呈显著的负相关。

(三) SIA 与 Toric IOL 屈光力计算

由于 Toric IOL 计算公式设计原理不同,不同公式对 SIA 取值的要求有所不同,我们通常选用 SIA 大小的平均值,如《我国散光矫正型人工晶状体临床应用专家共识(2017 年)》中,建议 1.8mm、2.2mm、2.6mm、3.0mm 切口分别采用均数 SIA,即 0.30D、0.40D、0.50D 和 0.60D 来进行计算。

SIA 是矢量,评估 SIA 应同时考虑大小及方向。Barrett 教授建议在 Barrett Toric IOL 计算公式中使用 centroid SIA,这主要是由于不同手术医生的 centroid SIA 具有更好的稳定性,约在 0.10~0.20D 之间。

如前所述,SIA 与多种因素有关,如切口位置、大小、形状、角膜直径、前房深度及患者年龄等。Abulafia 等[29]还总结了影响 SIA 的其他因素,如术后时间、不同设备角膜散光测量原理及可重复性差异等。即使术者规范化和标准化制作切口,SIA 的稳定性仍难以把控,因此 SIA 是 Toric IOL 计算中重要的不确定因素。近期 Holladay 等[30]提出了总 SIA(total SIA)的概念,即术后主觉验光散光结果(转化至角膜平面)减术前角膜 SimK 散光,该方法综合考虑了 SIA、角膜后表面散光、IOL 生理性倾斜和偏心等不稳定性因素的影响,也是优化 Toric IOL 屈光力计算的一种思路。

四、柱镜在晶状体-角膜平面的换算比例

即 I-C ratio,在 Toric IOL 计算器中输入患者角膜平面散光值后,计算器结合其自带的 I-C ratio 计算出 IOL 平面所需的附加柱镜度数,从而确定相应的 IOL 及植入轴位。旧版 Alcon Acrysof Toric 在线计算器采用固定的换算比例为 1.46,但越来越多的研究显示,Toric IOL 植入眼内后,由于各个患者 ELP 不可能完全一致,I-C ratio 存在个体差异性[31]。

Savini 等[32]利用 Hoffer Q 公式模拟评估前房深度对 Acrysof Toric IOL 柱镜的影响,结果发现,I-C ratio 并不是固定的,而与预测前房深度(pACD)有关,即与眼轴及角膜屈光力相关,具体关系见表 8-1-1。

表 8-1-1　不同眼轴及角膜屈光力对应的 I-C ratio

		20	21	22	23	24	25	26	27	28	29	30
角膜屈光力/D	48	1.47	1.50	1.53	1.57	1.61	1.66	1.70	1.75	1.79	1.83	1.86
	47	1.44	1.47	1.50	1.54	1.58	1.63	1.67	1.71	1.75	1.79	1.82
	46	1.42	1.45	1.48	1.52	1.56	1.60	1.64	1.68	1.72	1.75	1.78
	45	1.40	1.43	1.46	1.49	1.53	1.57	1.61	1.65	1.69	1.72	1.74
	44	1.38	1.41	1.44	1.47	1.51	1.54	1.58	1.62	1.65	1.68	1.70
	43	1.37	1.39	1.42	1.45	1.48	1.52	1.55	1.59	1.62	1.65	1.67
	42	1.35	1.37	1.40	1.43	1.46	1.50	1.53	1.56	1.60	1.62	1.64
	41	1.33	1.36	1.38	1.41	1.44	1.47	1.51	1.54	1.57	1.60	1.61
	40	1.32	1.34	1.36	1.39	1.42	1.45	1.48	1.52	1.54	1.57	1.59
	39	1.31	1.33	1.35	1.38	1.40	1.43	1.46	1.49	1.52	1.54	1.56
	38	1.29	1.31	1.33	1.36	1.39	1.41	1.44	1.47	1.50	1.52	1.54

眼轴长度/mm

由上表可见,当眼轴为 24mm,角膜屈光力为 42D 时,I-C ratio 为 1.46。一般情况下,角膜屈光力越大,I-C ratio 越大;眼轴越长,I-C ratio 越大。Savini 等还证实 Holladay Ⅰ和 SRK/T 公式具有同样的结果。

对于同样散光大小的不同患者,若采用固定的 I-C ratio 比例,计算出的 Toric IOL 度数是一样的,如角膜散光为 3D,以 Alcon Acrysof Toric IOL 为例,常规选择 Toric IOL T6;但若个性化 I-C ratio 比例,应选择的 Toric IOL 类型会发生改变。如下表 8-1-2,病例 A 和 B 需要植入 Toric IOL T6,而病例 C 和 E 应选择 Toric IOL T7,病例 D 应选择 Toric IOL T8。不同眼轴及角膜屈光力患者选择 Toric IOL 型号对比如表 8-1-2。

表 8-1-2　不同眼轴及角膜屈光力患者选择 Toric IOL 型号对比

病例	角膜散光大小/D	平均角膜屈光力（D）	眼轴/mm	IOL球镜度数	实际I-C ratio	Toric IOL度数	残余角膜平面柱镜度数
A	3	44	21	30.13	1.41	T6	-0.29
						T7	0.25
B	3	38	23.65	6.29	1.38	T6	-0.19
						T7	0.37
C	3	48	23.65	14.23	1.60	T6	-0.71
						T7	-0.25
D	3	47	26.5	5.91	1.69	T6	-0.87
						T8	-0.02
E	3	44	28	6.29	1.65	T6	-0.68
						T7	-0.22

Eom 等[31]利用 Haigis 公式评估有效晶状体位置（ELP）对 Acrysof Toric IOL 柱镜的影响，结果发现，随着 ELP 及角膜屈光力的增大，所需 Toric IOL 柱镜度数降低，即 I-C ratio 增大，与 Savini 等[32]的结果一致。Eom 等还提供了修正 Toric IOL 度数的回归公式，即 $Toric_{adj} = Toric_{man} \times (-0.08 \times ELP + 1.40)$，其中 $Toric_{adj}$ 为修正的 Toric IOL 角膜平面柱镜矫正度数，$Toric_{man}$ 为厂家默认的 Toric IOL 角膜平面柱镜矫正度数，$ELP = a_0 + a_1 \times ACD + a_2 \times AL$。在临床应用中，对于 ELP<4.80mm 的患者，Toric IOL 可以欠矫 0.10~0.20D；对于 ELP>5.40mm 的患者，Toric IOL 可以过矫 0.10~0.20D，如 SN6AT3 过矫 0.10D，SN6AT4 过矫 0.15D，SN6AT5 过矫 0.20D。例如，患者若 ELP 为 3.60mm，Alcon 网站计算结果推荐植入 SN6AT3（$Toric_{man} = 1.03$），则 $Toric_{adj} = 1.03 \times (-0.08 \times 3.6 + 1.40) = 1.15$，即植入 SN6AT3 时实际上可在角膜平面矫正 1.15D 的散光，与计划矫正量 1.03D 相比出现 0.12D 的过矫，因此在实际植入时应根据网站计算结果适当欠矫 0.10~0.20D。

总之，眼轴越长，角膜屈光力越大，I-C ratio 越大，导致 Toric IOL 在长眼轴患者中出现欠矫或短眼轴患者中出现过矫的情况。尽管目前绝大部分 Toric IOL 计算公式已对 I-C ratio 进行优化，但具体优化方式均未公布，我们在临床中也发现同一患者采用不同 Toric IOL 计算公式，获得的结果不一样，I-C ratio 的优化或个性化程度可能是原因之一。

五、IOL 生理性倾斜

人眼正常晶状体即存在一定程度的生理性倾斜，表现为双眼镜面对称[33]。因此即使植入的 IOL 位置非常理想，术后也存在一定程度的倾斜。Hirnschall 等[34]发现，IOL 倾斜在水平方向最大，鼻侧向前倾斜，颞侧向后倾斜，平均幅度为 6.2°，右眼和左眼的倾斜度和方向相似。Wang 等[35]的研究也发现类似的倾斜方向和幅度，左右眼呈现镜面对称；且术前晶状体与术后 IOL 的倾斜度和方向存在明显相关；随着眼轴的减少及 Kappa 角、Alpha 角的增大，IOL 的倾斜也随之增大。

Weikert 等[36]通过光线追迹法观察非球面 IOL 及 Toric IOL 倾斜 0 至 10°后诱发的散光。结果发现：①非球面 IOL 围绕垂直子午线产生水平倾斜，引起逆规散光的增加，并随 IOL 倾斜度及屈光度的增加而增加。例如一枚22D的IOL,倾斜5~6°时产生约0.1~0.2D散光,当倾斜至10°时产生约0.4~0.5D散光。而一枚28D的IOL上述改变更为明显。②若是植入轴位为90°的Toric IOL,其在水平子午线上的屈光力更大,又因术后水平倾斜增加逆规散光,相当于增强了Toric IOL水平子午线上的屈光力,导致术后散光过矫。③若是植入轴位为180°的Toric IOL,其在垂直子午线上的屈光力更大,又因术后水平倾斜增加逆规散光即减少了顺规散光,相当于削弱了垂直子午线上的屈光力,导致术后散光欠矫。

为了获得更好的视觉质量,对于IOL生理性倾斜,计算Toric IOL屈光力时可能需要注意以下几点:①若角膜是顺规散光,Toric IOL植入轴位在90°左右时,可适当欠矫。②若角膜是逆规散光,植入轴位在180°左右时,可适当过矫。③注意与晶状体倾斜相关的眼部因素,如短眼轴、大Kappa角及大Alpha角,应充分考虑倾斜对散光矫正的影响。④对于短眼轴的患者,可能使用更大的Toric IOL屈光度,倾斜带来的散光影响将更加明显。

第二节　Toric IOL 屈光力计算公式

一、现有 Toric IOL 屈光力计算器

目前,常用的Toric IOL屈光力计算器见表8-2-1。

表 8-2-1　常用 Toric IOL 计算器

Toric IOL 计算器	在线计算器网址
Barrett Toric IOL 计算器	http://www.ascrs.org/barrett-toric-calculator
	https://www.apacrs.org/
Alcon Acrysof Toric IOL 计算器	http://www.acrysoftoriccalculator.com/
Tecnis Toric IOL 计算器	https://tecnistoriccalc.com/
Z CALC 计算器	https://zcalc.meditec.zeiss.com/
普诺明 Toric 计算器	http://www.promingiol.com/
Hoya Toric 计算器	http://www.hoyatoric.com/?p=calc
Oculentis Toric 计算器	http://www.lentistoric.cn
Rayner Toric 计算器	https://www.raytrace.rayner.com/
B&L Toric 计算器	http://trulign.com/professionals/en-us/toriccalculator
ASSORT 计算器	http://assort.com/assort-toric-iol-calculator
Holladay Toric 计算器	http://www.hicsoap.com/

常用计算器介绍如下:

1. Barrett Toric IOL 计算器　为独立的在线计算器,临床资料显示具有良好精确性,并被临床广泛应用。主要特点:①Toric IOL球镜度数可以利用Barrett Universal Ⅱ公式同时计算;②该公式既可以选择理论模型预测后表面散光(predicted PCA,pPCA模式),也可以通过患者实测角膜后表面数据(measured PCA,mPCA模式)进行个性化纳入后表面散光,见图8-2-1;尽管Skrzypecki等[37]的临床资料显示,采用pPCA模式和mPCA模式均能获得满意的临床效果,且两者之间没有统计学差异,但在理论上,采用mPCA模式个性化更高,是未来公

式的研发趋势;③该公式利用 Barrett Universal Ⅱ公式优化 ELP,使 Toric IOL 柱镜度数更准确;④计算时可自行设置 SIA 值,但 Barrett 推荐使用 centroid SIA;⑤在 APACRS 网站还提供角膜屈光术后 Toric IOL 计算公式(具体应用可参考第十二章 病例 12)。

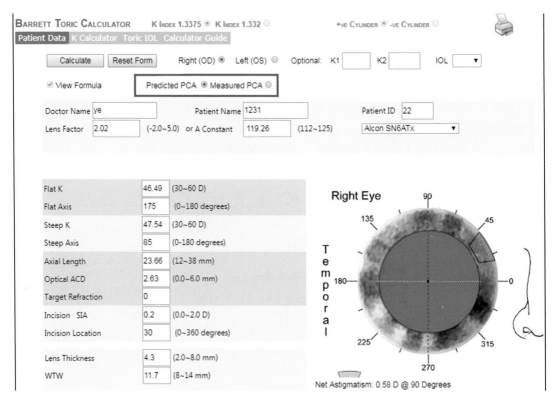

图 8-2-1　Barrett Toric IOL 计算器

2. Alcon Acrysof Toric IOL 计算器　该公式通过 Barrett 设计的理论模型来推算角膜后表面散光,同时结合 Universal Ⅱ公式[38]对 ELP 进行评估,实现对角膜散光的精确矫正。下图为新一代(图 8-2-2)Acrysof Toric IOL 在线计算器页面。在页面中输入患者的眼轴、前房深度、K1/K2 大小及轴位、SIA 大小及切口位置后,即可获得所需 Toric IOL 类型及植入轴位。

该计算器除 Barrett 公式外,还可以选择 Holladay I 计算公式。

3. Tecnis Toric IOL 计算器　以 Holladay Ⅰ公式为基础,将前房深度纳入参考因素,考虑了 ELP 对角膜-晶状体平面柱镜度数换算的影响(图 8-2-3)。该计算器同样允许将后表面散光值纳入计算。

4. Z CALC 计算器　Z CALC 计算器基于高斯空间厚透镜计算原理,通过角膜屈光力、角膜厚度、AL、ACD 和不同折射率(根据 Gullstrand 眼模型),以及 IOL 半径、厚度和位置进行计算和优化。Z CALC 通过一些临床结果,根据患者特定的 AL 和 ACD 的组合来优化术后 IOL 位置,并创建了 Z Matrix 模型,该模型被分成 9 个特定斜率的平面(平坦区域),用来描述短、正常和长眼轴及不同前房深度对应的术后 IOL 位置。对于后表面散光的优化,Z CALC 在线计算器设定 2 种方式,第一种是常规的计算方法,选用 IOLmaster 测得的角膜曲率,按照 Baylor 法进行优化;第二种是选用总角膜曲率(total keratometry,TK)计算,数据来自于 IOL-Master 700(图 8-2-4、图 8-2-5)。

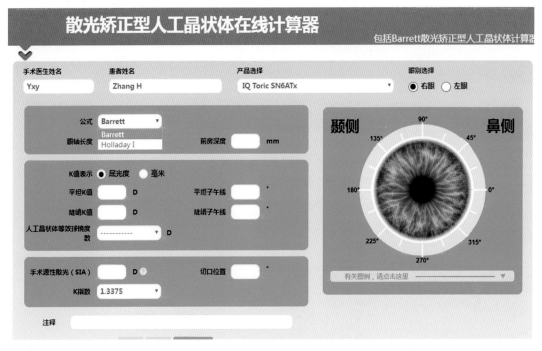

图 8-2-2 Acrysof Toric IOL 计算器

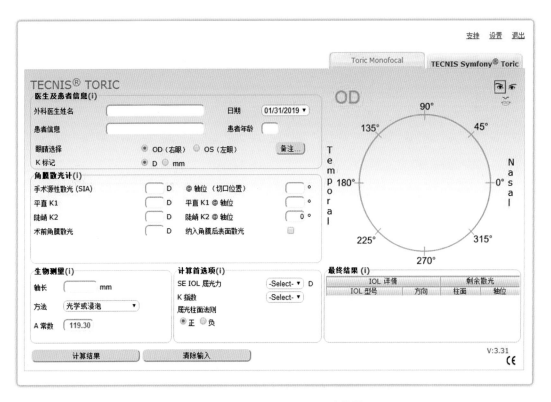

图 8-2-3 Tecnis Toric IOL 计算器

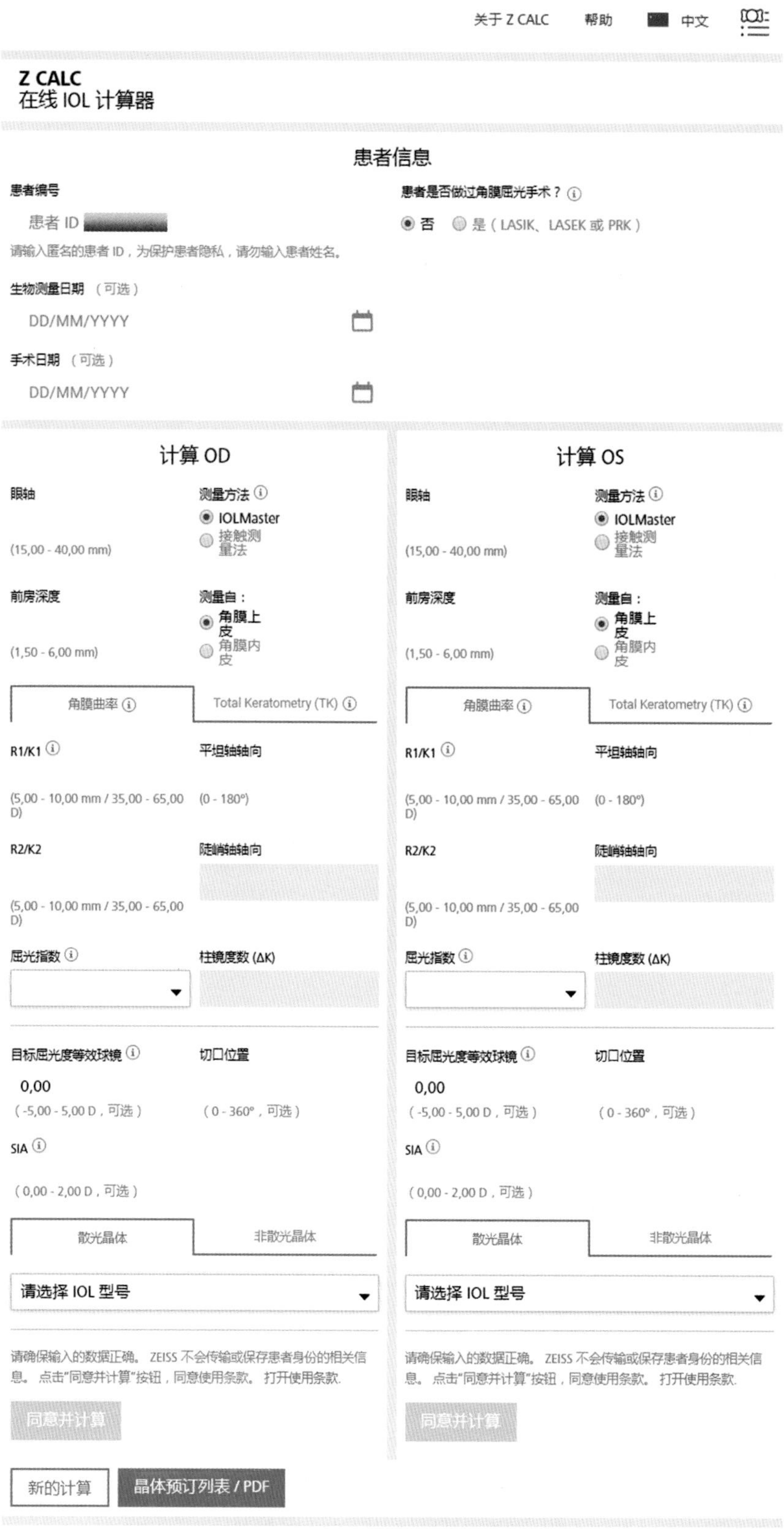

关于 Z CALC　　帮助　　■　中文

Z CALC
在线 IOL 计算器

患者信息

患者编号

　患者 ID ▓▓▓▓▓▓▓

请输入匿名的患者 ID，为保护患者隐私，请勿输入患者姓名。

生物测量日期（可选）

　DD/MM/YYYY

手术日期（可选）

　DD/MM/YYYY

患者是否做过角膜屈光手术？ ⓘ

◉ 否　　○ 是（LASIK、LASEK 或 PRK）

计算 OD

眼轴	**测量方法** ⓘ
	◉ IOLMaster
	○ 接触测量法
(15.00 - 40.00 mm)	
前房深度	**测量自：**
	◉ 角膜上皮
	○ 角膜内皮
(1.50 - 6.00 mm)	

| 角膜曲率 ⓘ | Total Keratometry (TK) ⓘ |

R1/K1 ⓘ　　　　　　**平坦轴轴向**

(5.00 - 10.00 mm / 35.00 - 65.00 D)　　(0 - 180°)

R2/K2　　　　　　　**陡峭轴轴向**

(5.00 - 10.00 mm / 35.00 - 65.00 D)

屈光指数 ⓘ　　　　　**柱镜度数 (ΔK)**

▼

目标屈光度等效球镜 ⓘ　　**切口位置**

　0.00

（-5.00 - 5.00 D，可选）　（0 - 360°，可选）

SIA ⓘ

（0.00 - 2.00 D，可选）

| 散光晶体 | 非散光晶体 |

请选择 IOL 型号　　▼

请确保输入的数据正确。ZEISS 不会传输或保存患者身份的相关信息。点击"同意并计算"按钮，同意使用条款。打开使用条款。

[同意并计算]

计算 OS

眼轴	**测量方法** ⓘ
	◉ IOLMaster
	○ 接触测量法
(15.00 - 40.00 mm)	
前房深度	**测量自：**
	◉ 角膜上皮
	○ 角膜内皮
(1.50 - 6.00 mm)	

| 角膜曲率 ⓘ | Total Keratometry (TK) ⓘ |

R1/K1 ⓘ　　　　　　**平坦轴轴向**

(5.00 - 10.00 mm / 35.00 - 65.00 D)　　(0 - 180°)

R2/K2　　　　　　　**陡峭轴轴向**

(5.00 - 10.00 mm / 35.00 - 65.00 D)

屈光指数 ⓘ　　　　　**柱镜度数 (ΔK)**

▼

目标屈光度等效球镜 ⓘ　　**切口位置**

　0.00

（-5.00 - 5.00 D，可选）　（0 - 360°，可选）

SIA ⓘ

（0.00 - 2.00 D，可选）

| 散光晶体 | 非散光晶体 |

请选择 IOL 型号　　▼

请确保输入的数据正确。ZEISS 不会传输或保存患者身份的相关信息。点击"同意并计算"按钮，同意使用条款。打开使用条款。

[同意并计算]

[新的计算]　[晶体预订列表 / PDF]

图 8-2-4　Z CALC 计算器

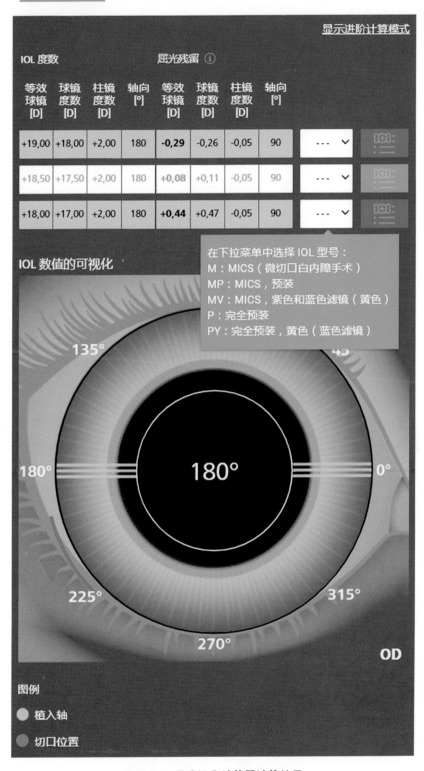

图 8-2-5　Z CALC 计算器计算结果

5. Baylor 法[10]主要修正的是后表面散光对 Toric IOL 计算的影响。该方法通过对角膜前、后表面数据的回归分析,制订了不同类型及大小的角膜散光所对应的角膜平面散光矫正度数(表 8-2-2)。

表 8-2-2 Baylor 后表面散光修正度数

角膜平面应矫正散光/D	顺规散光/D	逆规散光/D
0	≤1.69	≤0.39
1.00	1.70~2.19	0.40~0.79
1.50	2.20~2.69	0.80~1.29
2.00	2.70~3.19	1.30~1.79
2.50	3.20~3.79	1.80~2.29
3.00	3.80~4.39	2.30~2.79
3.50	4.40~4.99	2.80~3.29
4.00	≥5.00	3.30~3.79

尽管此类修正公式并没有直接对后表面散光进行测量,但多项研究显示,其与传统公式相结合可显著提高 Toric IOL 计算的精确性,减小对术后残留散光预测的误差[39,40]。

6. 普诺明 Toric 计算器 该计算器通过在页面中输入患者的 K1/K2 大小及轴位、SIA 大小及切口位置、IOL 等效球镜度数等参数,计算所需 Toric IOL 的型号及植入轴位。该计算器可以选择不考虑角膜后表面散光(nPCA 模式),也可以将实际测量角膜后表面数据带入计算(mPCA 模式)。

7. ASSORT 计算器 该计算器也将前房深度、SIA 等参数加入计算过程。ASSORT 在线计算器发明者 Noel 认为,SIA 的轴向通常不会完全垂直于角膜切口,与其计算不同轴向上术前、术后散光差异(即传统 SIA),不如通过术前、术后切口所在的轴位上角膜屈光力的变化量来计算手术对角膜散光所产生的影响,他也将这种理论应用在自己的在线计算公式中。

8. 其他 Goggin 系数法[41]、Abulafia-Koch 公式法[40]及新型光线追迹法同样通过修正后表面散光来提高 Toric IOL 计算的精确性。

二、FY-IOL 通用计算器

对于 Toric IOL 计算公式的优化主要包括三方面:①SIA 的选择,首先术者要有稳定的 SIA,即特定位置和切口大小的情况下,SIA 的大小和方向也是相应固定的。尽管有的公式会建议采用特定的 SIA 值,如 Barrett 公式建议采用 centroid SIA,这可能跟公式本身的优化有关;但笔者认为理论上,采用 SIA 大小的平均值会更合理,因为该数值更接近个体患者实际的 SIA 大小。公式中 SIA 的方向主要依据切口方向进行推算,而不是实际 SIA 的方向,因此 SIA 是公式中稳定性比较差的因素。②角膜后表面散光的纳入,后表面散光可以直接测量且白内障术前术后变化不大,因此该数值稳定性比较好,但如何科学地纳入到计算公式是难点,理论上,采用测量值要比理论模型预测值更个性化。③ELP 的优化,对于常规 IOL 球镜度数的计算,难点在于如何准确预测 ELP,Toric IOL 柱镜计算也遇到同样的问题。鉴于目前新型 IOL 球镜计算公式具有良好的准确性,其 ELP 也得到更好的优化,计算 IOL 柱镜度数时可以借鉴。

笔者的 Toric IOL 屈光力计算公式,即 FY-IOL 通用计算器,从以上三方面进行了优化,目前可以通过 Microsoft Excel 形式应用,使用界面见图 8-2-6,红字单元格表示需要填的数据。

人工晶体计算器					
姓名		年龄		ID	
备注					
k1	k2	K平均	al	常数	
41.01	43.38	42.20	26.24	119.00	
SIA值（负值）	SIA轴（平轴）	后表面值	后表面轴	散光（负号）	散光轴（平轴）
-0.2	30	0.2	68.2	-2.37	83
目标屈光度	0.00				
计算结果					
等效球镜度数	等效球镜预留	所需IOL平面柱镜		植入轴位	
13.50	0.55	3.18		172	
14.00	0.22	实际植入IOL平面柱镜		柱镜预留	
14.50	-0.11	3.00		0.12	
15.00	-0.45				
15.50	-0.79				

图 8-2-6　FY-IOL 通用公式

三、Toric IOL 屈光力计算器临床应用

原则上当角膜散光≥0.75D 时才会考虑应用 Toric IOL。但由于手术切口大小及位置的不同,部分术前散光<0.75D 的患者在 SIA 的影响下,术后会残留较大的散光,此类患者也属于 Toric IOL 的适用人群(图 8-2-7)。

下面举例介绍各种 Toric IOL 屈光力计算器的应用:

1. 基本资料　患者,男,80 岁,右眼年龄相关性白内障。右眼裸眼视力:0.2,矫正 -2.00DC×70→0.4[+];晶状体混浊分级 $C_2N_3P_3$。

2. 术前生物测量资料

(1) 图 8-2-8 术前角膜地形图提示术眼为顺规散光,其中 SimK 散光(1.4D)、Total Corneal Refr. P.(TCRP)散光(1.5D),大小及轴位基本一致;角膜不规则散光 Total Cor. Irrg. Astig. 为 0.210μm,<0.3μm,提示角膜形态较规则。角膜前后表面曲率半径比值 Axial/Sag. B/F Ratio 为 82.0%,在正常范围。

(2) 图 8-2-9 可见角膜前、后表面参数及规则性,前表面散光为逆规散光,-1.4D@ 88.2°;后表面散光为逆规散光-0.3D@101.8°。

(3) 图 8-2-10 OA-2000 与 Pentacam simK 散光分别为-1.43D@93°和-1.4D@88.2°,本患者以 OA-2000 散光结果进行计算。

3. Toric IOL 屈光力计算　术前检查结果可见患者为规则性角膜散光,可选择使用 Toric IOL 矫正。Alcon Acrysof Toric 计算结果见图 8-2-11,Barrett 公式(pPCA 模式)计算结果见图 8-2-12,Barrett 公式(mPCA 模式)计算结果见图 8-2-13,Tecnis Toric(nPCA 模式)计算结果见图 8-2-14,Tecnis Toric(pPCA 模式)计算结果见图 8-2-15,普诺明 Toric(nPCA 模式)计算结果见图 8-2-16,普诺明 Toric(mPCA 模式)计算结果见图 8-2-17,Z CALC 计算结果见图 8-2-18,FY-IOL 通用公式计算结果见图 8-2-19。

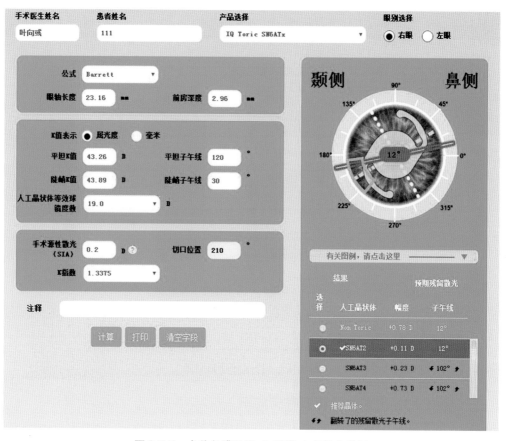

图 8-2-7　术前角膜散光<0.75D 患者散光分析

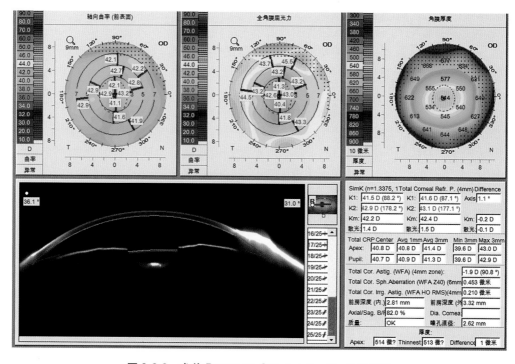

图 8-2-8　术前 Pentacam Cataract Pre-Op 分析报告

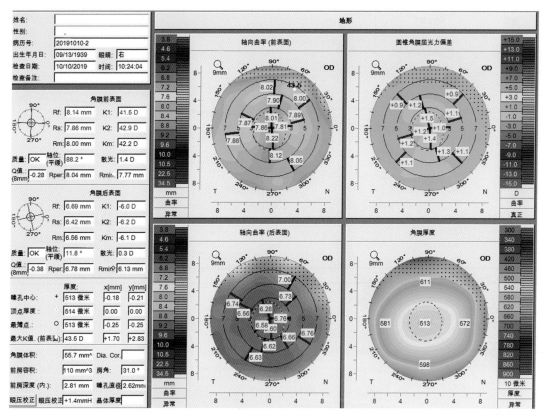

图 8-2-9　术前 Pentacam 屈光四图结果

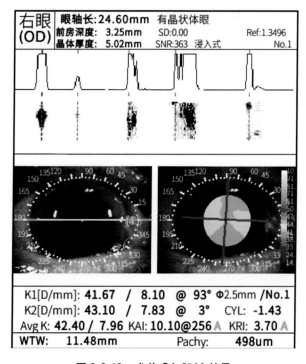

图 8-2-10　术前 OA-2000 结果

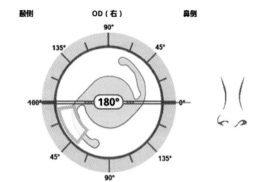

公式：BARRETT

结果

人工晶状体	方向	预期残留散光 幅度 X 子午线
SN6AT2	180°	+ 1.01 D X 180°
SN6AT3	180°	+ 0.66 D X 180°
√ SN6AT4	180°	+ 0.15 D X 180°
SN6AT5	180°	+ 0.36 D X 90° (翻转)
SN6AT6	180°	+ 0.87 D X 90° (翻转)

角膜散光测量和生物测量

平坦K @ 子午线	陡峭K @ 子午线	SIA @切口轴向	眼轴长度	前房深度	人工晶状体等 效球镜度数	K指数
41.67 D @ 93°	43.10 D @ 3°	0.20 D X 210°	24.60 mm	3.25 mm	19.5 D	1.3375

图 8-2-11　Alcon Acrysof Toric 计算结果

BARRETT TORIC CALCULATOR　　K INDEX 1.3375 ⊛　K INDEX 1.332 ○　　　+VE CYLINDER ⊛ -VE CYLINDER ○

Patient Data　K Calculator　Toric IOL　Calculator Guide

Patient:wcs　ID: 2

Flat K: 41.67@ 93 Steep K: 43.1@ 3

A Constant/LF: 119.26 / 2.02　AL: 24.6 ACD: 3.25

Induced Astigmatism (SIA): .2 D @　210 Degrees

IOL Power	Toric Power	Refraction - (S.E.Q.)
20.0 S.E (Biconvex)	SN6AT4	-0.40 S.E.
19.5 S.E (Biconvex)	SN6AT4	-0.05 S.E.
19.0 S.E (Biconvex)	SN6AT4	0.30 S.E.

Alcon SN6ATx　　　　　　　　　　　　Predicted PCA

Toric Power	IOL Cylinder	Residual Astigmatism
SN6AT3	1.5	0.67 Cyl Axis 180
SN6AT4	2.25	0.17 Cyl Axis 180
SN6AT5	3	0.34 Cyl Axis 90

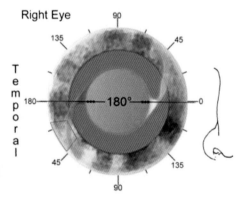

Surgeon:yxy　Date: 02/11/2019

Recommended IOL: 19.5 D　SN6AT4　Axis 180

Cylinder Power: IOL Plane 2.25 D ~ Corneal Plane 1.52 D

Target Refraction:

-0.13 sph. / 0.17 cyl Axis 180 Degrees

图 8-2-12　Barrett 公式(pPCA)计算结果

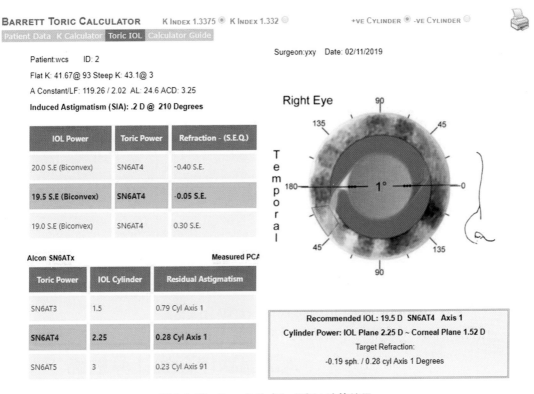

图 8-2-13 Barrett 公式(mPCA)计算结果

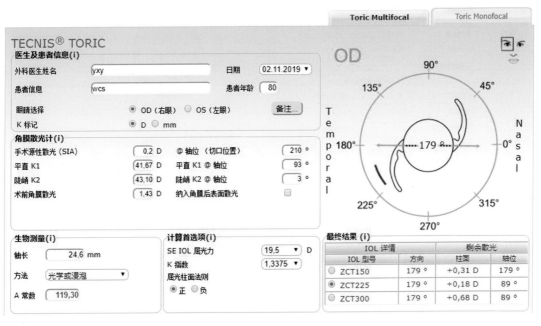

图 8-2-14 Tecnis Toric(nPCA)计算结果

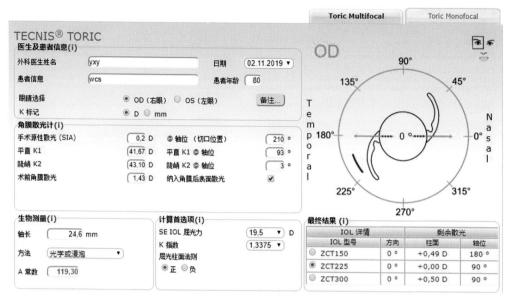

图 8-2-15 Tecnis Toric（pPCA）计算结果

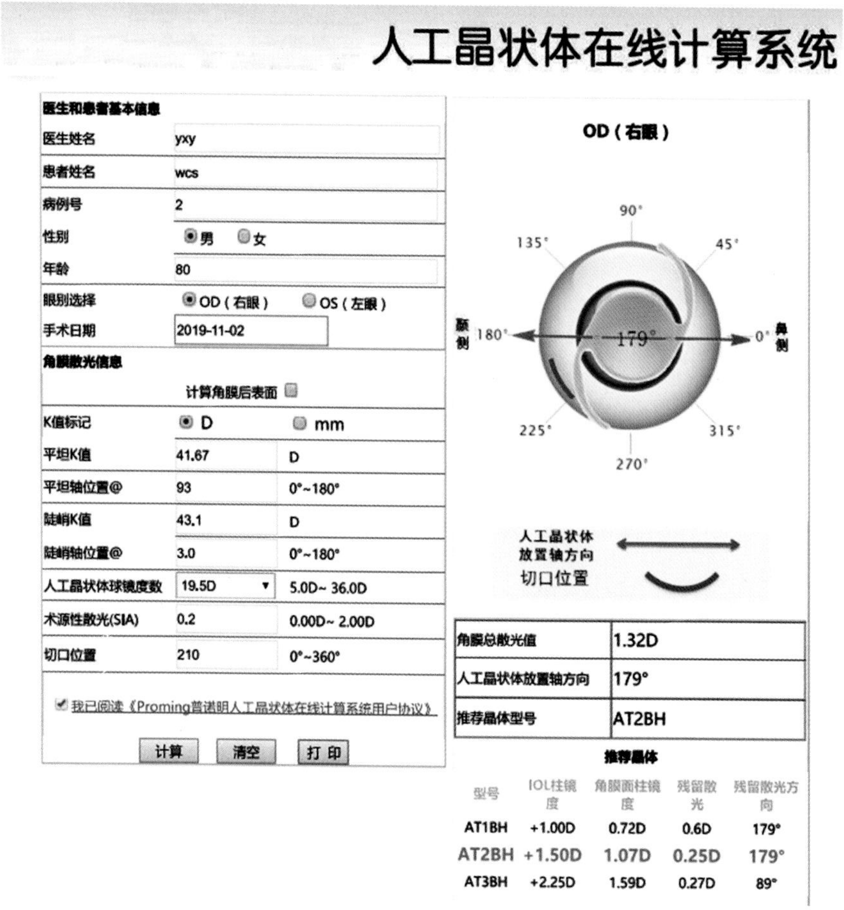

图 8-2-16 普诺明 Toric（nPCA）计算结果

人工晶状体在线计算系统

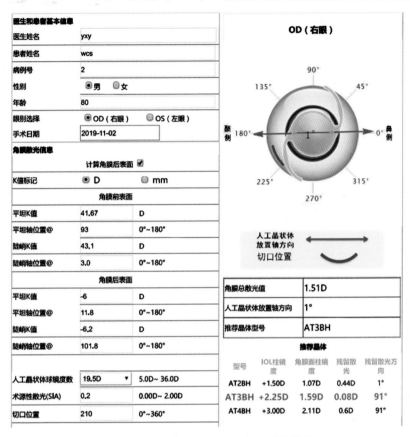

医生和患者基本信息		
医生姓名	yxy	
患者姓名	wcs	
病例号	2	
性别	◉男 ○女	
年龄	80	
眼别选择	◉ OD（右眼） ○ OS（左眼）	
手术日期	2019-11-02	

角膜散光信息		
计算角膜后表面 ☑		
K值标记	◉ D ○ mm	
角膜前表面		
平坦K值	41.67	D
平坦轴位置@	93	0°~180°
陡峭K值	43.1	D
陡峭轴位置@	3.0	0°~180°
角膜后表面		
平坦K值	-6	D
平坦轴位置@	11.8	0°~180°
陡峭K值	-6.2	D
陡峭轴位置@	101.8	0°~180°
人工晶状体球镜度数	19.5D ▼	5.0D~36.0D
术源性散光(SIA)	0.2	0.00D~2.00D
切口位置	210	0°~360°

角膜总散光值	1.51D
人工晶状体放置轴方向	1°
推荐晶体型号	AT3BH

推荐晶体

型号	IOL柱镜度	角膜面柱镜度	残留散光	残留散光方向
AT2BH	+1.50D	1.07D	0.44D	1°
AT3BH	+2.25D	1.59D	0.08D	91°
AT4BH	+3.00D	2.11D	0.6D	91°

图 8-2-17 普诺明 Toric(mPCA)计算结果

Z CALC 利用角膜曲率

IOL				屈光残留			
SE [D]	球体 [D]	圆筒 [D]	轴向 [°]	SE [D]	球体 [D]	圆筒 [D]	轴向 [°]
20.50	**19.50**	2.00	180	-1.42	-1.40	-0.04	90
20.00	**19.00**	2.00	180	-1.03	-1.02	-0.03	90
19.50	**18.50**	2.00	180	-0.66	-0.64	-0.04	90
19.00	**18.00**	2.00	180	-0.28	-0.26	-0.05	90
18.50	**17.50**	2.00	180	0.09	0.11	-0.05	90

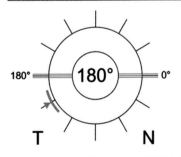

▼ 切口位置：210°
═══ 植入轴： 180°

图 8-2-18 Z CALC 计算结果

人工晶体计算器					
姓名		年龄		ID	
备注					
k1	k2	K平均	al	常数	
41.67	43.10	42.39	24.60	119.20	
SIA值（负值）	SIA轴（平轴）	后表面值	后表面轴	散光（负号）	散光轴（平轴）
-0.2	210	0.3	11.8	-1.43	93
目标屈光度	0.00				
计算结果					
等效球镜度数	等效球镜预留	所需IOL平面柱镜	植入轴位		
18.50	0.52	2.31	2		
19.00	0.19	实际植入IOL平面柱镜	柱镜预留		
19.50	-0.14	2.25	0.06		
20.00	-0.48				
20.50	-0.83				

图 8-2-19　FY-IOL 通用公式计算结果

4. Toric IOL 选择与术后结果。

表 8-2-3　各公式计算结果及 Toric IOL 植入术后结果

Toric IOL 计算器种类	IOL 等效球镜/D	植入 IOL 柱镜/D	轴位/°	残留等效球镜/D	残余角膜平面散光/D	轴位/°
Alcon Acrysof Toric 计算器		2.25	180		0.15	180
Barrett Toric IOL pPCA 计算器	19.5	2.25	180	-0.05	0.17	180
Barrett Toric IOL mPCA 计算器	19.5	2.25	1	-0.05	0.28	1
Tecnis Toric nPCA		2.25	179		0.18	89
Tecnis Toric pPCA		2.25	180		0	90
普诺明 Toric IOL 计算器（nPCA）		1.5	179		0.25	179
普诺明 Toric IOL 计算器（mPCA）		2.25	1		0.08	91
Z CALC	19.5	2	180	-0.66	-0.04	90
FY-IOL 通用计算器	19.5	2.25	2	-0.14	0.06	2
实际植入 SN6AT4	19.5	2.25	180	0.50	-0.50	75

以上各公式计算结果见表 8-2-3,该患者通过 2.2mm 颞侧 210°切口行 Phaco+Toric IOL 植入术,植入+19.5D Alcon SN6AT4,轴位 180°。术后 1 个月右眼裸眼视力:1.0,电脑验光:+0.50DS/-0.50DC×75。通过各个公式计算结果及术后效果可见,对于常规散光患者,大部分 Toric IOL 计算公式具有良好的准确性和一致性。

总结与展望

为了提高 Toric IOL 屈光力计算的准确性和稳定性,应注意以下几点:①利用 Scheimpflug 原理设备从两方面评估角膜：第一、前后表面曲率半径比值（Axial/Sag. B/F Ratio）是否在正常范围内（正常为 82% 左右），B/F Ratio 异常会引起 Toric IOL 球镜计算误差；第二、SimK 与 TCRP 各项数据是否一致，若不一致，说明角膜后表面异常，采用 SimK 数据会导致 Toric IOL 柱镜计算误差。②目前常规采用 IOLMaster、OA-2000、Lenstar LS900 等光学生物测量仪的角膜数据，即 SimK 数据计算 Toric IOL 屈光力，而不是全角膜屈光力或散光。③目前各种计算器均能获得良好的术后效果，尤其是 Barrett Toric IOL 计算器，临床医生应通过病例的积累，优化熟悉的计算器。④对于角膜后表面散光较大、ELP 预测困难（长眼轴和短眼轴）、高度散光及散光规则性欠佳等情况，应谨慎选择 Toric IOL 计算公式，推荐使用 Barrett Toric IOL（mPCA 模式）公式或 FY-IOL 通用公式（详见第十二章 病例 11）。⑤对于不具备测量角膜前后表面设备的眼科单位，可以通过手动角膜曲率仪或自动角膜曲率仪确定散光的大小和轴位，角膜地形图判断散光的规则性，并选择 Barrett Toric IOL 计算器（pPCA 模式）或 Baylor 法等计算 Toric IOL 屈光力。⑥当角膜散光≥0.75D 时应考虑应用 Toric IOL，严格意义讲，是预期术后残留散光≥0.75D，尤其对于多焦点 Toric IOL 更应严格控制散光，为此，Barrett Toric IOL 公式或 FY-IOL 通用公式可以更科学、方便地提供球镜和柱镜的矫正度数。总之，关于白内障术前角膜散光的评估和取值可以参考第三章的流程图，虽然目前角膜散光的评估和 Toric IOL 屈光力计算仍不完美，新公式的优化和临床验证也是一个长期的过程，但随着新设备的研制及光学理论的发展，终将会精确地矫正角膜散光，实现精准屈光性白内障手术。

（叶向彧　张嵘　关照）

参 考 文 献

1. Toto L, Vecchiarino L, D'Ugo E, et al. Astigmatism correction with toric IOL: analysis of visual performance, position, and wavefront error. J Refract Surg, 2013, 29(7): 476-483.

2. Ueno Y, Hiraoka T, Beheregaray S, et al. Age-related changes in anterior, posterior, and total corneal astigmatism. J Refract Surg, 2014, 30(3): 192-197.

3. Ho JD, Liou SW, Tsai RJ, et al. Effects of aging on anterior and posterior corneal astigmatism. Cornea, 2010, 29(6): 632-637.

4. Shao X, Zhou KJ, Pan AP, et al. Age-Related Changes in Corneal Astigmatism. J Refract Surg, 2017, 33(10): 696-703.

5. Guan Z, Yuan F, Yuan YZ, et al. Analysis of corneal astigmatism in cataract surgery candidates at a teaching hospital in Shanghai, China. J Cataract Refract Surg, 2012, 38(11): 1970-1977.

6. Kamiya K, Kobashi H, Shimizu K, et al. Effect of pupil size on uncorrected visual acuity in astigmatic eyes. Br J Ophthalmol, 2012, 96(2): 267-270.

7. Watanabe K, Negishi K, Dogru M, et al. Effect of pupil size on uncorrected visual acuity in pseudophakic eyes with astigmatism. J Refract Surg, 2013, 29(1): 25-29.

8. Visser N, Bauer NJ, Nuijts RM. Residual astigmatism following toric intraocular lens implantation related to pupil size. J Refract Surg, 2012, 28(10): 729-732.

9. Koch DD, Ali SF, Weikert MP, et al. Contribution of posterior corneal astigmatism to total corneal astigmatism. J Cataract Refract Surg, 2012, 38(12): 2080-2087.

10. Koch DD, Jenkins RB, Weikert MP, et al. Correcting astigmatism with toric intraocular lenses: effect of posterior corneal astigmatism. J Cataract Refract Surg, 2013, 39(12): 1803-1809.

11. Savini G, Versaci F, Vestri G, et al. Influence of posterior corneal astigmatism on total corneal astigmatism in

eyes with moderate to high astigmatism. J Cataract Refract Surg,2014,40(10):1645-1653.

12. 王艳,张嵘,叶向彧等. 白内障患者角膜后表面散光的测量及相关因素分析. 眼科新进展,2019,39(10):937-940.

13. LaHood BR,Goggin M. Measurement of Posterior Corneal Astigmatism by the IOLMaster 700. Journal of refractive surgery,2018,34(5):331-336.

14. 王彦,张嵘,叶向彧. Toric 人工晶状体术后残余散光及手术源性散光(SIA)的临床观察. 眼科新进展,2018,38(2):168-171.

15. Holladay JT,Cravy TV,Koch DD. Calculating the surgically induced refractive change following ocular surgery. J Cataract Refract Surg,1992,18(5):429-443.

16. Alpins NA. A new method of analyzing vectors for changes in astigmatism. Journal of cataract and refractive surgery,1993,19(4):524-533.

17. Eydelman MB,Drum B,Holladay J,et al. Standardized analyses of correction of astigmatism by laser systems that reshape the cornea. J Refract Surg,2006,22(1):81-95.

18. Holladay JT,Moran JR,Kezirian GM. Analysis of aggregate surgically induced refractive change,prediction error,and intraocular astigmatism. J Cataract Refract Surg,2001,27(1):61-79.

19. Borasio E,Mehta JS,Maurino V. Surgically induced astigmatism after phacoemulsification in eyes with mild to moderate corneal astigmatism:temporal versus on-axis clear corneal incisions. J Cataract Refract Surg,2006,32(4):565-572.

20. Ozyol E,Ozyol P. Analyses of surgically induced astigmatism and axis deviation in microcoaxial phacoemulsification. Int Ophthalmol 2014;34(3):591-6.

21. Nagy ZZ,Dunai A,Kranitz K,et al. Evaluation of femtosecond laser-assisted and manual clear corneal incisions and their effect on surgically induced astigmatism and higher-order aberrations. Journal of refractive surgery,2014,30(8):522-525.

22. Mastropasqua L,Toto L,Mastropasqua A,et al. Femtosecond laser versus manual clear corneal incision in cataract surgery. Journal of refractive surgery,2014,30(1):27-33.

23. Diakonis VF,Yesilirmak N,Cabot F,et al. Comparison of surgically induced astigmatism between femtosecond laser and manual clear corneal incisions for cataract surgery. Journal of cataract and refractive surgery,2015,41(10):2075-2080.

24. Zhu S,Qu N,Wang W,et al. Morphologic features and surgically induced astigmatism of femtosecond laser versus manual clear corneal incisions. Journal of cataract and refractive surgery,2017,43(11):1430-1435.

25. 王峥,胡颖峰,王艳等. 2.8mm 与 2.2mm 透明角膜切口术源性散光的矢量分析与比较. 眼科新进展,2018,38(5):448-451,456.

26. Chang SW,Su TY,Chen YL. Influence of ocular features and incision width on surgically induced astigmatism after cataract surgery. J Refract Surg,2015,31(2):82-88.

27. Febbraro JL,Wang L,Borasio E,et al. Astigmatic equivalence of 2.2-mm and 1.8-mm superior clear corneal cataract incision. Graefe's archive for clinical and experimental ophthalmology = Albrecht von Graefes Archiv fur klinische und experimentelle Ophthalmologie,2015,253(2):261-265.

28. Denoyer A,Ricaud X,Van Went C,et al. Influence of corneal biomechanical properties on surgically induced astigmatism in cataract surgery. J Cataract Refract Surg,2013,39(8):1204-1210.

29. Abulafia A,Koch DD,Holladay JT,et al. Pursuing perfection in intraocular lens calculations:IV. Rethinking astigmatism analysis for intraocular lens-based surgery:Suggested terminology,analysis,and standards for outcome reports. Journal of cataract and refractive surgery,2018,44(10):1169-1174.

30. Holladay JT,Pettit G. Improving toric intraocular lens calculations using total surgically induced astigmatism for a 2.5mm temporal incision. J Cataract Refract Surg. 2019,45(3):272-283.

31. Eom Y, Kang SY, Song JS, et al. Effect of effective lens position on cylinder power of toric intraocular lenses. Can J Ophthalmol, 2015, 50(1):26-32.

32. Savini G, Hoffer KJ, Carbonelli M, et al. Influence of axial length and corneal power on the astigmatic power of toric intraocular lenses. J Cataract Refract Surg, 2013, 39(12):1900-1903.

33. Mester U, Sauer T, Kaymak H. Decentration and tilt of a single-piece aspheric intraocular lens compared with the lens position in young phakic eyes. J Cataract Refract Surg 2009; 35(3):485-90.

34. Hirnschall N, Buehren T, Bajramovic F, Trost M, Teuber T, Findl O. Prediction of postoperative intraocular lens tilt using swept-source optical coherence tomography. J Cataract Refract Surg 2017; 43(6):732-736.

35. Wang L, Guimaraes de Souza R, Weikert MP, Koch DD. Evaluation of crystalline lens and intraocular lens tilt using a swept-source optical coherence tomography biometer. J Cataract Refract Surg 2019; 45(1):35-40.

36. Weikert MP, Golla A, Wang L. Astigmatism induced by intraocular lens tilt evaluated via ray tracing. J Cataract Refract Surg 2018; 44(6):745-749.

37. Skrzypecki J, Sanghvi Patel M, Suh LH. Performance of the Barrett Toric Calculator with and without measurements of posterior corneal curvature. Eye (Lond), 2019.

38. Barrett GD. An improved universal theoretical formula for intraocular lens power prediction. J Cataract Refract Surg, 1993, 19(6):713-720.

39. Ferreira TB, Ribeiro P, Ribeiro FJ, et al. Comparison of astigmatic prediction errors associated with new calculation methods for toric intraocular lenses. J Cataract Refract Surg, 2017, 43(3):340-347.

40. Abulafia A, Koch DD, Wang L, et al. New regression formula for toric intraocular lens calculations. J Cataract Refract Surg, 2016, 42(5):663-671.

41. Goggin M, Zamora-Alejo K, Esterman A, et al. Adjustment of anterior corneal astigmatism values to incorporate the likely effect of posterior corneal curvature for toric intraocular lens calculation. J Refract Surg, 2015, 31(2):98-102.

第九章

Toric IOL 植入规范与技巧

导　语

　　角膜散光是屈光性白内障手术术后视觉质量不佳的重要因素之一。美国某流行病学调查显示,15%～29%的白内障患者术前合并大于1.5D的角膜散光[1,2]。环曲面散光矫正型人工晶状体(Toric IOL)凭借散光矫正范围大、手术预测性好、术后残余散光小等特点在临床上得到广泛运用,其安全性和有效性亦得到了广大眼科医生的认可。然而,在临床工作中,Toric IOL 的植入效果还受生物测量、术前标记、术中操作技巧及屈光度数测算等多种因素影响,任何相关环节的误差都可能对术后散光矫正效果及患者术后视觉质量产生较大影响。因此,为了达到 Toric IOL 的最佳矫正效果,还需要注意病例的详细筛查、患者期望值的充分了解、严格的适应证把握、个体化的方案设计、围手术期流程的规范等多个方面。本章节概述了 Toric IOL 精准术前标记、术中植入流程及特殊类型 Toric IOL 植入可行性评估等三方面内容。

关键词

Toric IOL,术前标记,操作

第一节　Toric IOL 术前标记

　　研究发现,每1°的 Toric IOL 旋转会降低3.49%的散光矫正效能,30°的旋转将完全失去散光矫正效能,甚至带来新的眼内散光,产生复视,影响视觉质量[3]。因此,精准的术前标记是发挥 Toric IOL 最佳矫正效果的重要因素之一,目前常用的 Toric IOL 术前标记法如下。

一、手动标记法

　　由于平卧位后眼球将出现3°～14°旋转运动而影响术前轴位标记的准确性[4],因此,目前最为常用的标记方法为裂隙灯显微镜下坐位水平标记。美国 FDA 临床试验结果表明,坐位手动标记法下81.1%的患者轴位旋转小于5°,97.1%的患者小于10°[5]。早期 Mendicute 的研究亦显示,术后3个月63.3%的患者裸眼远视力达到20/25以上,IOL 的旋转度数为3.63°±3.11°[6]。

　　手动标记法一般分为3个步骤:①术前裂隙灯下坐位标记参考轴向(3点和9点方位);②术中用 Duckworth & Kent 标记环对准参考轴向;③描记目标轴向(图9-1-1)。

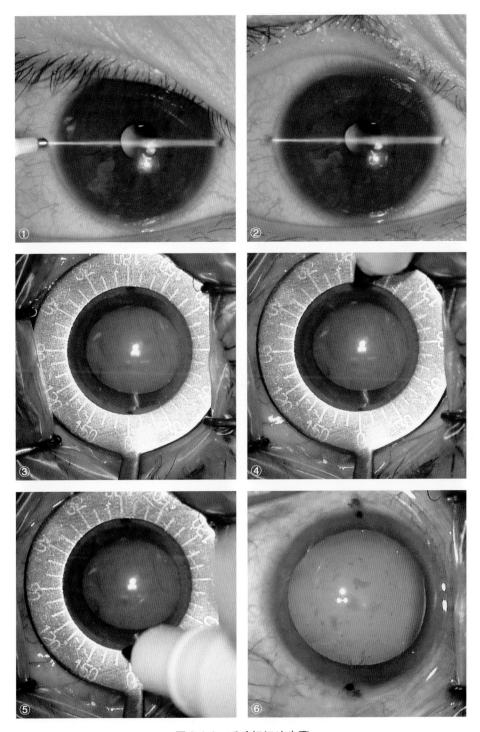

图 9-1-1　手动标记法步骤

尽管坐位标记避免了眼球旋转运动造成的误差,但是由于标记笔染料的晕染现象、标记不对称等主观因素的影响,使手动三步标记法仍存在一定误差。Visser 等研究发现,参考轴向标记误差、目标轴向标记误差以及 Toric IOL 植入误差平均值分别为 2.4°、3.3°及 2.6°,总误差约为 4.9°±2.1°[7]。

为保证术前标记的精准性,标记过程应由经验丰富的医生完成。2017 年 Toric IOL 临床应用专家共识中指出:标记时患者应取坐位,标记者与患者平齐。患者目视前方,坐姿、头位、眼位都保持正位。标记前用表面麻醉滴眼液点术眼,应在小瞳孔下进行,调整光带最长最细并通过角膜中心。标记者在裂隙灯显微镜下用 4.5~5.0 号注射器针头和无菌极细医用手术记号笔(线宽 0.5mm)在 3 点和 9 点方位做水平标记,标记部位尽量干燥,标记点尽量细小[8]。另外,国外多位学者还运用气泡标记器(bubble marker)、钟摆标记器(pendulum marker)完成术前标记,术后 Toric IOL 轴位精准性、重复性都得到了肯定[9,10]。

二、数字导航系统标记法

手动标记法中,患者出现头位倾斜、旋转及 Bell 现象等都可能影响手动轴位标记的准确性。近年来,以虹膜纹理、角膜缘血管网等作为标记依据的数字导航标记系统的诞生,为术前的精准化标记带来了新的进展。它可以实现术中主刀镜下对切口位置、散光轴位、撕囊大小等步骤的实时规划,具体介绍如下。

1. VERION 数字导航系统(图 9-1-2)　在测量角膜散光及轴向方面,Lin 等人对 115 位白内障患者用 5 种设备进行对比,发现 VERION 数字导航系统与 Lenstar 无显著性差异,可重复性较好,可以作为植入 Toric IOL 的一种测量方法[11]。VERION 数字导航系统拥有术中投射切口定位、辅助撕囊及 Toric IOL 轴向定位等功能。

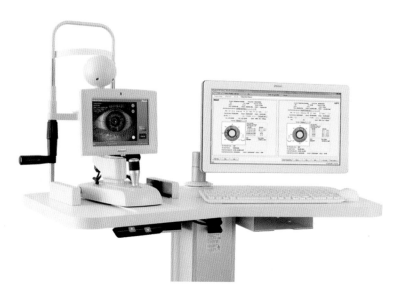

图 9-1-2　VERION 数字导航系统

运用 VERION 数字导航系统完成 Toric IOL 标记需要 2 个步骤:①术前测量:暗环境下,患者取坐位,小瞳孔下充分睁大眼睛,避免压迫眼球,眨眼保证泪膜均匀后进行测量。采集包括角膜散光大小及轴向、瞳孔位置、角膜缘及结膜血管、虹膜纹理等图像。②术中规划：把术前测量数据导入手术导航系统，打开规划界面，设置切口位置、撕囊大小、复核 Toric IOL 轴向。患者平卧位后，再次采集术眼实时图片，与术前测量图像比对，自动完成旋转校正定位，在手术显微镜下依次显示切口模式、撕囊模式及 Toric IOL 轴向定位模式，精准辅助完成白内障超声乳化手术（图 9-1-3）。

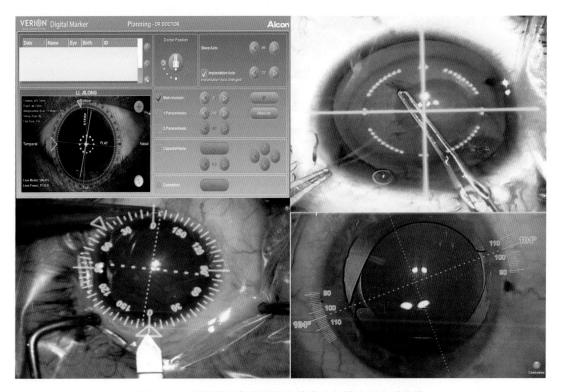

图 9-1-3　VERION 数字导航系统术中各模式下实时导航

术前 VERION 数字导航系统通过角巩膜缘血管、虹膜纹理、瞳孔等生物学特征获取参考图像，并在术中实时追踪眼球，引导切口位置、撕囊轨迹及 Toric IOL 轴向对齐，与传统手动标记法相比，准确性较高。早在 2015 年，Abdel 等在一项 60 只眼的研究中发现，VERION 数字导航系统不仅术后实际与预期残余散光偏差（targeted induced astigmatism，TIA）（0.10D±0.08D）较手动标记法（0.20D±0.14D）小，而且 Toric IOL 轴向偏离度（2.4°±1.96°）亦显著小于手动标记组（4.33°±2.72°）[12]。此外，国内多位学者证实，VERION 数字导航系统避免了术前眼表的侵入操作，减少了感染的风险，同时减少了手动标记法的主观性，具有一定优势[13]。然而，当术中眼表结构发生重大改变，如结膜水肿、结膜下大片出血或者患者配合度较差频繁眼球转动时，可能会影响眼表图像的识别与追踪，造成定位失败。因此，多种标记方法的合理运用与患者术前眼位训练显得愈加重要[14]。

2. Callisto eye（Carl Zeiss Meditec AG）导航系统　Callisto eye 导航系统完成 Toric IOL 标记时，首先需患者坐位完成术前常规 IOLMaster 生物测量仪检查，并行眼前节无赤光照相，通过 Forum（Carl Zeiss）数据管理系统上传或将数据拷贝至 Callisto eye 术中导航仪，即可在显微镜下自动比对鼻侧、颞侧 120 度范围内虹膜纹理、角巩膜缘及结膜血管，完成旋转校正，达到精准定位（图 9-1-4）。

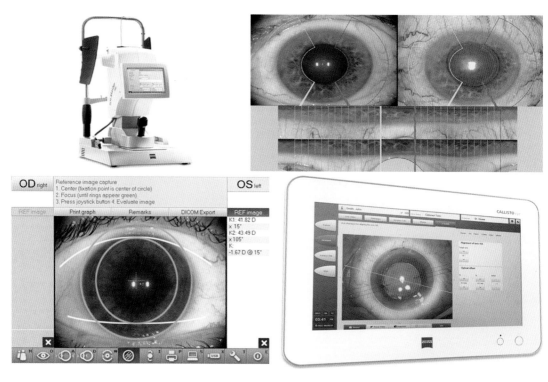

图 9-1-4　Callisto eye 导航系统

　　Callisto eye 导航系统的另一个优势在于它是一个一体化集成系统,不同于其他数字导航系统那样需要人为传输、管理患者资料,且需显微镜连接外部导航系统才可实现目镜下可视化操作。它在 IOLMaster 完成生物学测量及虹膜纹理、角膜缘血管图像采集后,通过 Forum 数据管理系统自动传输采集数据,方便术中实时规划,优化了患者资料传输管理流程(图 9-1-5)。

　　Jeewan 等发现,虽然 Callisto eye 导航系统标记法与传统手动标记法在术后视力方面无明显差异,但是在术后调制传递函数(modulation transfer function,MTF)与斯特列尔比(Strehl ratio)等视觉评估指标上,Callisto eye 导航系统均与传统标记法存在显著性差异,这提示数字导航系统可能拥有更优越的视觉质量,对于散光、散光多焦点等高端人工晶状体的植入可能更有优势[15]。

　　3. 飞秒激光辅助囊膜标记(IntelliAxis-L)术中导航　飞秒激光是一种以超短脉冲形式运转的近红外线光,凭借瞬间功率大、穿透性强、热效应区域小、精确度高等优势,已广泛运用于眼科临床。近年来,国内外学者广泛应用各种不同飞秒激光系统辅助完成白内障超声乳化术,已证实其在减少角膜内皮细胞丢失率、降低术中有效超声乳化时间、减少术中累积超声乳化能量等方面具有较大优势[16,17]。

　　2018 年,LenSAR 飞秒激光辅助白内障手术系统推出 IntelliAxis-L Toric IOL 轴位囊膜永久标记理念,为数字导航标记法提供了新的方向。患者术前仅需完成 Pentacam、OPD-Scan、Aladdin、Cassini 中任一生物学测量检查,采集虹膜纹理、角膜缘血管网等眼前节图像,再把术前测量数据导入 LenSAR 飞秒激光系统,通过虹膜纹理定位即可补偿患者坐卧位眼球旋转,省略手动标记的步骤,消除人为误差。在行飞秒激光辅助白内障手术时,通过特别设计的囊

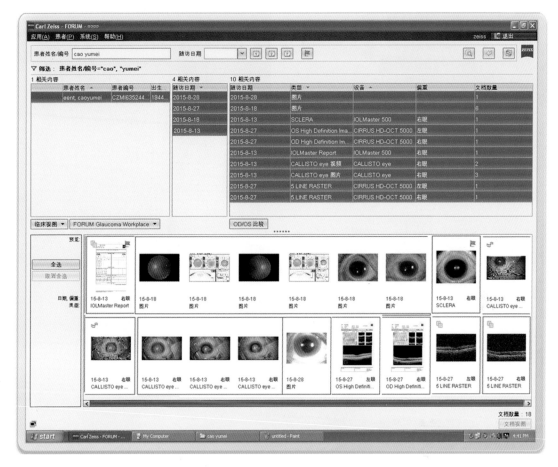

图 9-1-5 Forum(Carl Zeiss)数据管理系统

膜边缘标记,引导 Toric IOL 放置轴位(图 9-1-6)。

飞秒激光辅助囊膜标记法(IntelliAxis-L)通过虹膜纹理及角膜缘血管网的识别,与其他数字导航系统一样拥有优越的标记精准性。除此之外,因标记位置与 Toric IOL 在同一平面,IntelliAxis-L 囊膜永久标记法有利于术后 Toric IOL 位置的直观评估,减少了术中与术后的观察误差(图 9-1-7)。另有学者发现,在 IntelliAxis-L 囊膜口的张力分布模式中,最大抗拉强度以及囊膜口的可延展性与标准的飞秒激光构建的连续、环形、居中的撕囊口相比无显著性差异。

4. 其他数字导航系统 其他数字导航还包括:①True Vision(Goleta,CA)导航系统,它的平均 Toric IOL 轴向偏离度仅为 3.5°,术后最佳矫正远视力达到 20/25 以上[18];②Cirle surgical intraoperative navigation(Bausch&Lomb,Bridgewater,NJ)导航系统,它是正在研发的一款 3D 直视化导航影像,为 3D 白内障屈光手术带来了新的进展;③像差测量导航系统(Aberrometry-guided alignment systems),如 ORA(Alcon,Irvine,CA)、Holos(Clarity Medical Systems,Pleasanton,CA),它们可以术中实时测量,复核术前生物测量结果,获得更高的精准度及更小的偏离误差,尤其对术前测量困难患者,如先天性白内障、精神障碍及儿童,存在一定优势。在人工晶状体植入后,ORA 像差测量导航系统可以立即确定残余屈光误差,实时识别最终 Toric 轴向,并指导旋转方向,甚至可以指导角膜缘松解切口(limbal relaxing incisions,LRIs)

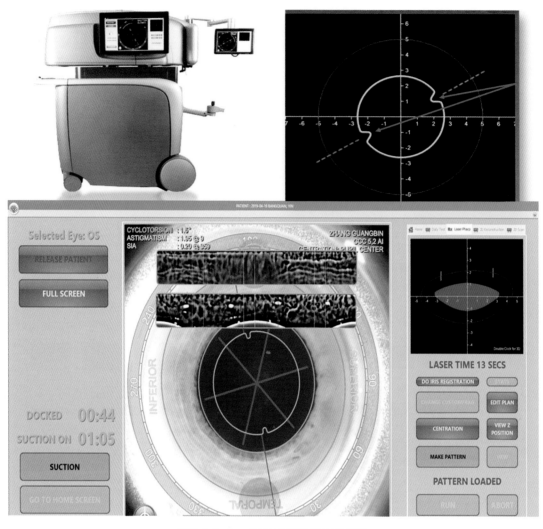

图 9-1-6 LenSAR 飞秒激光导航系统

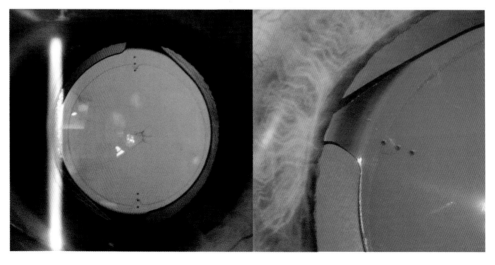

图 9-1-7 IntelliAxis-L 囊膜标记

的大小及位置[19,20]。

综上所述,数字导航系统不仅减少了传统手动标记法的主观性误差,提高了 Toric IOL 轴向定位的精准度,而且简化了屈光白内障手术流程,缩短了标记时间[21]。但是,它严格依赖术前虹膜纹理、角结膜血管网的识别,若术中因各种因素引起术眼结膜下出血、水肿或患者配合度差、眼球震颤等情况发生,则可能导致数字导航系统术中识别困难,无法完成自动旋转校正。因此,针对不同病例,多种标记方法综合应用,是精准屈光白内障手术成功的关键。

第二节 Toric IOL 植入规范

Toric IOL 的完美植入要求白内障超乳手术中各步骤的规范进行,包括切口的制作、规范的撕囊、IOL 植入和轴向的调整、黏弹剂的完全清除和水密切口等。只有制订规范化、标准化的流程,才能使 Toric IOL 发挥最优效果,保证患者术后视觉质量。

一、角膜切口的制作

术源性散光(surgically induced astigmatism,SIA)是计算 Toric IOL 时需考虑的重要因素之一。不同的主刀医生习惯、不同的切口大小及位置、距角膜中心的距离及患者角膜生物力学等因素均会影响 SIA 的大小。因此,建议不同主刀医生需根据自身习惯完成个性化 SIA 的评估与矢量测算,再带入 Toric IOL 计算公式,得到 Toric IOL 最终轴向(详见第八章)。

角膜切口的位置及大小对 SIA 及 Toric IOL 轴向影响很大,是 Toric IOL 准确植入的首要步骤。如今,白内障超声乳化手术微小切口仅约 2.2mm,甚至可达 1.8mm,所引起的 SIA 愈来愈小,但是角膜切口的位置所致的 SIA 变化仍然各有不同。研究显示,同一主刀医生颞侧 2.2mm 透明角膜切口引起的 SIA 为 0.19~0.31D,而上方透明切口约为 0.4D[22-24]。另一项研究发现,在植入 Toric IOL 时,陡峭轴角膜切口较非陡峭轴切口可以显著减少 Toric IOL 柱镜度数,并减少术后角膜不规则散光情况,达到更好的视觉质量[25]。因此,为了保持 SIA 的稳定性,在植入 Toric IOL 时,建议术者在数字导航系统的辅助下采用固定位置的微切口,例如颞侧切口。

近年来,飞秒激光辅助白内障手术的运用,通过实时前节 OCT 引导,完成三平面阶梯式角膜切口制作,减少了角膜 SIA,理论上使 Toric IOL 精准植入的可预测性大大提高。有研究显示,飞秒激光制作的角膜切口引起的 SIA(0.38D±0.24D)较传统超乳手术(0.64D±0.39D)显著降低[26]。而姚克教授对比飞秒激光及手工 2.0mm 透明角膜切口发现,后者的 SIA(0.45D±0.35D)明显低于前者(0.59D±0.37D),因此认为目前手工角膜切口 SIA 控制得更好[27]。

值得注意的是,若术中发生任何扩大切口、切口自闭不良需要缝合等非常规情况,不仅会增大实际 SIA,引起术后角膜不规则散光的增大,且可能出现切口渗漏、前房塌陷,导致术后 Toric IOL 位置发生旋转而丧失效果。

二、撕囊

过小的撕囊口,会引起术后前囊膜纤维化和目标屈光度的远视漂移[28];而过大的撕囊口,则会导致人工晶状体光学面边缘不能充分被前囊膜覆盖,引起 IOL 倾斜、偏心及后囊膜混浊[29],这些均会影响术后有效人工晶状体位置。对于 Toric IOL 而言,更会引起不可预知的旋转,导致术后残余散光增加及屈光意外的发生。因此,在植入 Toric IOL 时,要求有经验的主刀医生构建直径为 5.0～5.5mm、连续、环形、居中的撕囊口,均匀覆盖 Toric IOL 光学部边缘,以确保 Toric IOL 良好的旋转稳定性(图 9-2-1)。

如今,在数字导航系统的辅助下,撕囊可以在大小可视的情况下完成,大大提高了撕囊的可预测性,在一定程度上避免了人工晶状体的倾斜、偏心;而飞秒激光系统以机械量化的方式制作的前囊膜切口精度达微米级,

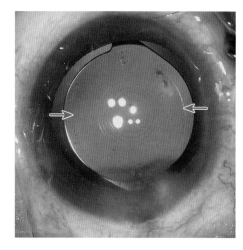

图 9-2-1　撕囊口均匀覆盖 Toric IOL 光学区

囊膜周边光滑、连续且大小可控,就目前而言,是能够最大限度避免撕囊相关并发症的手术工具。

三、Toric IOL 植入与初步调整

完成常规超声乳化核处理及皮质吸除步骤后,在植入人工晶状体时,应保证 Toric IOL 位置在囊袋中心,撕囊口均匀覆盖人工晶状体光学部边缘约 0.5mm,并尽可能与角膜映光点同轴。术中人工晶状体襻应充分舒展,再将人工晶状体旋转至距目标轴向 10°～20°。研究显示,襻被压缩或过度展开可能影响作用于光学区的力矩,从而导致人工晶状体的旋转[30](图 9-2-2)。

Acrysof 平台的 Toric IOL 为一片式疏水性丙烯酸酯环曲面蓝光滤过型人工晶状体,采用改良的 L 襻,减少了人工晶状体的旋转,它只能顺时针旋转,在清除黏弹剂前应将 IOL 旋至距离目标轴向逆时针 10°～20°,一旦发生 IOL 越过目标轴向,则应顺时针重新调整。印度 Rastogi 等的一项术后 3 个月前瞻性小样本对比研究发现,联合囊袋张力环植入可增加 Toric IOL 稳定性,可酌情使用[31]。

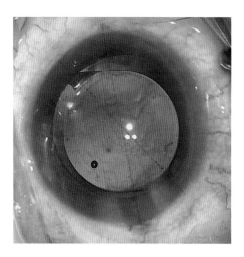

图 9-2-2　Toric IOL 植入初步调整

四、黏弹剂的清除与 Toric IOL 再调整

Toric IOL 旋转通常发生在术后 2 周内,术中黏弹剂清除不彻底是可能原因之一。在完成 Toric IOL 初步调位后,应彻底清除眼内黏弹剂,尤其是人工晶状体后的黏弹剂,再精细调位至标记的 Toric IOL 轴位处,轻压光学部使 Toric IOL 尽量贴附晶状体后囊膜,避免 Toric IOL 光学区与前囊口边缘夹持(图 9-2-3)。

2010 年,Tak 首次介绍了一项无黏弹剂人工晶状体植入技术(hydroimplantation tech-

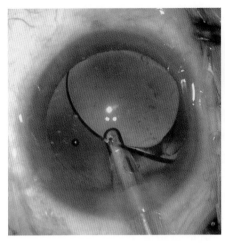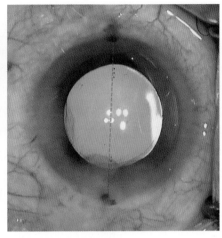

图 9-2-3　黏弹剂吸除与 Toric IOL 植入再调整

nique，HT），即用超声乳化仪自侧切口给予前房及囊袋平衡盐溶液灌注后，无需使用黏弹剂，直接将人工晶状体植入囊袋内，并用调位钩完成调位[32]。此后，Bohm、Studeny 等多名国外学者对其进行改进，验证其有效性，并应用于 Toric IOL 植入术中[33-36]。一项最新 60 只眼的研究显示，无黏弹剂人工晶状体植入术与传统术式相比，术后角膜内皮细胞丢失率、Toric IOL 偏离度及残余散光量均无显著性差异，但 HT 技术减少了手术时间及花费，是一种值得尝试的新技术[37]。然而，文章亦指出，此项技术对术者要求较高，需要一定学习曲线，因此对于缺乏经验的主刀医生及复杂病例的 Toric IOL 植入需谨慎运用。

五、囊膜抛光

前囊混浊（anterior capsule opacification，ACO）的形成原因，主要是前囊膜残留的晶状体上皮细胞分化为成纤维细胞，增生纤维化形成 ACO。当术后眼内炎症控制不佳或患者合并葡萄膜炎、糖尿病等情况时，眼内房水屏障功能受损，晶状体上皮细胞过度增生，导致囊袋收缩、纤维化发生。因此，前囊膜抛光清除晶状体上皮细胞可以明显减少 ACO 的发生率，从而减少前囊膜收缩。Sacu 等报道，在白内障手术中进行前囊膜抛光，术后 3 年抛光组 ACO 为 17%，显著低于未抛光组的 26%[38]。

然而，对于 Toric IOL 术中前囊膜抛光对旋转稳定性的影响，目前国内外学者意见不一（图 9-2-4）。有学者认为，未行前囊膜抛光易增加囊袋纤维化发生率，引起囊袋对 IOL 的牵引力改变，容易造成 Toric IOL 旋转和偏心[39]。

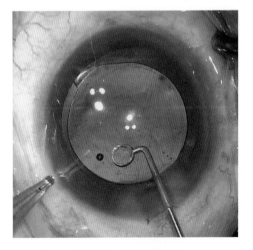

图 9-2-4　前囊膜抛光

然而，也有研究发现，Toric IOL 旋转的程度与前囊混浊程度呈负相关，提示可能需要减少前囊后表面的抛光以增加 IOL 稳定性[40]。

六、水密切口

水密切口不宜注水过急,以免到位的 Toric IOL 再次发生旋转。注水应平缓、适量,使眼压维持在生理水平,过高的眼内压使囊袋过度膨胀可能导致 Toric IOL 的旋转、偏心;手术结束取出开睑器后,需最终确认 Toric IOL 的轴位方向是否与术前标记一致。

需要指出的是,若在手术中出现晶状体悬韧带离断、囊袋撕裂或破损、玻璃体脱出、前房积血、玻璃体积血等严重并发症时,则不宜继续使用 Toric IOL 矫正散光。因此,术前应与患者充分沟通,告知术后实际屈光情况可能与术前规划存在偏差,并备用另一套手术方案及人工晶状体。术后 24 小时为 Toric IOL 最不稳定时期,特别是术后的 1 小时内应尽量保持平卧位,做好术后宣教工作,告知患者避免外伤及剧烈活动尤为重要;术后应积极指导患者避免早期揉眼、戴护目镜睡觉等,因为这些行为均可能引起早期 Toric IOL 的旋转、偏心。对于泪膜状态欠佳的患者,建议术后酌情进行干眼治疗,既可以改善泪膜稳定性,又有助于提高 Toric IOL 的视觉质量[8]。

第三节　特殊病例 Toric IOL 植入可行性

正确的病例筛选是取得 Toric IOL 最佳效果和保证患者满意度的先决条件。是否选择 Toric IOL,取决于患者角膜散光的大小及形态、患者的期望值、Toric IOL 的特性以及患眼的情况。高度近视、先天性白内障、Fuchs 角膜内皮营养不良等合并散光的患者,不是 Toric IOL 植入的最佳人群,但对部分患者可以在充分沟通的前提下考虑选择。对于患者不切实际的期望,应在方案实施前予以充分解释、处理。

一、高度近视并发性白内障

高度近视眼存在玻璃体液化、囊袋直径大、晶状体悬韧带松弛、前房深等生理解剖异常,行白内障手术的难度及风险较普通白内障患者明显增加。对于高度近视白内障合并角膜散光患者是否可以植入 Toric IOL,目前尚存在争议。部分专家认为,高度近视白内障患者保留部分散光有利于提高术后中、近视力,并且此类患者因悬韧带松弛、前房不稳定等特点,植入 Toric IOL 更易出现术后人工晶状体旋转、偏心[41];最近研究显示,眼轴的增长与术后 Toric IOL 偏离度呈正相关,考虑可能是由于高度近视较大的囊袋减少了人工晶状体与赤道部的摩擦力,因此降低了 Toric IOL 的稳定性[39]。然而亦有学者认为,高度近视白内障患者矫正角膜散光,可有效改善患者术后双眼立体视功能,提高视觉质量,并有大量文献证实高度近视术后 Toric IOL 旋转稳定性与普通白内障组无显著性差异[42-43]。

笔者认为,Toric IOL 在囊袋内旋转稳定性与患者眼内空间、术中技术因素以及 IOL 材质和设计本身有关。随着数字导航系统与飞秒激光等精准技术的发展与应用,对于高度近视白内障合并散光患者,做好术前沟通,把控术中细节,规范手术流程,合理使用 Toric IOL,可以提升患者满意度,提高术后视觉质量。

二、先天性白内障

研究表明,在我国的先天性白内障患儿中 39.25% 存在 2.0D 以上的角膜散光,且其中 71.8% 为规则性散光,较正常人显著增加[44]。Samarawickrama 等的一项长期研究发现,为先天性白内障患儿在 1 岁前实施白内障手术,不论单侧或双侧先天性白内障患儿在术后第一个 2 年里眼轴发育与屈光结果改变最快,且在 5 岁之前随着年龄的增长,散光逐渐增大,平均每年增长约 0.57D[45]。一种理论推测,这可能是由于先天性白内障患儿眼球较柔软,植入的含 PMMA 材质的人工晶状体和襻对眼部产生不对称的拉伸力,导致散光,随着眼球发育、巩膜硬度增加而逐渐稳定;另一种理论认为,人类的晶状体在眼球发育过程中起着重要作用,而先天性白内障术后人工晶状体可能无法平衡角膜带来的散光,导致散光的增长。

因此,先天性白内障合并角膜散光的患儿能否植入 Toric IOL,应根据患儿眼球发育、弱视轻重、眼位、年龄、患儿配合度及家属期望等实际情况全面合理评估。笔者认为,先天性白内障类型繁多,弱视程度轻重不一,对于婴幼儿及学龄前患儿术前生物测量配合度差,术后眼球发育不确定性较大,角膜散光可预测性不佳,使用 Toric IOL 应慎重;对于学龄期后、弱视程度较轻、眼轴发育相对正常、角膜散光测量重复性较一致、囊袋完整的先天性白内障患儿,在充分沟通的前提下可考虑选择 Toric IOL。值得注意的是,除了常规 Toric IOL 植入技巧,术中角膜微切口、适当前囊膜抛光、避免术中及术后过早后囊膜切开,可能对先天性白内障植入 Toric IOL 的稳定性有益[46-47]。

三、Fuchs 角膜内皮营养不良合并白内障

Fuchs 角膜内皮营养不良(Fuchs endothelial corneal dystrophy,FECD)是一种以角膜内皮出现滴状赘疣、内皮细胞形态及数量缓慢持续改变为特征的常染色体隐性遗传疾病,在白内障患者中发病率约为 0.1%。

FECD 患者的角膜内皮细胞功能不全,在白内障手术时眼内机械操作损伤易加速角膜内皮病变进程,最终导致角膜失代偿的发生。因此,中央角膜厚度及角膜内皮滴状赘疣是评估 FECD 能否实施白内障手术的重要指标。Fujimoto 等把每个 FECD 患者角膜划分为 15 个区域,并观察每个区域滴状赘疣的严重程度,他们发现 FECD 最早破坏中央区角膜,接着往颞下方发展进而到达全周,且不同区域滴状赘疣轻重不一,因此疾病的进展可以通过周边角膜滴状赘疣区域形成的严重程度来划分[48]。因此,对于 FECD 合并角膜散光的白内障患者,应详细评估患者角膜形态,确定 FECD 分期,重复测量保证散光的一致性,矫正规则散光部分,严格把握 Toric IOL 使用适应证。

随着飞秒激光系统引进白内障手术、术中弥散型及内聚型黏弹剂的合理使用,术后角膜内皮细胞的丢失率大大减少,降低了 FECD 患者角膜内皮失代偿的风险,为 FECD 患者矫正角膜散光、植入 Toric IOL 提供了一定的可能性。

总结与展望

Toric IOL 最佳矫正效果,依赖于术前精准标记与术中规范化的植入流程。因此,我们建议:针对不同病例,术前多种标记方法综合应用,术中在数字导航系统的辅助下采用固定位置的微小透明角膜切口、5.0～5.5mm 连续、环形、居中的撕囊、Toric IOL 的标准化调位及术后对患者的积极指导与宣教,均是 Toric IOL 发挥最优视觉质量的必需步骤。

随着白内障显微手术技术的提升、飞秒激光及数字导航系统等先进设备的运用,Toric IOL 在临床得到了越来越广泛的应用。多项临床研究结果证实,Toric IOL 的散光矫正范围广,手术预测性强,术后效果良好、稳定,可以显著降低白内障患者术后的残留散光度数,提

高患者裸眼远视力和脱镜率。因此我们相信,虽然 Toric IOL 植入较普通人工晶状体操作复杂,但是只要掌握它的植入技巧与基本原则,结合多种标记方法,合理选择病例,定能使 Toric IOL 发挥最优效果,提升患者术后视觉质量和满意度。

(张广斌　范巍)

参 考 文 献

1. Ferrer-Blasco T, Montés-MicóR, Peixoto-de-Matos SC, et al. Prevalence of corneal astigmatism before cataract surgery. J Cataract Refract Surg,2009,35(1):70-75.

2. Khan MI, Muhtaseb M. Prevalence of corneal astigmatism in patients having routine cataract surgery at a teaching hospital in the United Kingdom. J Cataract Refract Surg,2011,37(10):1751-1755.

3. Ma JJ. ,Tseng,SS. Simple method for accurate alignment in toric phakic and aphakic intraocular lens implantation. J Cataract Refract Surg,2008,34(10):1631-1636.

4. Febbraro,JL, Koch,DD, Khan,HN, et al. Detection of static cyclotorsion and compensation for dynamic cyclotorsion in laser in situ keratomileusis. J Cataract Refract Surg,2010,36(10):1718-1723.

5. Lane SS, Ernest P, Miller KM, et al. Comparison of clinical and patient-reported outcomes with bilateral AcrySof toric or spherical control intraocular lenses. J Refract Surg,2009,25(10):899-901.

6. Mendicute J, Irigoyen C, Aramberri J, et al. Foldable toric intraocular lens for astigmatism correction in cataract patients. J Cataract Refract Surg,2008,34(4):601-607.

7. Visser N, Berendschot TT, Bauer NJ, et al. Accuracy of toric intraocular lens implantation in cataract and refractive surgery. J Cataract Refract Surg,2011,37(8):1394-1402.

8. 中华医学会眼科学分会白内障与人工晶状体学组.我国散光矫正型人工晶状体临床应用专家共识(2017年).中华眼科杂志,2017,53(1):7-10.

9. Farooqui JH, Koul A, Dutta R, et al. Management of moderate and severe corneal astigmatism with AcrySof(R) toric intraocular lens implantation-Our experience. Saudi J Ophthalmol,2015,29(4):264-269.

10. Onishi H, Torii H, Watanabe K, et al. Comparison of clinical outcomes among 3 marking methods for toric intraocular lens implantation. Jpn J Ophthalmol,2016,60(3):142-149.

11. Lin HY, Chen HY, Fam HB, et al. Comparison of corneal power obtained from VERION image-guided surgery system and four other devices. Clin Ophthalmol,2017,11:1291-1299.

12. Elhofi AH, Helaly HA. Comparison Between Digital and Manual Marking for Toric Intraocular Lenses:A Randomized Trial. Medicine (Baltimore),2015,94(38):e1618.

13. 汤欣,宋慧.Toric 人工晶状体临床应用中值得关注的问题.中华眼科杂志,2013,49(5):392-394.

14. 陈薇,褚中宁,黄瑛等.眼位训练在提高数字导航下白内障手术效果的研究.微创医学,2017,12(6):781-782,791.

15. Titiyal JS, Kaur M, Jose CP, et al. Comparative evaluation of toric intraocular lens alignment and visual quality with image-guided surgery and conventional three-step manual marking. Clin Ophthalmol,2018,12:747-753.

16. Nagy Z, Takacs A, Filkorn T, et al. Initial clinical evaluation of an intraocular femtosecond laser in cataract surgery. J Refract Surg,2009,25(12):1053-1060.

17. Conrad-Hengerer I, Hengerer FH, Schultz T, et al. Effect of femtosecond laser fragmentation on effective phacoemulsification time in cataract surgery. J Refract Surg,2012,28(12):879-883.

18. Popp N, Hirnschall N, Maedel S, et al. Evaluation of 4 corneal astigmatic marking methods. J Cataract Refract Surg,2012,38(12):2094-2099.

19. Behshad S, Tucker J, Garg SS. Toric Intraocular Lens Alignment:Manual Versus Automated Alignment Techniques for Toric IOLs. Int Ophthalmol Clin,2016.56(3):71-84.

20. Ianchulev T, Hoffer, KJ, Yoo, SH, et al. Intraoperative refractive biometry for predicting intraocular lens power calculation after prior myopic refractive surgery. Ophthalmology, 2014, 121(1): 56-60.

21. Mayer WJ, Kreutzer T, Dirisamer M, et al. Comparison of visual outcomes, alignment accuracy, and surgical time between 2 methods of corneal marking for toric intraocular lens implantation. J Cataract Refract Surg, 2017, 43(10): 1281-1286.

22. Lee KM, Kwon HG, Joo CK. Microcoaxial cataract surgery outcomes: comparison of 1.8mm system and 2.2mm system. J Cataract Refract Surg, 2009, 35(5): 874-880.

23. Hoffmann PC, Auel S, Hutz WW. Results of higher power toric intraocular lens implantation. J Cataract Refract Surg, 2011, 37(8): 1411-1418.

24. Ernest P, Potvin R. Effects of preoperative corneal astigmatism orientation on results with a low-cylinder-power toric intraocular lens. J Cataract Refract Surg, 2011, 37(4): 727-732.

25. He W, Zhu X, Du Y, et al. Clinical efficacy of implantation of toric intraocular lenses with different incision positions: a comparative study of steep-axis incision and non-steep-axis incision. BMC Ophthalmol, 2017, 17(1): 132.

26. 黄旭东, 姜雅琴, 马健利等. 飞秒激光辅助白内障超声乳化手术的临床疗效. 中华眼视光学与视觉科学杂志, 2015, 17(2): 109-113.

27. Zhu S, Qu N, Wang W, et al. Morphologic features and surgically induced astigmatism of femtosecond laser versus manual clear corneal incisions. J Cataract Refract Surg, 2017; 43: 1430-1435.

28. Sanders DR, Higginbotham RW, Opatowsky IE, et al. Hyperopic shift in refraction associated with implantation of the single-piece Collamer intraocular lens. J Cataract Refract Surg, 2006, 32(12): 2110-2112.

29. Wallace RB 3rd. Capsulotomy diameter mark. J Cataract Refract Surg, 2003, 29(10): 1866-1868.

30. Leaming DV. Practice styles and preferences of ASCRS members—2000 survey. American Society of Cataract and Refractive Surgery. J Cataract Refract Surg, 2001, 27(6): 948-955.

31. Rastogi A, Khanam S, Goel Y, et al. Comparative evaluation of rotational stability and visual outcome of toric intraocular lenses with and without a capsular tension ring. Indian J Ophthalmol, 2018, 66(3): 411-415.

32. Tak H. Hydroimplantation: foldable intraocular lens implantation without an ophthalmic viscosurgical device. J Cataract Refract Surg, 2010, 36(3): 377-379.

33. Bohm P. Usefulness of hydroimplantation technique for foldable IOL implantation. J Cataract Refract Surg, 2010, 36(9): 1623-1624.

34. Studeny P, Hyndrak M, Kacerovsky M, et al. Safety of hydroimplantation: a foldable intraocular lens implantation without the use of an ophthalmic viscosurgical device. Eur J Ophthalmol, 2014, 24(6): 850-856.

35. Lee HY, Choy YJ, Park JS. Comparison of OVD and BSS for maintaining the anterior chamber during IOL implantation. Korean J Ophthalmol, 2011, 25(1): 15-21.

36. Carifi G, Pitsas C, Zygoura V, et al. Hydroimplantation of intraocular lenses. J Cataract Refract Surg, 2013, 39(8): 1281-1282.

37. Chen Y, Cao Q, Xue C, et al. Comparison of two techniques for toric intraocular lens implantation: hydroimplantation versus ophthalmic viscosurgical devices. BMC Ophthalmol, 2018, 18(1): 109.

38. Sacu S, Menapace R, Wirtitsch M, et al. Effect of anterior capsule polishing on fibrotic capsule opacification: three-year results. J Cataract Refract Surg, 2004, 30(11): 2322-2327.

39. Kim, MH, Chung, TY, Chung, ES. Long-term efficacy and rotational stability of AcrySof toric intraocular lens implantation in cataract surgery. Korean J Ophthalmol, 2010, 24(4): 207-212.

40. Zhu X, He W, Zhang K, et al. Factors influencing 1-year rotational stability of AcrySof Toric intraocular lenses. Br J Ophthalmol, 2016, 100(2): 263-268.

41. Shah GD, Praveen MR, Vasavada AR, et al. Rotational stability of a toric intraocular lens: influence of axial

length and alignment in the capsular bag. J Cataract Refract Surg,2012,38(1):54-59.

42. Guo T,Gao P,Fang L,et al. Efficacy of Toric intraocular lens implantation in eyes with high myopia:A prospective,case-controlled observational study. Exp Ther Med,2018,15(6):5288-5294.

43. Balestrazzi A,Baiocchi S,Balestrazzi A,et al. Mini-incision cataract surgery and toric lens implantation for the reduction of high myopic astigmatism in patients with pellucid marginal degeneration. Eye (Lond),2015,29 (5):637-642.

44. Lin D,Chen J,Liu Z,et al. Prevalence of Corneal Astigmatism and Anterior Segmental Biometry Characteristics Before Surgery in Chinese Congenital Cataract Patients. Sci Rep,2016,6:22092.

45. Samarawickrama C,Li YC,Kanapathipillai N,et al. Changing refractive outcomes with increasing astigmatism at longer-term follow-up for infant cataract surgery. Eye (Lond),2016,30(9):1195-1198.

46. Bar-Sela SM,Spierer A. Astigmatism outcomes of scleral tunnel and clear corneal incisions for congenital cataract surgery. Eye (Lond),2006,20(9):1044-1048.

47. Taamallah-Malek I,Chebbi A,Zghal I,et al. Results of congenital cataract surgery using 2,2 microincision in children before the age of 5 years. Tunis Med,2013,91(2):150-155.

48. Fujimoto H,Maeda N,Soma T,et al. Quantitative regional differences in corneal endothelial abnormalities in the central and peripheral zones in Fuchs' endothelial corneal dystrophy. Invest Ophthalmol Vis Sci,2014,55(8): 5090-5098.

第十章

Toric IOL 术后位置评估

导 语

如今,现代白内障手术对术后视觉质量的要求越来越高,基于患者眼球特点选择功能性及个性化人工晶状体已成为白内障手术最新的发展方向。尽管白内障手术取得巨大进步,但仍有一些与患者眼部条件、手术操作或人工晶状体设计及材料相关的并发症存在,其中人工晶状体位置改变是术后常见的并发症之一,甚至常发生于无术中并发症的白内障手术后。若人工晶状体位置发生不同程度的偏心、倾斜、轴向位移或旋转,不仅造成屈光意外影响术后视力,还会引入高阶像差影响术后视觉质量的提高,对于多焦点及散光矫正型人工晶状体而言尤为明显。本章节将围绕散光矫正型人工晶状体术后位置评估的相关内容进行阐述,主要包括:术后偏心量及倾斜度、轴位旋转度、术后轴向位移的测量;人工晶状体移位对视觉质量的影响;影响人工晶状体术后位置的因素及术后移位的调整。

关键词

偏心量,倾斜度,旋转,轴向位移

第一节 Toric IOL 术后位置测量

白内障术后若 IOL 位置发生变化,例如出现偏心、倾斜、轴向位移或轴位旋转,将不同程度影响术后视力及视觉质量的提高。本节将从 IOL 术后偏心量及倾斜度、轴位旋转度、轴向位移的概念、对视觉质量的影响及特点、测量方法等方面加以详细阐述。

一、偏心量与倾斜度

1. 概念　视轴为人眼固视时,自注视点通过节点与黄斑中心凹之间的连线。白内障术后,IOL 光学中心与视轴的偏移量为偏心量,一般以 mm 计量。IOL 平面与视轴的垂直平面的夹角为倾斜度,一般以°表示。

图 10-1-1a 为美国光学学会规定的人眼坐标系统,z 轴为视轴方向,x 轴、y 轴分别为理想 IOL 平面的水平轴及垂直轴。图 10-1-1b 表示 IOL 存在偏心,o 为 IOL 的中心;图 10-1-1c 表示 IOL 存在倾斜,α 为 IOL 倾斜角度;图 10-1-1d 表示 IOL 同时存在偏心及倾斜。

2. Toric IOL 偏心及倾斜对成像质量的影响　当 IOL 的光学中心偏离了视轴,外界物象经

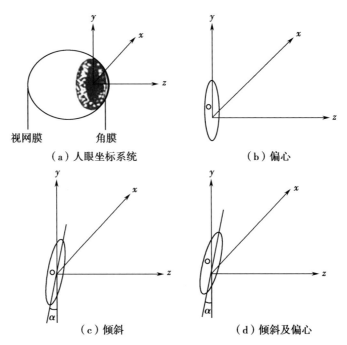

图 10-1-1　美国光学学会规定的人眼坐标系统

光学系统于视网膜面无法形成清晰的点,而是成像为彗星形光斑,即彗差。因此 Toric IOL 的偏心及倾斜多导致如彗差等高阶像差的增加[1,2]。偏心较倾斜而言对高阶像差的影响更大,因此术者在术中需注意尽可能减少 IOL 的偏心[3]。除了引起高阶像差的改变,IOL 的偏心及倾斜还引起光学中心的位移,导致棱镜效应[4],只要棱镜效果在双眼的融合范围之内(正常人平均垂直融合范围约为 2.3°,对应 IOL 偏心≤1mm),可以通过与 IOL 位移相反方向的眼球转动来补偿[5]。

Korynta 等[6]的研究表明,IOL 超过 1mm 偏心或超过 10°倾斜能引起人视觉质量的下降。但是巧妙利用 IOL 的倾斜和偏心可以达到令人意想不到的结果,如 Nishimoto 等[7]针对 11 只眼白内障合并垂直性斜视的患者,术中采用偏心的连续环形撕囊及不对称放置的 IOL 处理,术后均取得满意疗效。

3. IOL 偏心及倾斜的特点

(1) 正常人眼晶状体位置:在正常眼,晶状体的位置并非完全居中、没有倾斜。Mester 等[8]使用 Purkinje 图像法测得正常人双眼晶状体平均向颞侧偏心 0.07mm,向下偏心 0.16mm;平均向颞侧倾斜 3.1°,向上倾斜 2.2°,表现为双眼镜面对称倾斜。因黄斑位于视网膜偏颞侧,因此这类倾斜可抵消部分水平彗差,不引起屈光的额外变化,对人眼的屈光影响不大。但是单眼的晶状体倾斜则导致彗差的增加。因此,即使植入的 IOL 位置非常理想,术后也可能存在极少程度的偏心及倾斜。尤其单眼植入 IOL 的患者,彗差的增加尤为明显。

(2) IOL 偏心及倾斜与眼内生物参数的关系:IOL 的倾斜或偏心可导致视网膜成像的离焦,对成像质量造成影响,且随瞳孔的增大而增加[9]。Tandogan 等[10]发现在 IOL 出现较大偏心时(≥0.5mm),瞳孔直径 4.5mm 调制传递函数下降比直径 3mm 的更为显著,这种改变在多焦点 IOL 更为明显。Wang 等[11]对 80 只 IOL 眼的多元回归分析发现,IOL 的倾斜与眼轴呈负相关,与 alpha 角、kappa 角呈正相关。在计算 Toric IOL 时,充分考虑上述因素有可能提高屈光准确度。

(3) IOL 球差对偏心及倾斜的影响:目前广泛使用的负球差非球面 IOL 可以抵消自然角膜的正球差,起到提升术后视觉质量的效果。但是 Holladay[12]报道非球面 IOL 若偏心量>

0.4mm,倾斜度>7°会使其光学性能降低至低于传统球面 IOL。Schroder 等[5]发现非球面 IOL 偏心≤±1mm 引起远视漂移<0.57D,倾斜≤10°引起近视漂移<0.77D。且偏心量越大,高阶像差增加越多,成像质量越差。而零球差的 IOL 对偏心或倾斜的影响最不敏感。因此若囊袋状况不稳定,术后难以保证 IOL 居中的患者,可考虑植入零球差 IOL。

(4) 单焦点与多焦点 IOL 偏心的比较:与多焦点 IOL 相比,偏心对单焦点 IOL 的影响小。Tandogan 等[10]研究表明,单焦点 IOL(如 CT ASPHINA 409M)偏心 1mm 光学质量平均降低少于 10%。而对于衍射型双焦点 IOL(如 AT LISA 809M)和衍射型三焦点 IOL(如 AT LISA Tri 839MP),一旦偏心超过 0.5mm,光学质量开始出现不同程度下降;若偏心超过 0.75mm 则所有距离的光学质量都会显著下降,但三焦点 IOL 中间距离下降相对少。

(5) Toric IOL 倾斜的特点:术后 IOL 位置在水平方向倾斜最大,鼻侧向前倾斜,颞侧向后倾斜,平均为 6.2°[13]。基于这个因素,非球面 IOL 的倾斜多导致水平方向即逆规散光的增加,且随着倾斜角度及 IOL 屈光力的增加而增加[14]。对于植入 Toric IOL 发生倾斜的患者,若植入轴位为 90°即水平方向 IOL 屈光力大,倾斜增加了逆规散光,导致术后散光过矫;若植入轴位为 180°即垂直方向 IOL 屈光力大,倾斜增加了逆规散光即减少了顺规散光,导致术后散光欠矫[14]。当存在晶状体位置倾斜或短眼轴需要植入更大屈光力 IOL 的患者,更需考虑 Toric IOL 倾斜对散光矫正的影响。

4. 常用测量术后 Toric IOL 偏心及倾斜的方法

(1) Scheimpflug 图像系统(Pentacam 眼前节分析仪):Pentacam 是采用 Scheimpflug 旋转扫描技术,从 0°至 180°进行 50 次拍摄,获取 360°眼前节(从角膜前表面到 IOL 后表面)共 25 帧三维 Scheimpflug 图像[15],并利用图像分析软件(如 Image-pro plus、Adobe Photoshop)对某一帧图像进行处理,从而得出 IOL 的偏心量和倾斜度(图 10-1-2)。该方法为非接触性,具

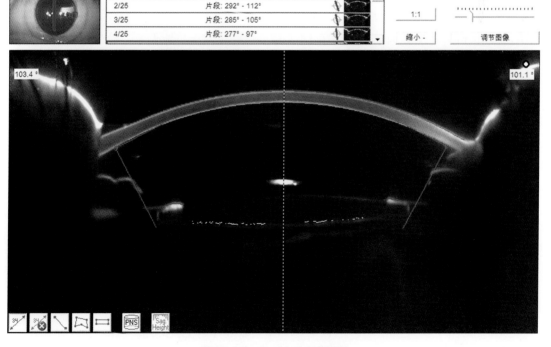

图 10-1-2　Pentacam 测量图

有分辨率高、操作快速、可重复性好和精确度高的优点。

（2）超声生物显微镜（UBM）：是利用高频超声（50～100MHz）作为探测源，经过不同声阻抗的眼前节组织，形成不同强度的超声波，经过计算机图像处理技术形成不同断面的眼前节二维图像。因此利用 UBM 可作某些形态学评估，如距离及角度的测量。UBM 图像可以清楚显示 IOL 前后表面以及 IOL 襻的位置。通过比较 IOL 主轴和眼球参考线（如虹膜平面）的夹角及距离，来测量某一个切面图像上 IOL 的偏心量及倾斜度（图 10-1-3）。UBM 具有不受角膜混浊影响的优点，但其为接触性检查，眼球挤压变形会影响检测结果。

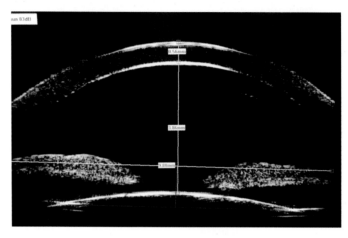

图 10-1-3　UBM 测量图

（3）眼前节相干光断层扫描仪（AS-OCT）：是基于眼组织结构的不同光学散射性，采用低相干光波扫描，利用干涉测量法进行二维显像和定量分析的技术。联合计算机进行三维图像重建，可以获得更加准确的结果。前节 OCT 图像具有快速、非接触、分辨率高等特点，相较于 UBM 在测量 IOL 偏心及倾斜方面更具优势。前节 OCT 得到类似 UBM 的眼前节断层图像，方法同 UBM 图像法。

（4）OPD-Scan Ⅲ波前像差仪：采用视网膜检影法，通过测量检影光带及视网膜上反射回来的光影带的大小、移动方向、一定时间内移动的速度等信息得出波前像差，再对这些光带进行换算得出波前像差图，基于像差计算得出倾斜数据[16]，以倾斜高度@倾斜方向表示（图 10-1-4 Wavefront 模式，红色框中 Tilt：0.284mm@ 216°），选择 Tilt 选项可得到倾斜方位，如图 10-1-4 蓝色框中正值朝向角膜方向（鼻侧），负值朝向视网膜方向（颞侧）。OPD 还可通过后照法得出 IOL 偏心量及方向（如图 10-1-5，Dist：0.17mm@ 11°），

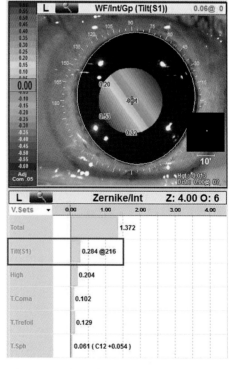

图 10-1-4　OPD-Scan Ⅲ Wavefront 模式倾斜测量图

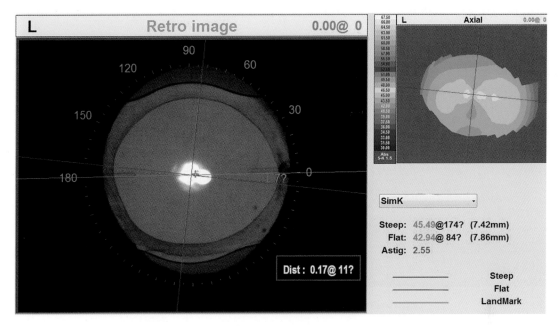

图 10-1-5　OPD-Scan Ⅲ 散瞳后偏心及轴位测量图

无需图像分析,非接触操作,简单、快捷、实用。

（5）iTrace 像差仪:通过观察 iTrace 像差仪中黄色标准圆与 IOL 之间的位置关系、总高阶像差中彗差的表现以及术前、术后 Alpha 角（角膜中心与视轴的夹角）差别来评估 IOL 位置。黄色标准圆和 IOL 上下方边缘相切,但是 IOL 左右边缘与黄色圆之间有缝隙,说明 IOL 存在水平方向倾斜（图 10-1-6）;根据眼内彗差（internal）来判断 IOL 是否偏心:高阶像差增高主要表现为彗差增高时,提示 IOL 偏心（图 10-1-7）;Alpha 角增大（与术前 Alpha 角相比）,提示 IOL 偏心或倾斜（图 10-1-7）。

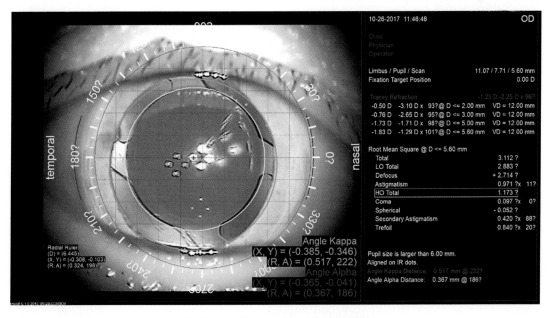

图 10-1-6　iTrace 像差仪倾斜测量图

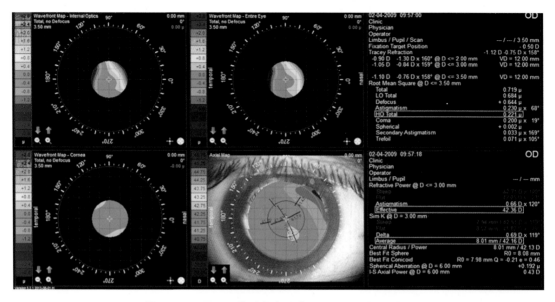

图 10-1-7 iTrace 像差仪高阶像差及 Alpha 角测量图

（6）扫频源 OCT（SS-OCT）：使用扫频源 OCT 技术的测量仪包括 IOLMaster 700，光学生物测量仪 OA-2000 等。以 IOLMaster 700 为例，以 44.0mm 的扫描深度、快至每秒 2 000 次的扫描速度完成全眼断层扫描图像的采集。前文提到的 Scheimpflug、UBM、AS-OCT 等设备通常参考虹膜平面或瞳孔中心来测量 IOL 倾斜和偏心。而 IOLMaster 700 能参照黄斑中心凹确定视轴方向，测量的 IOL 倾斜和偏心更为真实[11]。

以上设备，iTrace 是定性检查，通过像差图像对比来判断有无存在偏心及倾斜，无法给出实际数据；Scheimpflug、UBM、AS-OCT、IOLMaster 700 等设备需要依靠图像分析软件，二次分析图像后才能获得实际数据，属于二次定量检查；而 OPD 经检测后可直接得出偏心及倾斜数据，属于定量检查。

二、轴位旋转度

1. 概念　术后 Toric IOL 散光轴与术前预期 Toric IOL 植入轴的夹角即为术后 IOL 的轴位旋转度，以°表示。

2. Toric IOL 旋转与时间的关系　Inoue 等[17]对一片式疏水性丙烯酸酯 Toric IOL（Johnson & Johnson Tecnis）植入术后旋转度的前瞻性研究发现，Toric IOL 在术后 1 小时内的旋转稳定性最差，旋转度达 4.09°±6.43°，而术后第 1 天至术后 1 年旋转均<1.0°。而另一类一片式疏水性丙烯酸酯 Toric IOL（Alcon Acrysof IQ）也具有类似的结果[18]：术后 1 天内≤±10°的旋转占 84%，而术后第 1 天至术后 1 年≤±10°的旋转占 99%。以上研究表明较大的旋转多在术后 24 小时内出现，此后趋于稳定。而无论矫正顺规、逆规、还是斜轴散光，Toric IOL旋转稳定性无显著性差异[17]。

3. Toric IOL 旋转对视觉质量的影响　Toric IOL 植入的大小及轴位准确方可达到良好的散光矫正效果。目前已经证实 Toric IOL 在眼内具有良好的旋转稳定性，但仍有 15% 的患者在术后存在 3°~5°的轴位偏差，造成散光残留[19-21]。Ma 等[22]发现 Toric IOL 在囊袋内每旋转 1°，其散光矫正量下降 3.49%。通常认为<10°的旋转并不会对散光矫正效果产生太大

影响[23],旋转 30°时无散光矫正效果,旋转超过 45°时反而增加散光[24]。

Tognetto 等[25]发现随着 IOL 轴位从预定位置偏离,其模拟成像质量逐渐下降,10°内的旋转其成像质量不受太大影响,但在旋转 10°～20°时成像质量衰减最大,超过 45°时成像质量相当于无散光矫正型人工晶状体。因此建议超过 10°的旋转可进行 IOL 轴向重新定位。

Toric IOL 旋转主要引起散光增加,高阶像差并未发生改变,且散光矫正量大的 Toric IOL 对成像质量影响更大[26]。若引入斜轴散光,因患者对斜轴散光的耐受性差,成像质量亦会明显下降。

4. 不同 Toric IOL 旋转性评估

(1) 单焦点 Toric IOL:既往研究报道了不同 Toric IOL 的术后旋转度:过渡性锥形设计(如 Precizon)3.7°±2.8°(术后 6 个月),双环曲面光学设计(如 AT Torbi 709M)4.42°±4.31°(术后 6 个月)[27],后表面环曲面设计(如 Acysof Toric)7.6°±11.3°(术后 6 个月)[28],前表面环曲面设计(如 Tecnis Toric)3.15°±2.62°(术后 2 个月)[29]。

但 Kim 等[30]客观评估了 IOL 旋转后发生的光学质量变化,总结出四类单焦点非球面 Toric IOL 旋转耐受性排名(即旋转不同角度,其对比度变化):过渡性锥形设计>双环曲面光学设计>后表面环曲面设计>前表面环曲面设计。以上提示若旋转相同角度,过渡性锥形设计 Toric IOL 对比度下降最少,旋转耐受性最好。

(2) 多焦点 Toric IOL:许多文献对不同类型的多焦点 Toric IOL 的旋转稳定性进行评估。Tecnis Symfony Toric IOL(ZXT)术后 3 个月平均旋转 2.0°(范围 0°～16°)[31];Tecnis Multifocal Toric IOL(ZMT)术后 6 个月平均旋转 3.18°±3.28°(范围 0°～8°)[32];AT Lisa tri Toric IOL(939M)术后 3 个月旋转 0°占 40%,旋转 1°～3°占 53%,旋转 4°～5°占 7%,所有病例术后旋转度均≤5°[33]。Acrysof IQ Restor Toric IOL(ART)术后 3 个月平均旋转 2.95°±1.34°[34]。以上四种多焦点 Toric IOL 均表现出良好的旋转稳定性。

5. 轴位旋转度测量

(1) 散瞳后裂隙灯下定位法:患者散瞳至暴露 Toric IOL 边缘的散光轴标记点,嘱患者坐位、取第一眼位,使用裂隙灯狭缝光束进行定位。旋转光束使其刚好穿过 IOL 的散光轴标记点,读取此时的裂隙灯光线方向,重复测量 3 次取平均值,即为术后 Toric IOL 散光轴轴位(图 10-1-8)。术后裂隙灯下实际轴位与术前设计轴位的差值,即为轴位旋转度。

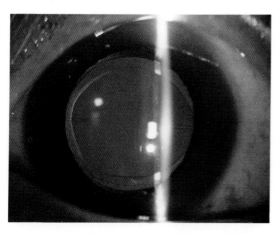

图 10-1-8 散瞳后 Toric IOL 裂隙灯下定位图

(2) 散瞳后 OPD-Scan Ⅲ波前像差仪评估:患者散瞳至暴露 Toric IOL 边缘的散光轴标记点,行 OPD-Scan Ⅲ波前像差仪检查,取白内障术后 Toric IOL 模式。见图 10-1-5,绿线代表术后 Toric IOL 轴位(需手动调整),蓝线代表术后角膜平坦轴 K1,红线代表术后角膜陡峭轴 K2。根据红线与绿线的差值来计算术后 Toric IOL 轴位。如图 10-1-5 术后轴位=174°+7°=181°,即轴位为 1°。术后 OPD 测得的实际轴位与术前设计轴位的差值,即为轴位旋转度。

　　Carey 等[35]使用 OPD 测得 Toric IOL 植入术后散光轴位与裂隙灯下定位法相比无统计学差异,两者高度线性相关。因此对于缺乏设备的基层医院,完全可以用散瞳后裂隙灯下定位法来评估术后 Toric IOL 旋转稳定性。

　　(3) 免散瞳 OPD-Scan Ⅲ波前像差仪评估:患者术后无需散瞳,行 OPD-Scan Ⅲ波前像差仪检查,取白内障术后 Overview 模式。该模式可以显示全眼散光、角膜散光及眼内散光(Toric IOL)的大小与轴位。例图 10-1-9 中,该患者术后全眼散光(Total)为-0.50D@159°,角膜散光(Cornea)为-5.29D@9°,眼内散光(internal)为-4.95D@102°。可见图 10-1-9 角膜散光与眼内散光大小相当,轴位基本垂直,相互抵消,最终残留散光即全眼散光为-0.50D@159°。因此对术后无法行散瞳检查的患者,可行 OPD 检查,利用 Overview 模式快速分析术后 Toric IOL 的轴位,大致评价 Toric IOL 的散光矫正效果。

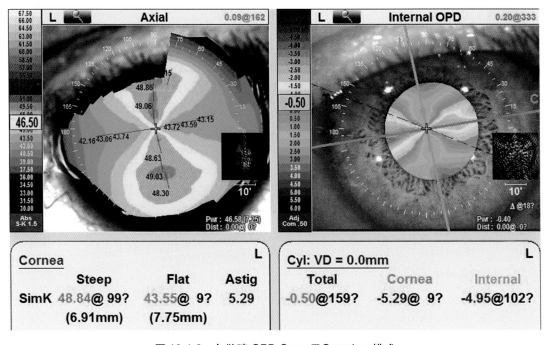

图 10-1-9　免散瞳 OPD-Scan Ⅲ Overview 模式

　　(4) iTrace 像差仪:通过 iTrace TORIC CHECK 模式来测量轴位旋转度,其结果不仅提示术后 IOL 轴位的差值,还提示旋转后能矫正的散光量及调位后的屈光残留,来指导术后 IOL 调位。如图 10-1-10,IOL 轴位旋转 14°,能矫正 1.23D 的散光量,残余球柱镜:+0.41DS/-0.32DC×97。对于这类 IOL 调位后视觉质量会有较大提升,建议做 IOL 调位。

　　以上测量方法,散瞳后裂隙灯下定位法及散瞳后 OPD 测量得到的均是术后 Toric IOL 实际植入轴位,其与术前设计轴位的差值即是轴位旋转度;而免散瞳 OPD 及 iTrace 的测量可直接进行眼内散光(主要为 Toric IOL)与角膜散光大小及轴位的对比。

三、轴向位移

　　1. 概念　术后轴向位移,即 IOL 在视轴方向上的前后移动,通常以术后前房深度表示。白内障术后,角膜前表面到 IOL 前表面的距离为术后前房深度(anterior chamber depth,

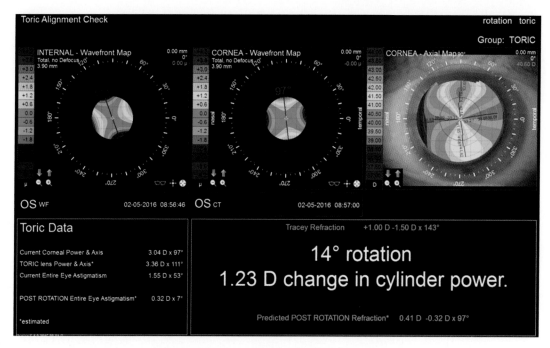

图 10-1-10　iTrace 像差仪 TORIC CHECK 模式

ACD），以 mm 计量。它有别于有效人工晶状体位置（effective lens position，ELP），即人工晶状体在眼球内最终纵向位置，是角膜前表面至 IOL 主平面的距离，这里 IOL 定义为薄透镜。ELP 不是真实的前房深度测量值，而是预测值，它通过测量的数据回推计算，是依据公式而存在的。Olsen[36,37]发现，用术后 ACD 的值代替 ELP 进行计算，并没有明显减小计算误差，同样证实术后 ACD 不完全等同于 ELP。

2. 术后轴向位移的特点

（1）ELP 预测误差：目前术前无法通过任何方式测得术后前房深度，因此需要靠各类 IOL 计算公式来预测 ELP，而 ELP 的预测误差也是白内障术后屈光误差的主要来源之一。Holladay[38]指出 ELP 差 0.23mm 将导致 0.46D 的屈光误差。不同计算公式相同眼轴长度或不同眼轴长度相同计算公式预测的 ELP 均不同（具体参见第八章）。

（2）术后 ACD 位置测量及特点：白内障术后晶状体前囊下及赤道部残留的晶状体上皮细胞引起囊袋收缩及纤维化，使 IOL 产生向前或向后的力量，引起术后 ACD 的改变，产生位置误差[39-41]。

1）术后 ACD 的测量：目前 IOLMaster 500/700、OA-2000、Pentacam、前节 OCT 等设备均可快速、非接触测得术后 ACD。

2）术后轴向位移与位置误差：IOL 在眼内存在顶点距离效应，若 IOL 在眼内的真实位置不同于预测 ELP，除了有可能出现公式预测误差外，还会因为位置误差，影响术后视力。比如一枚合适的正视度数的 IOL，若术后 IOL 比预测位置靠前，即距离角膜越近，术后 ACD 越小，则成像在视网膜之前，出现近视偏移；反之，若 IOL 比预测位置靠后，即距离角膜越远，术后 ACD 越大，则成像在视网膜之后，出现远视偏移。同样 Toric IOL 柱镜度数在角膜平面理论矫正量随着术后 ACD 的增加而减少，若术后 ACD 小，则出现散光过矫；若术后 ACD 大，则出现散光欠矫。

3）术后轴向位移与时间关系：Eom[42]等人使用 AS-OCT 测量术后 ACD，发现不同 IOL 其轴向位移均不同。Koeppl 等[43]认为术后 ACD 在术后 1 天至 1 周内变浅明显，之后改变轻微。以上结论说明白内障术后 IOL 的位置不是一成不变的，会因为 IOL 的不同类型、囊袋的收缩而发生一系列变化，从而导致术后的屈光误差，随着时间的延长最终趋于稳定。

第二节　影响 Toric IOL 位置的因素

一、IOL 的材料及设计

1. IOL 材料　许多文献对不同 IOL 材料进行了评估，发现疏水性丙烯酸酯显示出最高的稳定性，其次是亲水性丙烯酸酯、PMMA 及硅凝胶[44]。

2. 光学面及襻设计

（1）IOL 直径：研究证实 IOL 直径越大，赤道部的摩擦力越大，IOL 越不容易出现旋转[45]，目前临床常见的各种 Toric IOL 也均采用了大直径设计；但是受到囊袋直径的影响，IOL 直径并非越大越好。

（2）襻设计：对于不同的襻设计（环形襻或板式襻）是否影响 IOL 囊袋内稳定性，目前仍存在争议。有研究显示板式襻如 Zeiss 709M/909M 平均旋转度为 3.52°±3.84°，而改良 L 形襻如 Alcon SN6ATX 平均旋转度为 2.05°±2.56°，两者均具有良好的旋转稳定性[46]。

（3）一片式/三片式：同样材料的一片式与三片式 IOL 在倾斜、偏心及轴向位移等方面无明显差异，但在术后早期一片式 IOL 体现更好的稳定性[47]。

（4）光学面边缘设计：直角方边设计的 IOL 前后囊贴合不均，导致囊膜皱缩时前后力的作用不平衡，因此直角方边设计较圆形设计的 IOL 更易引起术后轴向位移，且光学面-襻呈角度的 IOL 移动更为明显[48]。

二、手术操作

规范手术操作有利于 Toric IOL 在囊袋的稳定性，详细内容可参见第九章。对于囊袋直径较大（前段巨眼综合征）、术中后囊膜破裂等特殊情况，可以考虑行 Toric IOL 光学面夹持来有效避免 IOL 的旋转[49]。但是术后可能引起轴向位移，导致近视或远视漂移。

三、眼轴长度

研究证实眼轴越长，Toric IOL 越容易发生旋转。这主要与长眼轴患者囊袋直径大、晶状体悬韧带松弛、植入的 IOL 厚度薄有关[50]。

四、晶状体囊膜纤维化

晶状体前囊膜纤维化可增加 IOL 与囊袋间的黏附性，缩小 IOL 在囊袋内的移动空间，从而增加 Toric IOL 眼内植入后的稳定性[50]。但是对前囊膜抛光可清除残留的晶状体上皮细胞，减轻术后囊膜的过度收缩及纤维化，减少 IOL 的轴向移动及襻的变形，术后 ACD 更稳定[52]。若 Toric IOL 非完全囊袋植入，或由于襻损伤导致 IOL 位置欠佳，囊膜纤维化或皱缩也可导致 Toric IOL 显著移位。

五、其他

1. 悬韧带异常　先天性晶状体悬韧带异常：如 Marfan 综合征、高同型半胱氨酸血症、高赖氨酸血症、硬皮病、球形晶状体（microspherophakia）、短指-晶状体脱位综合征（Marchesani 综合征）；外伤后导致部分晶状体悬韧带的断裂；其他异常，如假性囊膜剥脱综合征（pseudo-exfoliation），此类患者多不建议植入 Toric IOL。

2. 张力环的使用　张力环可以增强囊袋的对称性，减少前后囊膜间距且限制囊袋的收缩，Toric IOL 联合张力环植入会增加 IOL 的旋转稳定性[52]。对于存在悬韧带异常的患者，植入张力环会降低 IOL 发生显著的倾斜或偏心的程度[53]。

3. Nd:YAG 激光后囊膜切开术

（1）对术后轴向位移的影响：Nd:YAG 激光术治疗后发性白内障可能会引起 IOL 的轴向位移，表现为 ACD 的加深。Parajuli 等[54]研究发现与 Nd:YAG 术前相比，ACD 在术后 1 小时显著增加，并且随访 1 个月后持续增加。但也有学者并未观察到 ACD 的这种变化[55]。

（2）Nd:YAG 激光后囊膜切开术时机：术后 3 个月内不建议行 Nd:YAG 激光治疗，特别是眼轴>24mm 的患者，这将会影响 Toric IOL 旋转稳定性[56]。

第三节　Toric IOL 术后屈光误差的矫正

对于术后 Toric IOL 因偏心、倾斜、轴位旋转和/或轴向位移出现不同程度屈光误差的患者，可以根据患者意愿、眼部特点、屈光残留度数等实际情况采取不同方式的矫正，如配戴框架镜或角膜接触镜、角膜松解切开术（详细内容可参见第六章）、角膜屈光手术、Nd:YAG 激光后囊膜切开术、Toric IOL 调位、IOL 置换、背驮式 IOL 植入术（piggyback IOL）等。但是无论使用何种方式，术前的充分沟通是很有必要的。

一、角膜屈光手术

例如激光原位角膜磨镶术（LASIK）、激光辅助上皮下角膜切除术（PRK）。有资料显示当残余散光为近视时，LASIK 能提供良好的矫正效果[57]。但并非所有患者都能如愿：角膜屈光手术会加剧老年患者眼表的不适，如干眼；对角膜像差带来负面影响；角膜病变或角膜厚度薄的人群也不适合。

二、Nd:YAG 激光后囊膜切开术

对于因后囊膜皱缩导致 IOL 移位，可行激光后囊膜切开术；若因撕囊口较小、前囊收缩或前囊收缩综合征，可行前囊激光放射状切开松解术，严重时可行手术治疗。

三、Toric IOL 调位

若可通过旋转 IOL 轴位达到矫正残余散光的目的，可行 Toric IOL 调位术。IOL 调位的效果多与调位手术时机有关：若术后早于 1 周，IOL 可能会再次旋转，调位失败；若过晚，IOL 因囊袋皱缩难以移动，术中易损伤悬韧带，导致调位失败。

Oshika 等[58]发现约 0.653% 的患者在 Toric IOL 植入术后平均（9.9±7.5）天（0~30

天)进行了调位术,并建议术后 1 周之后行 Toric IOL 调位。Novis[24]建议针对硅凝胶的板式 Toric IOL,调位术可在术后 1~2 周进行。Miyake 等[59]报道平均术后 8.6 天(2~19 天)行调位术均得到满意结果。综合以上大部分学者的观点,建议术后 1~3 周可行 Toric IOL 调位术。

可以通过以下方法制订 Toric IOL 术后调位方案:①若 Toric IOL 植入术前资料齐全,轴位计算准确,术中调至正确轴位便可。②通过在线计算器获取轴位误差及调整方案,主要包括 Toric Results Analyzer 计算器、Barrett Rx Formula 计算器及 assort 计算器,具体可参考本章节的案例分析。③iTrace TORIC CHECK 模式可以提示术后 IOL 轴位的差值,还能提供调位方案,具体可参考第十二章节的病例 6。对高度怀疑因 Toric IOL 旋转导致术后屈光不正的患者,可利用上述方案测算 IOL 需要调整的轴位。若计算器提示偏差过大,不能通过调位来矫正残余散光,不排除存在 IOL 度数计算误差,此时应考虑进行 IOL 置换术。

四、IOL 置换

若术后理想轴位与实际轴位偏差过大,即使调整 IOL 至理想轴位,残留散光仍较大,可考虑囊袋内 IOL 置换术。确定新的 Toric IOL 度数时,可以通过术前检查数据进行重新计算,也可以通过 Barrett Rx Formula 计算器进行计算或核实。在 Barrett 计算器页面(http://calc. apacrs. org/barrett_rx105)中输入原 IOL 植入度数及目前轴位、术后验光结果、原 IOL 的 A 常数、原术前与术后角膜曲率 K1/K2 及轴位、眼轴、前房深度、术源性散光 SIA 及切口位置,即可得到推荐置换的 IOL 度数及残留的屈光度数(图 10-3-1)。

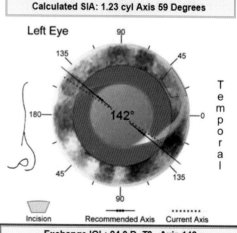

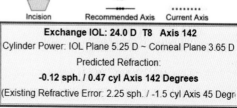

图 10-3-1　Barrett Rx Formula 计算器 Exchange IOL 页面

五、Piggyback IOL 植入

若 Toric IOL 术后屈光误差大,无法行 IOL 调位或置换时,亦可考虑植入 piggyback IOL。常见以下几种情况:①无第一次白内障手术资料,术后屈光状态预测性差;②术后晶状体囊袋存在严重粘连或机化;③术中置换时易出现悬韧带断裂、前后囊膜破裂、玻璃体脱出等并发症;④已经行 YAG 激光后囊膜切开术。

Piggyback IOL 也称双联 IOL,即 2 枚 IOL 可以同时放在囊袋内,也可以一枚放在囊袋内,另一枚放在睫状沟。Piggyback IOL 只需了解患眼目前的屈光状态,无需原 IOL 屈光度,术后屈光状态预测性高,手术操作相对简单。

二期 piggyback Toric IOL 植入度数的选择可参考:

1. 使用 IOL 制造商自带的计算器网站　以 Rayner Sulcoflex Toric IOL 为例,注册登录 Raytrace calculator 计算器页面(https://www.raytrace.rayner.com/calculations/new? product = SulcflexT#PatientInfo),输入患者术后验光结果、眼轴、前房深度、角膜曲率 K1/K2 及轴位、术源性散光 SIA 及切口位置后,即可得到推荐植入的人工晶状体度数及残留的屈光度数(图 10-3-2)。

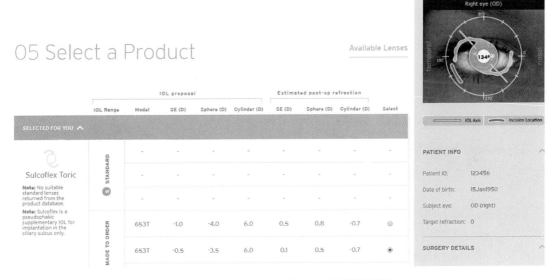

图 10-3-2　Raytrace calculator 计算器页面

2. Barrett Rx Formula　在 Barrett 计算器页面(http://calc.apacrs.org/barrett_rx105)中输入相关信息,即可得到推荐植入的人工晶状体度数及残留的屈光度数(图 10-3-3)。

3. Holladay-Cravy-Koch 法[60]　即交叉球柱镜法,将角膜及 Toric IOL 简化为两个相互交叉的球柱镜叠加,算出理论上需要补偿的球柱镜度数及轴位[61]。需要带入计算的数据有:原 Toric IOL 植入度数及目前轴位、眼轴、前房深度、角膜曲率 K1/K2 及轴位。

4. ICL(Implantable Collamer Lens)植入术　Kojima 等[62]研究证实散光矫正型 ICL 矫正 IOL 植入术后的屈光不正是安全、有效且可预测的。具体操作:登录计算器网页(https://evo-ocos.staarag.ch/Live/),输入患者术后验光结果、角膜曲率 K1/K2 及轴位、眼轴、前房深度、角膜厚度、白到白等,计算后会得出不同植入度数 ICL 及相应残留度数供手术医生选择。

Barrett Rx Formula - Outcome Analysis

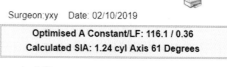

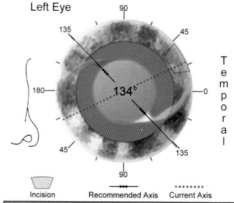

图 10-3-3　Barrett Rx Formula 计算器 Piggyback IOL 页面

六、病例分析

1. 病例简介　患者,男,87 岁,入院行"左眼白内障超声乳化联合人工晶状体植入术",植入人工晶状体(Proming AT6BH,+22.0D,轴位 4°)。术后 2 周门诊复查左眼裸眼视力:0.4,矫正:+0.50DS/-1.50DC×140→0.7。

2. 判断 Toric IOL 位置

(1) 偏心量及倾斜度(图 10-3-4、图 10-3-5):偏心量:0.69mm@ 350°,倾斜度:0.170mm@ 202°,倾斜方向:鼻侧向角膜倾斜,颞侧向视网膜倾斜。

(2) 术后 ACD(图 10-3-6):4.26mm。

(3) 轴位旋转度(图 10-3-4、图 10-3-7):图 10-3-4,OPD 显示术后 Toric IOL 轴位:14°(红线)-19°=-5°(绿线),即 175°;图 10-3-7,裂隙灯下显示术后实际 Toric IOL 轴位:175°。

3. 指导意见　Toric Results Analyzer 计算器(图 10-3-8)评估结果显示,术后理想轴位(9°)与实际轴位(175°)偏差达 14°,因该 IOL 为改良 L 型襻晶状体,需顺时针调整 IOL 166°(图 10-3-8 绿色框)。旋转轴位至 9°后,可矫正 2.99D 的散光,理论上最终残留度数为-0.33DS/+0.16DC×98(图 10-3-8 红色框)。在 Barrett Rx Formula 计算器中(图 10-3-9)同样提示在调整轴位至 9°时残留散光最小为 0.16D,与 Toric Results Analyzer 计算器结果相符。

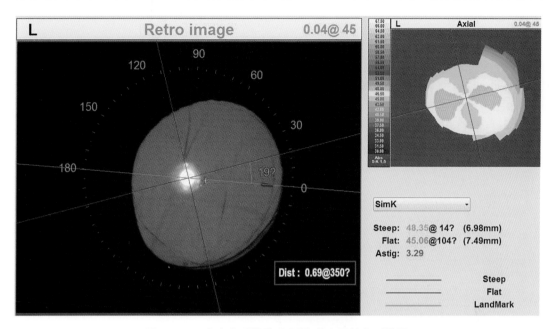

图 10-3-4　患者术后散瞳后 OPD 偏心及轴位测量图

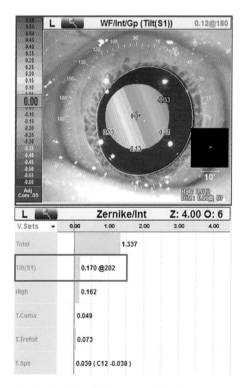

图 10-3-5　患者术后散瞳后 OPD 倾斜测量图

SimK (n=1.3375, 1	Total Corneal Refr. P. (4mm)	Difference		
K1: 45.1 D (85.4 °)	K1: 45.9 D (87.8 °)	Axis -2.4 °		
K2: 48.3 D (175.4 °)	K2: 48.4 D (177.8 °)			
Km: 46.7 D	Km: 47.2 D	Km: -0.5 D		
散光:3.2 D	散光:2.5 D	散光: 0.7 D		

Total CRP	Center	Avg 1mm	Avg 3mm	Min 3mm	Max 3mm
Apex	46.1 D	45.9 D	45.7 D	42.3 D	48.5 D
Pupil	45.7 D	45.4 D	45.5 D	42.3 D	48.0 D

Total Cor. Astig. (WFA) (4mm zone):	-3.6 D (83.7 °)	
Total Cor. Sph.Aberration (WFA Z40) (6mm)	0.712 微米	
Total Cor. Irrg. Astig. (WFA HO RMS)(4mm)	0.357 微米	
前房深度 (内.) 3.67 mm	前房深度 (外) 4.26 mm	
Axial/Sag. B/F 82.3 %	Dia. Cornea 10.7 mm	
质量: OK	瞳孔直径: 4.36 mm	

图 10-3-6　患者术后 Pentacam ACD 测量图

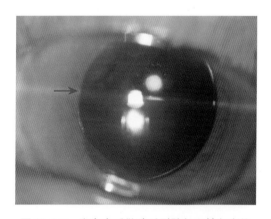

图 10-3-7　患者术后散瞳后裂隙灯下轴向定位

Berdahl & Hardten Toric IOL Calculator Results

Physician Name: y xy

Physician Email:

Lens Model: Other

Lens Spherical Equivalent: 22

Patient Name:

Patient Eye: Left Eye

Originally Calculated IOL Axis (°): 4

Entered Data

	Sphere	Cylinder (plus power)	Axis (°)
Toric Lens		3.15	175
Current Refraction (+cyl)	-1.00	1.50	50

Calculated Results

	Sphere	Cylinder (plus power)	Axis (°)
Ideal Position of the Toric		3.15	9
Expected Residual Refraction (+cyl)	-0.33	0.16	98

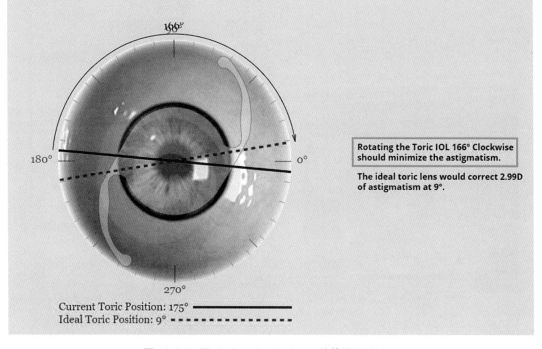

Rotating the Toric IOL 166° Clockwise should minimize the astigmatism.

The ideal toric lens would correct 2.99D of astigmatism at 9°.

Current Toric Position: 175° ————

Ideal Toric Position: 9° - - - - - - - - - - - - -

图 10-3-8　Toric Results Analyzer 计算器评估结果

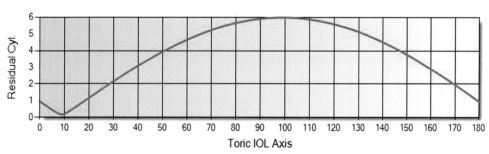

图 10-3-9　Barrett Rx Formula 计算器评估结果

总结与展望

　　Toric IOL 位置改变如偏心、倾斜、轴向位移及旋转等情况临床时有发生,明显影响患者术后视觉质量的提高。全面了解各类 Toric IOL 基本特点、Toric IOL 位置改变的原因及影响因素,有助于临床医生为患者选择更合适的 IOL 提供依据。除此之外,临床医生还需进行准确的术前生物测量、精准的术前评估与计算、提高手术操作技术,尽量避免 Toric IOL 术后异常。Toric IOL 轴位旋转常发生在术后 1 天内,若旋转度数较大,显著影响裸眼视力,征得患者同意后,可在术后 1~3 周内进行调位。若 Toric IOL 术后出现较大的屈光误差,应熟悉测量 IOL 位置的设备及方法,掌握 Toric IOL 调位及置换等情况的计算方案,尽可能提高患者二次手术后的视觉质量。

（张嵘　叶向彧）

参 考 文 献

1. Atchison DA. Design of aspheric intraocular lenses. Ophthalmic Physiol Opt,1991,11(2):137-146.

2. Dietze HH,Cox MJ. Limitations of correcting spherical aberration with aspheric intraocular lenses. J Refract Surg,2005,21(5):S541-S546.

3. Tabernero J,Piers P,Benito A,et al. Predicting the optical performance of eyes implanted with IOLs to correct spherical aberration. Invest Ophthalmol Vis Sci,2006,47(10):4651-4658.

4. Atchison DA. Optical design of intraocular lenses. Ⅲ. On-axis performance in the presence of lens displacement. Optom Vis Sci,1989,66(10):671-681.

5. Schroder S,Schrecker J,Daas L,et al. Impact of intraocular lens displacement on the fixation axis. J Opt Soc Am A Opt Image Sci Vis,2018,35(4):561-566.

6. Korynta J,Bok J,Cendelin J,et al. Computer modeling of visual impairment caused by intraocular lens misalignment. J Cataract Refract Surg,1999,25(1):100-105.

7. Nishimoto H,Shimizu K,Ishikawa H,et al. New approach for treating vertical strabismus:decentered intraocular lenses. J Cataract Refract Surg,2007,33(6):993-998.

8. Mester U,Sauer T,Kaymak H. Decentration and tilt of a single-piece aspheric intraocular lens compared with the lens position in young phakic eyes. J Cataract Refract Surg,2009,35(3):485-490.

9. Atchison DA. Optical design of intraocular lenses. Ⅱ. Off-axis performance. Optom Vis Sci, 1989, 66 (9): 579-590.

10. Tandogan T, Son HS, Choi CY, et al. Laboratory Evaluation of the Influence of Decentration and Pupil Size on the Optical Performance of a Monofocal, Bifocal, and Trifocal Intraocular Lens. J Refract Surg, 2017, 33 (12): 808-812.

11. Wang L, Guimaraes de Souza R, Weikert MP, et al. Evaluation of crystalline lens and intraocular lens tilt using a swept-source optical coherence tomography biometer. J Cataract Refract Surg, 2019, 45 (1): 35-40.

12. Holladay JT, Piers PA, Koranyi G, et al. A new intraocular lens design to reduce spherical aberration of pseud-ophakic eyes. J Refract Surg, 2002, 18 (6): 683-691.

13. Hirnschall N, Buehren T, Bajramovic F, et al. Prediction of postoperative intraocular lens tilt using swept-source optical coherence tomography. J Cataract Refract Surg, 2017, 43 (6): 732-736.

14. Weikert MP, Golla A, Wang L. Astigmatism induced by intraocular lens tilt evaluated via ray tracing. J Cataract Refract Surg, 2018, 44 (6): 745-749.

15. de Castro A, Rosales P, Marcos S. Tilt and decentration of intraocular lenses in vivo from Purkinje and Sche-impflug imaging. Validation study. J Cataract Refract Surg, 2007, 33 (3): 418-429.

16. McGinnigle S, Naroo SA, Eperjesi F. Evaluation of the auto-refraction function of the Nidek OPD-Scan Ⅲ. Clin Exp Optom, 2014, 97 (2): 160-163.

17. Inoue Y, Takehara H, Oshika T. Axis Misalignment of Toric Intraocular Lens: Placement Error and Postopera-tive Rotation. Ophthalmology, 2017, 124 (9): 1424-1425.

18. Ninomiya Y, Minami K, Miyata K, et al. Toric intraocular lenses in eyes with with-the-rule, against-the-rule, and oblique astigmatism: One-year results. J Cataract Refract Surg, 2016, 42 (10): 1431-1440.

19. Debois A, Nochez Y, Bezo C, et al. Refractive precision and objective quality of vision after toric lens implanta-tion in cataract surgery. J Fr Ophtalmol, 2012, 35 (8): 580-586.

20. Kim MH, Chung TY, Chung ES. Long-term efficacy and rotational stability of AcrySof toric intraocular lens im-plantation in cataract surgery. Korean J Ophthalmol, 2010, 24 (4): 207-212.

21. Gyongyossy B, Jirak P, Schonherr U. Rotational stability and patient satisfaction after implantation of a new toric IOL. Eur J Ophthalmol, 2016, 26 (4): 321-327.

22. Ma JJ, Tseng SS, Simple method for accurate alignment in toric phakic and aphakic intraocular lens implanta-tion. J Cataract Refract Surg, 2008, 34 (10): 1631-1636.

23. Felipe A, Artigas JM, Diez-Ajenjo A, et al. Residual astigmatism produced by toric intraocular lens rotation. J Cataract Refract Surg, 2011, 37 (10): 1895-1901.

24. Novis C. Astigmatism and toric intraocular lenses. Curr Opin Ophthalmol, 2000, 11 (1): 47-50.

25. Tognetto D, Perrotta AA, Bauci F, et al. Quality of images with toric intraocular lenses. J Cataract Refract Surg, 2018, 44 (3): 376-381.

26. 柴茜楠, 张斌, 耿玉欣, 等. Hwey-Lan Liou 模型眼复曲面人工晶状体偏心及旋转对成像质量的影响. 中华实验眼科杂志, 2017, 35 (11): 1003-1008.

27. Bascaran L, Mendicute J, Macias-Murelaga B, et al. Efficacy and stability of AT TORBI 709 M toric IOL. J Re-fract Surg, 2013, 29 (3): 194-199.

28. Sasaki H, Yoshida M, Manabe S, et al. Effects of the toric intraocular lens on correction of preexisting corneal astigmatism. Jpn J Ophthalmol, 2012, 56 (5): 445-452.

29. Ferreira TB, Almeida A. Comparison of the visual outcomes and OPD-scan results of AMO Tecnis toric and Al-con Acrysof IQ toric intraocular lenses. J Refract Surg, 2012, 28 (8): 551-555.

30. Kim MJ, Yoo YS, Joo CK, et al. Evaluation of optical performance of 4 aspheric toric intraocular lenses using an optical bench system: Influence of pupil size, decentration, and rotation. J Cataract Refract Surg, 2015, 41 (10):

2274-2282.

31. Gundersen KG. Rotational stability and visual performance 3 months after bilateral implantation of a new toric extended range of vision intraocular lens. Clin Ophthalmol,2018,12:1269-1278.

32. Marques EF,Ferreira TB,Simoes P. Visual Performance and Rotational Stability of a Multifocal Toric Intraocular Lens. J Refract Surg,2016,32(7):444-450.

33. Mojzis P,Majerova K,Plaza-Puche AB,et al. Visual outcomes of a new toric trifocal diffractive intraocular lens. J Cataract Refract Surg,2015,41(12):2695-2706.

34. K F,HK G,YL Z,et al. Visual quality comparison after multifocal toric intraocular lens or monofocal toric intraocular lens implantation. Zhonghua yan ke za zhi Chinese journal of ophthalmology,2017,53(4):274-280.

35. Carey PJ,Leccisotti A,McGilligan VE,et al. Assessment of toric intraocular lens alignment by a refractive power/corneal analyzer system and slitlamp observation. J Cataract Refract Surg,2010,36(2):222-229.

36. Olsen T. Sources of error in intraocular lens power calculation. J Cataract Refract Surg,1992,18(2):125-129.

37. Olsen T. On the Stiles-Crawford effect and ocular imagery. Acta Ophthalmol(Copenh),1993,71(1):85-88.

38. Holladay JT,Maverick KJ. Relationship of the actual thick intraocular lens optic to the thin lens equivalent. Am J Ophthalmol,1998,126(3):339-347.

39. Kurosaka D,Kato K,Nagamoto T. Presence of alpha smooth muscle actin in lens epithelial cells of aphakic rabbit eyes. Br J Ophthalmol,1996,80(10):906-910.

40. McDonnell PJ,Zarbin MA,Green WR. Posterior capsule opacification in pseudophakic eyes. Ophthalmology,1983,90(12):1548-1553.

41. Cekic O,Batman C. The relationship between capsulorhexis size and anterior chamber depth relation. Ophthalmic Surg Lasers,1999,30(3):185-190.

42. Eom Y,Kang SY,Song JS,et al. Comparison of the actual amount of axial movement of 3 aspheric intraocular lenses using anterior segment optical coherence tomography. J Cataract Refract Surg,2013,39(10):1528-1533.

43. Koeppl C,Findl O,Kriechbaum K,et al. Postoperative change in effective lens position of a 3-piece acrylic intraocular lens. J Cataract Refract Surg,2003,29(10):1974-1979.

44. Lombardo M,Carbone G,Lombardo G,et al. Analysis of intraocular lens surface adhesiveness by atomic force microscopy. J Cataract Refract Surg,2009,35(7):1266-1272.

45. Chang DF. Early rotational stability of the longer Staar toric intraocular lens:fifty consecutive cases. J Cataract Refract Surg,2003,29(5):935-940.

46. Seth SA,Bansal RK,Ichhpujani P,et al. Comparative evaluation of two toric intraocular lenses for correcting astigmatism in patients undergoing phacoemulsification. Indian J Ophthalmol,2018,66(10):1423-1428.

47. YL W,YZ L,YQ W,et al. Comparison of stability of acrylic intraocular lens and transparency of lens capsule using Pentacam Scheimpflug System. Zhonghua yan ke za zhi Chinese journal of ophthalmology,2011,47(4):298-302.

48. Petternel V,Menapace R,Findl O,et al. Effect of optic edge design and haptic angulation on postoperative intraocular lens position change. J Cataract Refract Surg,2004,30(1):52-57.

49. Gimbel HV,Amritanand A. Reverse optic capture to stabilize a toric intraocular lens. Case Rep Ophthalmol,2013,4(3):138-143.

50. Zhu X,He W,Zhang K,et al. Factors influencing 1-year rotational stability of AcrySof Toric intraocular lenses. Br J Ophthalmol,2016,100(2):263-268.

51. Gao Y,Dang GF,Wang X,et al. Influences of anterior capsule polishing on effective lens position after cataract surgery:a randomized controlled trial. Int J Clin Exp Med,2015,8(8):13769-13775.

52. Rastogi A,Khanam S,Goel Y,et al. Comparative evaluation of rotational stability and visual outcome of toric in-

traocular lenses with and without a capsular tension ring. Indian Journal of Ophthalmology, 2018, 66 (3): 411-415.

53. Junemann A, Schlotzer-Schrehardt U, Naumann GO. Effect of a capsular tension ring on prevention of intraocular lens decentration and tilt and on anterior capsule contraction after cataract surgery. Jpn J Ophthalmol, 2009, 53 (3): 288; author reply 288-289.

54. Parajuli A, Joshi P, Subedi P, et al. Effect of Nd: YAG laser posterior capsulotomy on intraocular pressure, refraction, anterior chamber depth, and macular thickness. Clin Ophthalmol, 2019, 13: 945-952.

55. Khambhiphant B, Liumsirijarern C, Saehout P. The effect of Nd: YAG laser treatment of posterior capsule opacification on anterior chamber depth and refraction in pseudophakic eyes. Clin Ophthalmol, 2015, 9: 557-561.

56. Kaindlstorfer C, Kneifl M, Reinelt P, et al. Rotation of a toric intraocular lens from neodymium: YAG laser posterior capsulotomy. J Cataract Refract Surg, 2018, 44 (4): 510-511.

57. Jin GJ, Merkley KH, Crandall AS, et al. Laser in situ keratomileusis versus lens-based surgery for correcting residual refractive error after cataract surgery. Journal of Cataract & Refractive Surgery, 2008, 34 (4): 562-569.

58. Oshika T, Inamura M, Inoue Y, et al. Incidence and Outcomes of Repositioning Surgery to Correct Misalignment of Toric Intraocular Lenses. Ophthalmology, 2018, 125 (1): 31-35.

59. Miyake T, Kamiya K, Amano R, et al. Long-term clinical outcomes of toric intraocular lens implantation in cataract cases with preexisting astigmatism. J Cataract Refract Surg, 2014, 40 (10): 1654-1660.

60. Holladay JT, Cravy TV, Koch DD. Calculating the surgically induced refractive change following ocular surgery. J Cataract Refract Surg, 1992, 18 (5): 429-443.

61. Jin H, Limberger IJ, Borkenstein AF, et al. Pseudophakic eye with obliquely crossed piggyback toric intraocular lenses. J Cataract Refract Surg, 2010, 36 (3): 497-502.

62. Kojima T, Horai R, Hara S, et al. Correction of residual refractive error in pseudophakic eyes with the use of a secondary piggyback toricImplantable Collamer Lens. J Refract Surg, 2010, 26 (10): 766-769.

第十一章

Toric IOL 术后效果的临床报告与分析

导 语

　　白内障患者合并角膜散光可影响白内障术后的视觉质量,近年来,白内障术中联合矫正角膜散光是屈光性白内障手术的必然要求。如何科学和有效地评价术后散光矫正效果也是重要的议题。评价散光矫正效果主要包括术后残余等效球镜及柱镜两方面。由于散光是矢量,因此评价术后散光时不仅要考虑屈光力大小,还要考虑轴向,鉴于此,屈光性白内障术后应使用矢量分析法评估散光矫正的效果,尤其在论文撰写方面,更应该采用规范的评估方法。本章节主要通过2个层面介绍 Toric IOL 术后效果评估方法,即常规白内障术后视觉效果评估及双倍角图表(double-angle plot)散光矢量分析法。

关键词

散光,矢量分析,效果评估

第一节　常规屈光性白内障术后效果评估方法

　　2017 年之前各种出版物对屈光性白内障手术的效果评估均未做统一规范,视力结果通常仅以均值报告,而不是使用柱状图。*Journal of Refractive Surgery* (*JRS*) 和 *Journal of Cataract & Refractive Surgery* (*JCRS*)杂志联合眼科专家[1,2]制订了规范的晶状体相关屈光性手术结果的标准报告。

　　该标准主要由四个图表组成,分别评价有效性和预测性。

　　1. 有效性评价(标准图 A,图 11-1-1) 术后的裸眼视力(uncorrected distance visual acuity,UDVA)、最佳矫正视力(corrected distance visual acuity,CDVA)柱状图。

　　此图主要是描述白内障术后 UDVA

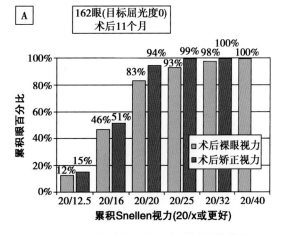

图 11-1-1　术后的 UDVA 和 CDVA 柱状图

和 CDVA 的占比及两者的比较,用于评估术后视力恢复情况。当同一视力中 CDVA 和 UDVA 占比差别较大,说明术后屈光误差较大。

2. 有效性评价(标准图 B,图 11-1-2) 术后 UDVA 与 CDVA 差异行数柱状图。

此图主要是描述白内障术后 UDVA 和 CDVA 差异的(Snellen 视力表)行数,进一步评价术后屈光误差的大小。术后 UDVA 比 CDVA 差异行数越多,占比越高,说明术后屈光误差越大。

3. 预测性评价(标准图 C,图 11-1-3) 术后残余等效球镜柱状图。

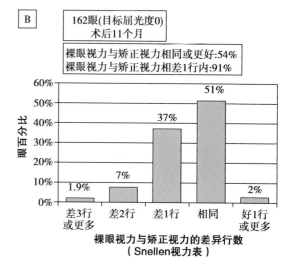

图 11-1-2 术后 UDVA 与 CDVA 差异行数柱状图

此图主要是描述白内障术后残余等效球镜的分布,分布越集中,越趋近于 0,说明术后残余度数越小,手术效果越稳定。此图也可以分析术后残余屈光度是远视漂移还是近视漂移。

4. 术后柱镜评价(标准图 D,图 11-1-4) 术后柱镜柱状图。

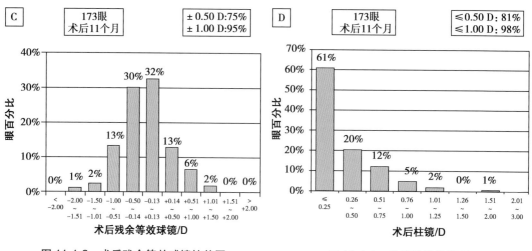

图 11-1-3 术后残余等效球镜柱状图　　　　图 11-1-4 术后柱镜柱状图

此图主要是描述白内障术后柱镜大小的分布。由于白内障术前柱镜验光结果不准确,所以评价意义不大。术后柱镜大小的评估,主要通过主觉验光所得到全眼散光大小,其主要成分为角膜散光,可以评估白内障术后残余散光的大小。

第二节　Double-angle plot 散光分析法

一、Double-angle plot 散光分析法来源

散光的轴位在 0°～180°之间,旋转 180°后散光矢量值保持不变,但在几何或三角函数坐

标系中,轴位旋转 360°后数值才保持不变,为了能使传统数学计算方法和矢量分析方法得以应用,Holladay 等采用双倍角的方法描述和计算散光值,即 double-angle plot 法。在 double-angle plot 中,轴位范围为 0°~180°,12 点位对应 45°,9 点位对应 90°,6 点位对应 135°,3 点位对应 0°和 180°,所有散光值的均值为数据集的中心,即 centroid 值[3]。

2018 年,Abulafia 等[4]在 *JCRS* 杂志发表了关于如何获得理想的 IOL 屈光力的系列文章,其中第 4 篇的内容是《重新思考 Toric IOL 植入术后临床效果的规范性描述》,该文建议用 double-angle plot 法对白内障术后进行散光的矢量分析,该法主要有以下优点:

1. Double-angle plot 矢量分析散点图中,x 和 y 轴数据可以描述散光值的空间分布,如 1.0D@ 1°和 1.0D@ 179°两个散光值,大小一样,轴位差异 2°,与单倍角表格(single-angle plot)比较,在 double-angle plot 中可以更科学、更直接地描述出来,见图 11-2-1 和图 11-2-2。

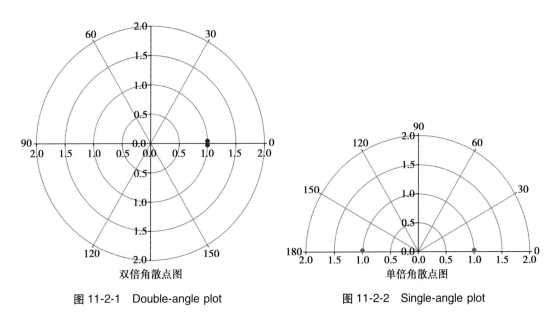

图 11-2-1　Double-angle plot　　　　图 11-2-2　Single-angle plot

2. Double-angle plot 矢量分析法可描述散光的矢量均值,即质心值(centroid)和置信椭圆区间(confidence ellipse),置信椭圆是单个置信区间的两变量模拟单变量分析。

3. Double-angle plot 矢量分析法更直观地评估散光的变化趋势,且个体之间可以进行比较。

二、Astigmatism double-angle plot 工具应用

为了方便眼科医生或者临床研究人员使用 double-angle plot 矢量分析法,ASCRS 组织在 https://ascrs. org/网站提供免费下载 Excel 电子表格,表格中包含 5 个工作表(图 11-2-3 和图 11-2-4)。

工作表 1:即数据输入(data_input),用于输入研究对象的临床数据。工作表 1 中需要输入三部分数据,第一部分是术前角膜 K_{flat} 和 K_{steep} 的大小及轴位,第二部分是术后主觉验光结果,第三部分是 Toric IOL 计算公式目标屈光度。

工作表 2:即结果输出(A),自动生成术前角膜散光和术后的主觉验光散光累积直方图及表格。

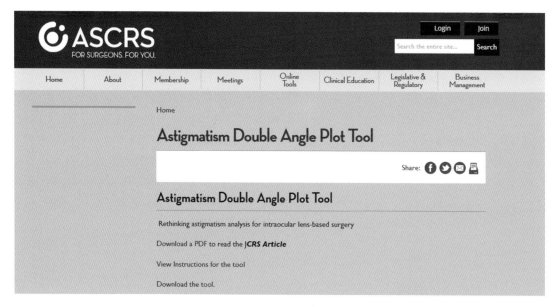

图 11-2-3　ASCRS 网站 Double-angle plot Excel tools 下载界面

No.	术前角膜散光				术后主觉验光			预测术后屈光度				
	平坦K值	@平坦轴	陡峭K值	@陡峭轴	球镜	柱镜	轴	球镜	柱镜	轴	等效球镜	计算的球镜度数
1	44.64	110	45.73	20	−0.25	−0.25	90	−0.21	−0.16	91		
2												
3												
4												
5												
6												
7												
8												
9												
10												
11												

顶点距离(毫米)：12

Data_Input ｜ A ｜ B ｜ C ｜ Terminology table

图 11-2-4　Double-angle plot tools Excel 电子表格

工作表 3：即结果输出（B），自动生成术前角膜散光及术后主觉验光散光 double-angle plot。并计算出散光质心值及标准差，散光大小的平均值及标准差，质心值（红色）和数据集（蓝色）的 95% 置信椭圆，以及眼数等数据。

工作表 4：即结果输出（C），自动生成术后散光预测误差的 double-angle plot。并计算出散光预测误差质心值及标准差，散光预测误差大小的平均值及标准差，质心值（红色）和数据集（蓝色）的 95% 置信椭圆，以及眼数等数据。预测误差≤0.25D、0.50D、0.75D 和 1.00D 百分比表格。

工作表 5：即术语表（terminology table），包含在 *JCRS* 杂志中建议使用的散光描述术语及与 Alpins 相关术语的比较。

三、解读 Double-angle plot 矢量分析法结果

1. 结果输出（A）　Toric IOL 植入术后，散光值的改变是评估矫正效果的重要指标，通过计算后，结果输出（A）自动生成的图表可以直观的描述术前角膜散光及术后主觉验光散光值分别≤0.25D、0.50D、0.75D、1.0D、1.50D 和 2.0D 百分比及直方图，见图 11-2-5。

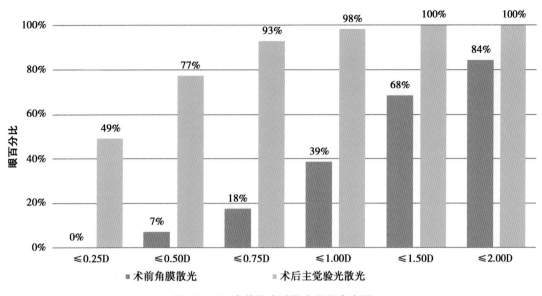

图 11-2-5　术前及术后散光累积直方图

2. 结果输出（B）　术前角膜散光及术后主觉验光散光的 double-angle plot，见图 11-2-6。质心值越靠近 0，说明散光值越小；95% 置信椭圆是指包括了 95% 的研究对象所在的区间值，其椭圆越大越偏离中心，说明散光越大。此外，还可以通过术前术后散点分布的区域判断散光欠矫和过矫的情况。若术前术后的散点都落在同一区域，如图 11-2-7 所示，术前散点值落在 WTR 区域（67.5°~112.5°），术后的散点值仍落在此区域，则说明术后散光欠矫；若术后散点的区域与术前相反，如图 11-2-8 所示，术前散点值落在 WTR 区域（67.5°~112.5°），而术后散点值集中在 ATR 区域（22.7°~157.5°），则说明术后散光过矫。

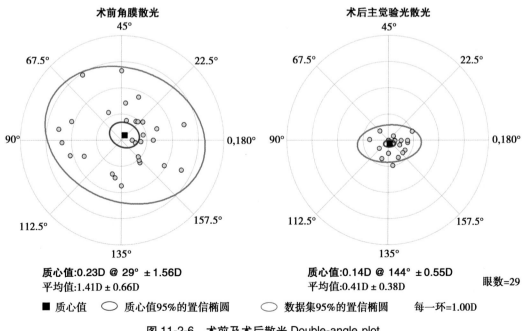

图 11-2-6　术前及术后散光 Double-angle plot

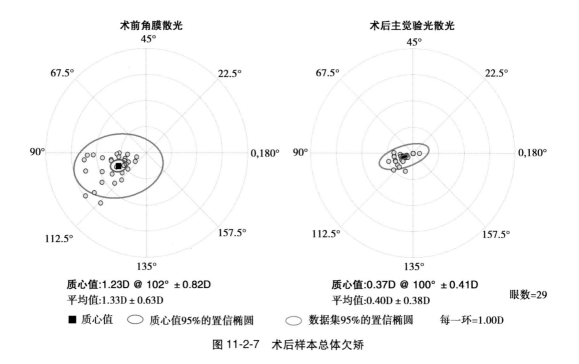

质心值:1.23D @ 102° ±0.82D
平均值:1.33D ± 0.63D

质心值:0.37D @ 100° ±0.41D
平均值:0.40D ± 0.38D

眼数=29

■ 质心值　　○ 质心值95%的置信椭圆　　○ 数据集95%的置信椭圆　　每一环=1.00D

图 11-2-7　术后样本总体欠矫

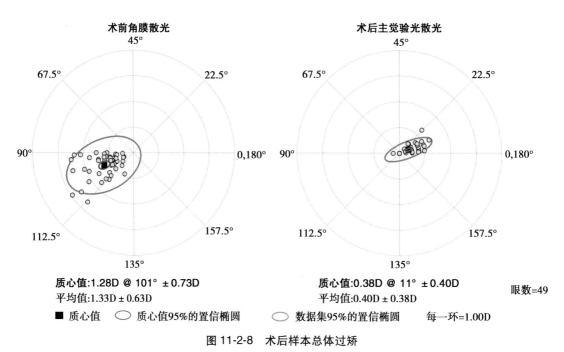

质心值:1.28D @ 101° ±0.73D
平均值:1.33D ± 0.63D

质心值:0.38D @ 11° ±0.40D
平均值:0.40D ± 0.38D

眼数=49

■ 质心值　　○ 质心值95%的置信椭圆　　○ 数据集95%的置信椭圆　　每一环=1.00D

图 11-2-8　术后样本总体过矫

3. 结果输出(C)　该结果用于评估术后散光的屈光误差,散点分布越居中、质心值越接近圆心、95%置信椭圆越小,术后屈光误差越小,结果越稳定;表格中还统计不同屈光误差范围内的眼数及百分比,见图 11-2-9。

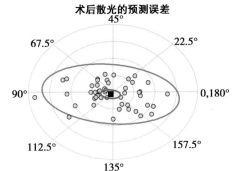

术后散光的预测误差

质心值:0.08D @ 114° ±0.73D 眼数=49
平均值:0.63D ± 0.36D
■ 质心值 每一环=0.50D
⬭ 质心值95%的置信椭圆 ⬭ 数据集95%的置信椭圆

术后屈光误差范围/D	眼数/眼	屈光误差占比/%
≤0.25D	5	10%
≤0.50D	19	39%
≤0.75D	35	71%
≤1.00D	41	84%

图 11-2-9 散光矫正型 IOL 预测性屈光误差分析

总结与展望

Toric IOL 植入术后效果评估和论文写作,应有规范的评价指标及结果分析。评价内容主要包含等效球镜及柱镜(散光)两方面的相关指标;由于散光是矢量,在结果上应遵循矢量分析原则,既包括大小又包括方向。因此,Toric IOL 植入术后评估应包括本章第一节的标准图 A~D 及第二节的输出结果图 A~C,共 7 个结果及分析。Astigmatism double-angle plot 工具能够比较客观、准确地描述 Toric IOL 效果的分布,对于 Toric IOL 计算公式准确性的评估亦非常有意义。借助此类矢量分析方法,结合临床案例,手术医生能够更加优化手术参数,实现个性化手术设计,提高患者术后视觉质量。

(曹丹敏 Douglas D. Koch Li Wang)

参 考 文 献

1. Reinstein DZ, Archer TJ, Srinivasan S, et al. Standard for Reporting Refractive Outcomes of Intraocular Lens-Based Refractive Surgery. Journal of refractive surgery, 2017, 33(4): 218-222.

2. Reinstein DZ, Archer TJ, Srinivasan S, et al. Standard for reporting refractive outcomes of intraocular lens-based refractive surgery. Journal of cataract and refractive surgery, 2017, 43(4): 435-439.

3. Holladay JT, Moran JR, Kezirian GM. Analysis of aggregate surgically induced refractive change, prediction error, and intraocular astigmatism. Journal of cataract and refractive surgery, 2001, 27(1): 61-79.

4. Abulafia A, Koch DD, Holladay JT, et al. Pursuing perfection in intraocular lens calculations: IV. Rethinking astigmatism analysis for intraocular lens-based surgery: Suggested terminology, analysis, and standards for outcome reports. Journal of cataract and refractive surgery, 2018, 44(10): 1169-1174.

第十二章

Toric IOL 特殊病例解析

导 语

　　在实际临床工作中,Toric IOL 治疗白内障合并规则角膜散光的患者,多会获得理想术后效果,但对于特殊案例需要多方位的术前评估和医患沟通。术前需要熟悉不同测量设备的特点和优势,如 pentacam 和 scansys 等眼前节分析仪有助于对角膜散光整体的评估;OPD Ⅲ 和 iTrace 等波前像差仪有助于多焦点 Toric IOL 的选择及术后人工晶状体位置的评估。还要熟悉不同类型 Toric IOL 的特点、计算方法及手术技巧,并善于术后总结,优化植入规范及流程。本章节列举的特殊案例,在适应证的把握、IOL 屈光力的计算及 Toric IOL 的选择等方面仅针对个案,临床效果还需长期观察,仅供读者参考或讨论。

病例 1：病理性近视合并散光

一、病例简介

　　患者,女,58 岁,右眼年龄相关性白内障、左眼人工晶状体眼、双眼病理性近视。裸眼视力右眼:0.01,矫正 -15.00DS/-2.00DC×170→0.3,晶状体混浊分级 C₃N₂P₃,术前检查见图 12-1-1～图 12-1-3。

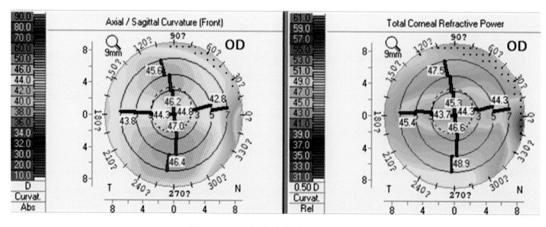

图 12-1-1　白内障术前 Pentacam

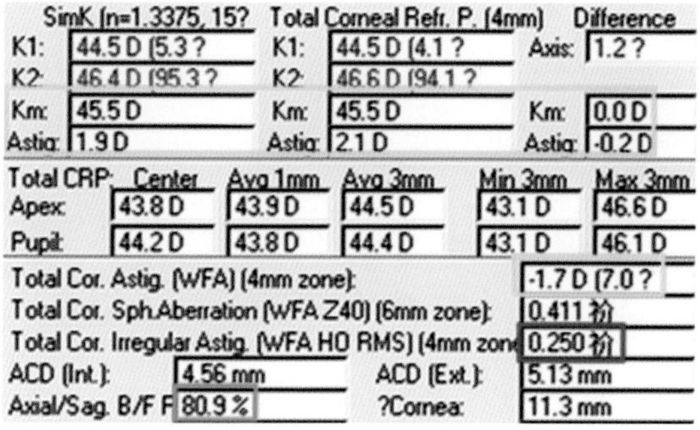

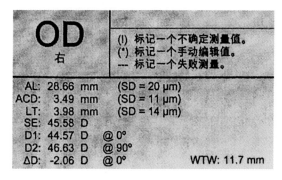

图 12-1-2　白内障术前 Pentacam

图 12-1-3　白内障术前 IOLMaster

二、报告解读

1. 图 12-1-1 术前角膜地形图提示术眼为规则性散光,其中 SimK(15°环上模拟屈光力)散光(-1.9D@5.3°)、Total Corneal Refr. P.(4mm 环上全角膜屈光力,TCRP)散光(-2.1D@4.1°)和 Total Cor. Asting(4mm 区域总角膜散光,TCA)(-1.7D@7.0°)大小与轴向基本一致(图 12-1-2 黄色框)。

2. 角膜不规则散光 Total Cor. Irregular Astig 为 0.250μm,<0.3μm,角膜形态较规则(图 12-1-2 红色框)。

3. 角膜前后表面曲率半径比值 Axial/Sag. B/F Ratio 为 80.9%,在正常范围(图 12-1-2 绿色框)。

4. IOLMaster 与 Pentacam SimK 散光结果比较,散光度数差为 0.16D,轴向相差 5.3°(图 12-1-3),基本一致。

三、IOL 选择

术前检查结果可见患者为高度近视合并规则性散光,可选择使用 Toric IOL 矫正散光。在线计算器结果见图 12-1-4,Alcon AcrySof Toric 计算器推荐使用 SN6AT5,综合评估后建议使用 SN6AT4,预计残留散光 0.29D(图 12-1-4 黑色框)。考虑患者高度近视多年,右眼眼轴 28.66mm,患者长期配戴框架镜,有较高的近视力需求,故将术后预期等效球镜屈光度设置在-3.50D 左右。

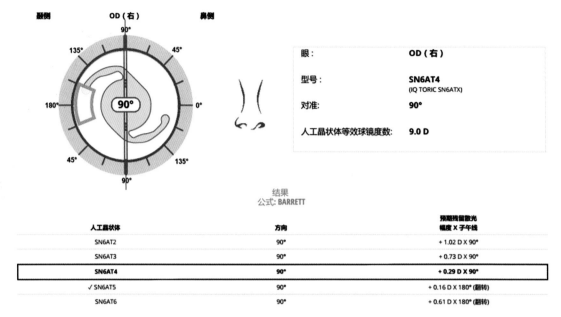

图 12-1-4　新版 Alocn Toric 计算公式推荐人工晶状体

四、术后效果

术后第 1 天右眼裸眼视力 0.5(矫正:-1.5DS/-0.50DC×90→1.0),术后 1 个月右眼裸眼视力 0.3(矫正:-3.50DS/-0.50DC×90→0.8),术后 OPD 显示总散光 0.25D,眼内散光与角膜散光一致性好,提示散光矫正效果良好(图 12-1-5)。

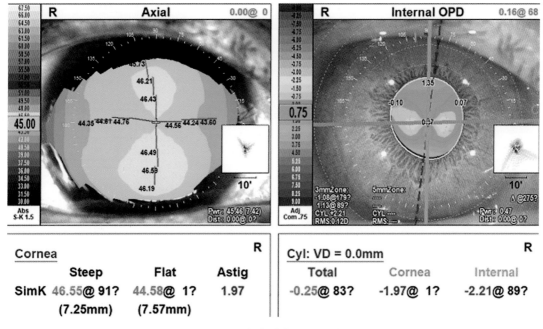

图 12-1-5　白内障术后 OPD Scan

（陈庆中　张广斌）

病例 2：多焦点 Toric IOL 植入

一、病例简介

患者,男,68 岁,双眼年龄相关性白内障。裸眼视力右眼:0.12,矫正 -3.00DS/-2.50DC×90→0.15;左眼:0.12,矫正 -3.50DS/-2.50DC×105→0.5;双眼晶状体混浊分级均为 $C_3N_3P_2$,术前检查见图 12-2-1~图 12-2-3。

二、报告解读

1. 图 12-2-1 角膜地形图提示 3mm 范围左眼基本为规则性散光,右眼为不规则散光,其中 SimK 散光、TCRP 散光和 TCA 大小与轴向基本一致(图 12-2-2 黄色框)。

2. 角膜不规则散光 Total Cor. Irregular Astig:右眼 0.258μm、左眼 0.151μm,两者均 < 0.3μm,角膜形态较规则(图 12-2-2 红色框)。

3. 双眼角膜前后表面曲率半径比值 Axial/Sag. B/F Ratio 均为 80.7%,在正常范围(图 12-2-2 绿色框)。

4. 角膜球差 Total Cor. Sph Aberration:右眼 0.359μm 和左眼 0.384μm(图 12-2-2 蓝色框)。

5. Lenstar LS900 与 Pentacam SimK 散光结果比较,右眼散光度数差为 0.08D,轴向相差 3.1°;左眼散光度数差为 0.42D,轴向相差 8.1°(图 12-2-3)。

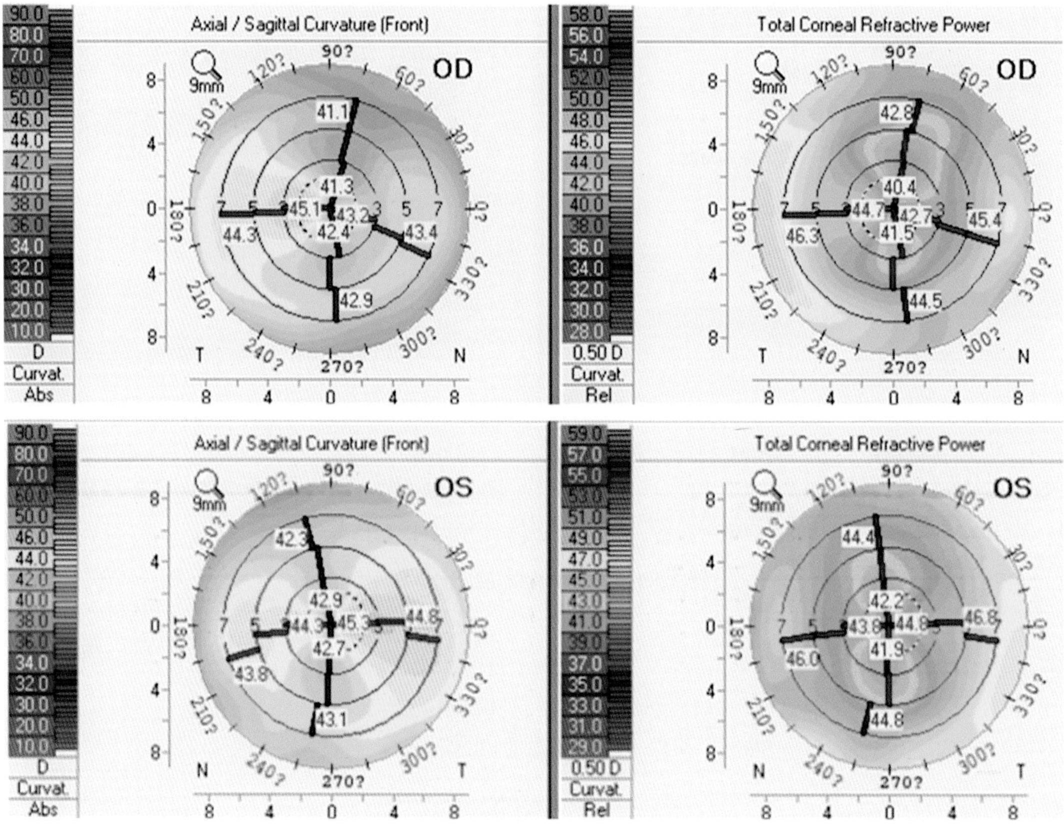
Axial / Sagittal Curvature (Front)
OD
41.1
41.3
45.1
43.2
42.4
44.3
43.4
42.9
Total Corneal Refractive Power
OD
42.8
40.4
44.7
42.7
41.5
46.3
45.4
44.5
Axial / Sagittal Curvature (Front)
OS
42.3
42.9
44.3
45.3
42.7
44.8
43.8
43.1
Total Corneal Refractive Power
OS
44.4
42.2
43.8
44.8
41.9
46.8
46.0
44.8

图 12-2-1　白内障术前 Pentacam

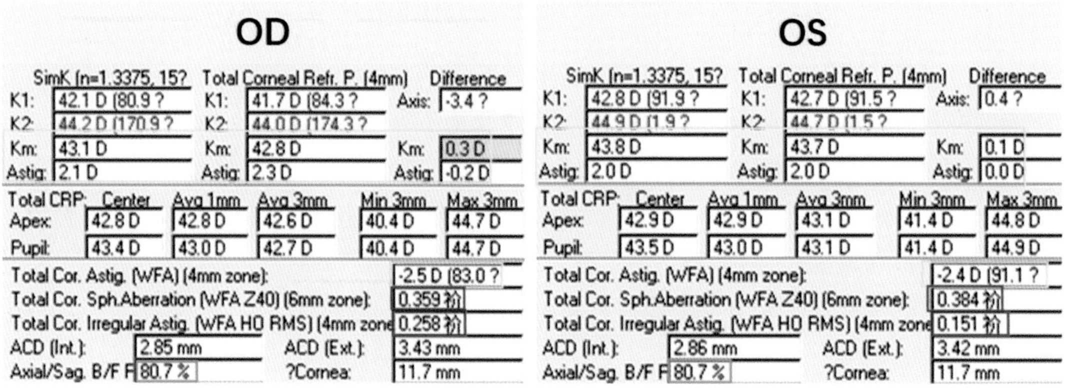
OD
SimK (n=1.3375, 15?
Total Corneal Refr. P. (4mm)
Difference
K1: 42.1 D (80.9 ?
K1: 41.7 D (84.3 ?
Axis: -3.4 ?
K2: 44.2 D (170.9 ?
K2: 44.0 D (174.3 ?
Km: 43.1 D
Km: 42.8 D
Km: 0.3 D
Astig: 2.1 D
Astig: 2.3 D
Astig: -0.2 D
Total CRP: Center Avg 1mm Avg 3mm Min 3mm Max 3mm
Apex: 42.8 D 42.8 D 42.6 D 40.4 D 44.7 D
Pupil: 43.4 D 43.0 D 42.7 D 40.4 D 44.7 D
Total Cor. Astig. (WFA) (4mm zone): -2.5 D (83.0 ?
Total Cor. Sph.Aberration (WFA Z40) (6mm zone): 0.359 祄
Total Cor. Irregular Astig. (WFA HO RMS) (4mm zone 0.258 祄
ACD (Int.): 2.85 mm
ACD (Ext.): 3.43 mm
Axial/Sag. B/F F 80.7 %
?Cornea: 11.7 mm
OS
SimK (n=1.3375, 15?
Total Corneal Refr. P. (4mm)
Difference
K1: 42.8 D (91.9 ?
K1: 42.7 D (91.5 ?
Axis: 0.4 ?
K2: 44.9 D (1.9 ?
K2: 44.7 D (1.5 ?
Km: 43.8 D
Km: 43.7 D
Km: 0.1 D
Astig: 2.0 D
Astig: 2.0 D
Astig: 0.0 D
Total CRP: Center Avg 1mm Avg 3mm Min 3mm Max 3mm
Apex: 42.9 D 42.9 D 43.1 D 41.4 D 44.8 D
Pupil: 43.5 D 43.0 D 43.1 D 41.4 D 44.9 D
Total Cor. Astig. (WFA) (4mm zone): -2.4 D (91.1 ?
Total Cor. Sph.Aberration (WFA Z40) (6mm zone): 0.384 祄
Total Cor. Irregular Astig. (WFA HO RMS) (4mm zone 0.151 祄
ACD (Int.): 2.86 mm
ACD (Ext.): 3.42 mm
Axial/Sag. B/F F 80.7 %
?Cornea: 11.7 mm

图 12-2-2　白内障术前 Pentacam

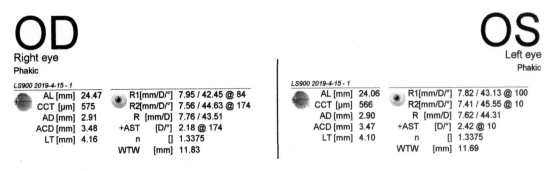

图 12-2-3　白内障术前 Lenstar LS900

三、IOL 选择

术前检查提示左眼角膜规则散光,右眼欠规则,术前沟通发现患者近视力需求较大,且有强烈的脱镜要求,患者双眼角膜球差分别为 0.359μm 和 0.384μm。尽管右眼散光欠规则,由于患者左眼为主导眼,右眼为非主导眼,并考虑到双眼匹配,双眼均可考虑使用负球差设计的散光矫正型多焦点非球面 IOL。图 12-2-4 Alcon AcrySof Toric 计算器推荐右眼使用 SND1T6(+3.0D),预计残留散光 0.20D;推荐左眼使用 SV25T6(+2.5D),预计残留散光 0.05D(图 12-2-4 黑色框),综合评估后根据建议分别植入 SND1T6 与 SV25T6,术后预期屈光度设置 0D。

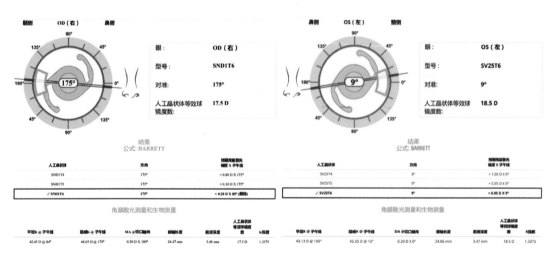

图 12-2-4　新版 Alcon Toric 计算公式推荐人工晶状体

四、术后效果

术后第 1 天右眼裸眼视力:远距离 1.0(矫正:-0.25DC×140→1.0),中距离(80cm)视力 0.8,近距离(40cm)视力 0.8;术后第一天左眼裸眼视力:远距离 1.0(矫正:-0.50DC×100→1.0),中距离视力 0.8,近距离视力 0.8。术后 1 个月右眼裸眼视力:远距离 0.8(矫正:-0.50DC×110→1.0),中、近距离视力均为 0.8;术后 1 个月左眼裸眼视力:远距离 0.8(矫正:-0.75DC×75→1.0),中、近距离视力均为 0.8。术后 OPD 结果显示:右眼总散光 0.22D,左眼总散光 0.61D,眼内散光与角膜散光匹配性好,散光矫正效果满意(图 12-2-5)。

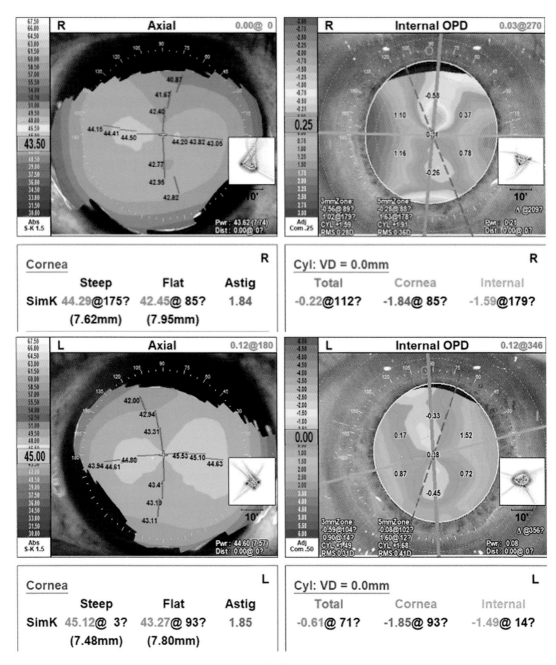

图 12-2-5 白内障术后 OPD Scan

（陈庆中 张广斌）

病例3：穿透性角膜移植术后

一、病例简介

患者,男,33 岁,左眼并发性白内障、左眼穿透性角膜移植（PKP）术后。5 年前因"左眼角膜斑翳、左眼病毒性角膜炎"行"左眼穿透性角膜移植术",术后残余高度散光。左眼裸眼视力:0.2,矫正-0.75DS/-5.75DC×105→0.3,晶状体混浊分级 $C_2N_2P_1$,术前检查见图 12-3-1~图 12-3-4。

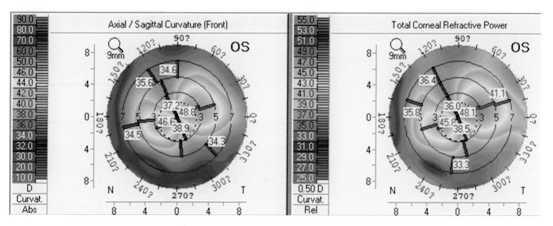

图 12-3-1　白内障术前 Pentacam

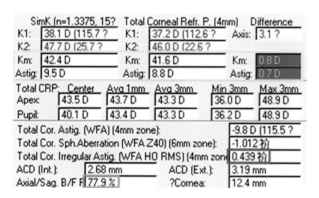

图 12-3-2　白内障术前 Pentacam

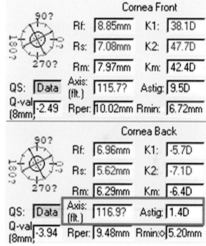

图 12-3-3　白内障术前角膜前、后表面散光

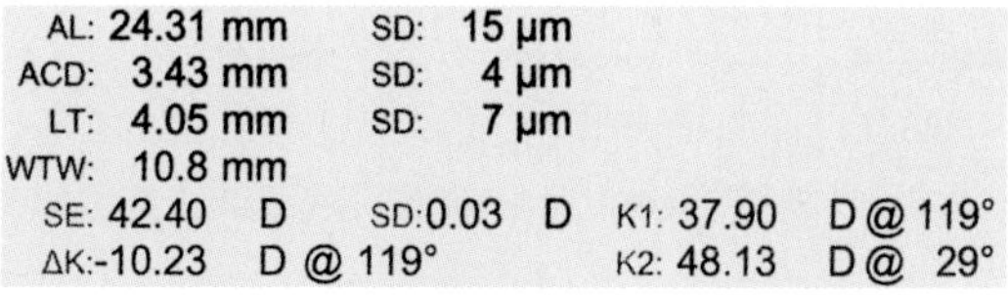

AL: **24.31 mm**　　SD: **15 μm**
ACD: **3.43 mm**　　SD: **4 μm**
LT: **4.05 mm**　　SD: **7 μm**
WTW: **10.8 mm**
SE: 42.40　D　　SD:0.03　D　　K1: 37.90　D @ 119°
ΔK:-10.23　D @ 119°　　K2: 48.13　D @　29°

图 12-3-4　白内障术前 IOLMaster

二、报告解读

1. 图 12-3-1 角膜地形图提示术眼散光较规则,其中 SimK 散光(-9.5D@115.7°)、TCRP 散光(-8.8D@112.6°)和 TCA(-9.8D@115.5°)大小与轴向基本一致(图 12-3-2)。

2. 角膜不规则散光 Total Cor. Irregular Astig 为 0.439μm,>0.3μm,角膜形态欠规则(图 12-3-2 红色框)。

3. 角膜前后表面曲率半径比值 Axial/Sag. B/F Ratio 为 77.9%，低于正常范围（图 12-3-2 绿色框）。

4. 图 12-3-3 提示角膜后表面散光为 1.4D，为顺规散光（图 12-3-3 红色框）。

5. IOLMaster 结果与 Pentacam SimK 散光结果比较，散光度数差为 0.73D，轴向差 3.3°（图 12-3-4）。

三、IOL 选择

该患者左眼为穿透性角膜移植术后状态，尽管不规则散光指数稍偏高，角膜后表面散光较大，Axial/Sag. B/F Ratio 低于正常值范围，但角膜散光呈典型领结状，符合规则性散光，可以考虑利用 Toric IOL 矫正部分散光。图 12-3-5 在线计算器推荐使用 Alcon AcrySof IQ Toric T9，预计残留散光 5.57D（图 12-3-5 黑色框）。经过与患者充分沟通，告知其术后可能残余较高度数散光，仍需要戴镜矫正，患者表示理解并要求手术，综合评估后选择使用 Toric T9。根据患者中央 3mm 区域角膜屈光力，运用 SRK/T、Barrett UⅡ等多种公式计算后，最终选择 +22D T9 Toric IOL。

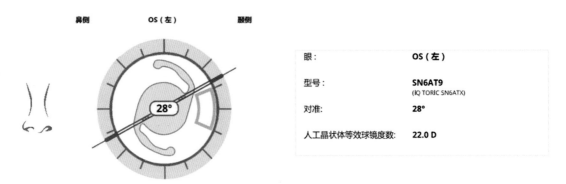

眼：	OS（左）
型号：	SN6AT9 (IQ TORIC SN6ATX)
对准：	28°
人工晶状体等效球镜度数：	22.0 D

结果
公式：BARRETT

人工晶状体	方向	预期残留散光 幅度 X 子午线
SN6AT7	28°	+ 6.66 D X 28°
SN6AT8	28°	+ 6.11 D X 28°
√SN6AT9	28°	+ 5.57 D X 28°

角膜散光测量和生物测量

平坦K @ 子午线	陡峭K @ 子午线	SIA @ 切口轴向	眼轴长度	前房深度	人工晶状体等效镜度数	K指数
37.90 D @ 119°	48.13 D @ 29°	0.10 D X 0°	24.31 mm	3.43 mm	22.0 D	1.3375

图 12-3-5　新版 Alcon Toric 计算公式推荐人工晶状体

四、术后效果

术后第 1 天左眼裸眼视力 0.4（矫正：−3.50DC×50→0.7），术后 1 个月裸眼视力 0.4（矫正：−2.75DC×50→0.7），患者对术后视觉质量表示满意。

（陈庆中　张广斌）

病例4：LASIK术后散光矫正

一、病例简介

患者,男,52岁,右眼并发性白内障、右眼视网膜脱离修复术后、双眼LASIK术后。患者14年前接受双眼LASIK手术,术后视力恢复良好。2年前因"右眼孔源性视网膜脱离"于外院行"右眼玻璃体切割联合硅油填充术",术后3个月行"右眼硅油取出术",术后视力恢复可,近1年右眼视力逐渐下降。入院右眼裸眼视力:0.04,矫正-7.00DS/-1.00DC×35→0.5,晶状体混浊分级$C_2N_2P_4$,术前检查见图12-4-1~图12-4-3。

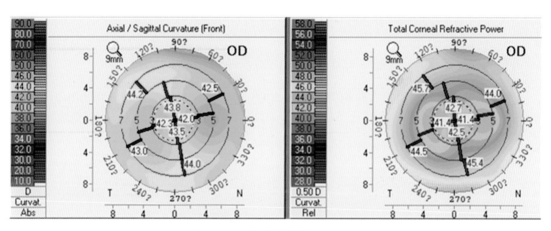

图12-4-1 白内障术前Pentacam

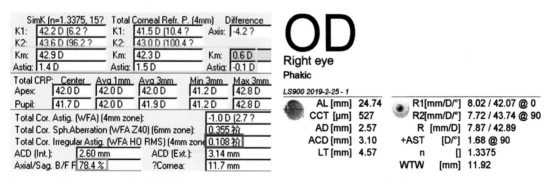

图12-4-2 白内障术前Pentacam   图12-4-3 白内障术前Lenstar LS900

二、报告解读

1. 图12-4-1提示右眼为规则性散光,其中SimK散光(-1.4D@6.2°)、TCRP散光(-1.5D@10.4°)和TCA(-1.0D@2.7°)的大小与轴向基本一致(图12-4-2)。

2. 角膜不规则散光Total Cor. Irregular Astig为0.108μm,<0.3μm,角膜形态较规则(图12-4-2红色框)。

3. 角膜前后表面曲率半径比值Axial/Sag. B/F Ratio为78.4%,低于正常范围,符合

LASIK 术后状态(图 12-4-2 绿色框)。

4. Lenstar LS900 与 Pentacam SimK 散光结果比较,散光度数差为 0.28D,轴向差 6.2°(图 12-4-3)。

三、IOL 选择

尽管患者为 LASIK 术后,但角膜为规则性散光,可选择使用 Toric IOL 矫正散光。IOL 等效球镜计算:患者右眼 LASIK 术后,有较高的近视力需求,参考患者左眼屈光度(-1.00DS/-0.50DC×10),术后等效球镜目标屈光度按照-2.5D 左右预留。由于缺乏 LASIK 术前眼部参数,可使用 Haigis-L、眼科通屈光精粹公众号 FY-L 及 Shammas-PL 公式进行人工晶状体度数计算(图 12-4-4 和图 12-4-5),三种公式计算 IOL 度数基本一致,选择+23.0D 等效球镜 IOL。IOL 柱镜计算:图 12-4-6 Alcon AcrySof Toric 计算器推荐使用 SN6AT3,预计残留散光 0.06D(图 12-4-6 黑色框),综合评估后最终选择+23.0D T3 Toric IOL。

四、术后效果

术后第 1 天右眼裸眼视力 0.6(矫正:-1.50DS→1.0),术后 1 个月裸眼视力 0.2(矫正:-2.50DS→1.0)。

Alcon Toric SN6AT(2-9)

A0 Const:	-0.323
A1 Const:	0.213
A2 Const:	0.208
IOL (D)	REF (D)
24.5	-3.64
24.0	-3.26
23.5	-2.87
23.0	-2.50
22.5	-2.13
22.0	-1.76
21.5	-1.39

正视IOL: 19.53

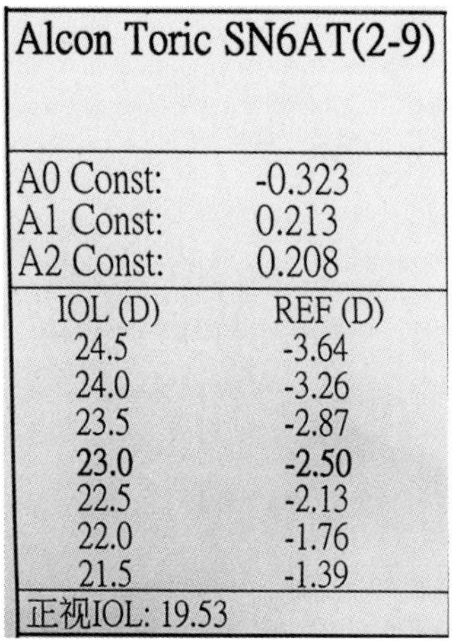

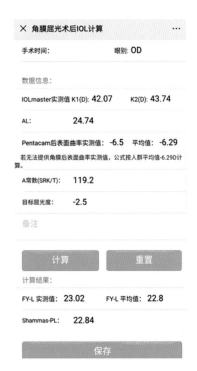

图 12-4-4 Haigis-L 公式计算人工晶状体度数

图 12-4-5 FY-L 及 Shammas-PL 公式计算人工晶状体度数

眼：	**OD（右）**
型号：	**SN6AT3** (IQ TORIC SN6ATX)
对准:	**90°**
人工晶状体等效球镜度数:	**23.0 D**

结果
公式: BARRETT

人工晶状体	方向	预期残留散光 幅度 X 子午线
NON TORIC	不适用	+ 1.10 D X 90°
SN6AT2	90°	+ 0.41 D X 90°
✓ SN6AT3	**90°**	**+ 0.06 D X 90°**
SN6AT4	90°	+ 0.46 D X 180°（翻转）
SN6AT5	90°	+ 0.99 D X 180°（翻转）

角膜散光测量和生物测量

平坦K @ 子午线	陡峭K @ 子午线	SIA @切口轴向	眼轴长度	前房深度	人工晶状体等效球镜度数	K指数
42.07 D @ 0°	43.74 D @ 90°	0.10 D X 180°	24.74 mm	3.10 mm	23.0 D	1.3375

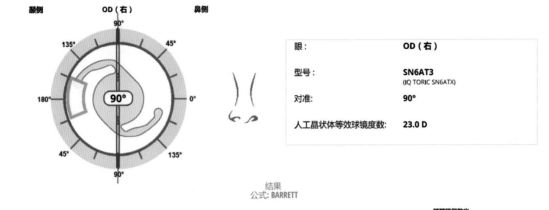

图 12-4-6　新版 Alcn Toric 计算公式推荐人工晶状体

（陈庆中　张广斌）

病例 5：穿透性角膜移植术后

一、病例简介

患者，男，34 岁，左眼视物模糊 3 年余，16 年前曾行左眼穿透性角膜移植术。眼科基本检查如图 12-5-1：

	右眼	左眼
裸眼视力	1.2	0.02
验光（OPD）	-	-13.75DS/-9.00DCx45
最佳矫正视力	1.2	0.15
眼压	16.1 mmHg	15.2 mmHg
角膜	透明	植片透明
瞳孔	正圆居中，直径3mm	正圆居中，直径3mm
晶状体	透明	C3N3P0
玻璃体	絮状混浊	絮状混浊
眼底	视盘色淡红，界清，黄斑中心凹未见反光	视盘色淡红，界清，黄斑中心凹未见反光
前房	中深	中深

图 12-5-1　双眼基本检查及结果

二、报告解读

1. 术前 iTrace 检查(图 12-5-2)　　DLI(dysfunctional lens index,晶状体失代偿指数):1.49,高散光,MTF 曲线低平,说明患者视觉质量问题主要来自于白内障和散光。若做白内障手术时,不合并矫正散光,患者视觉质量提高有限。

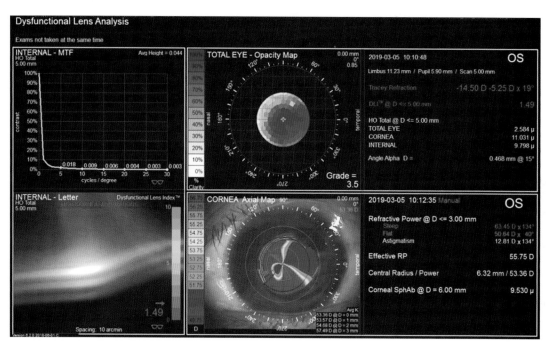

图 12-5-2　术前 iTrace 检查 DLI

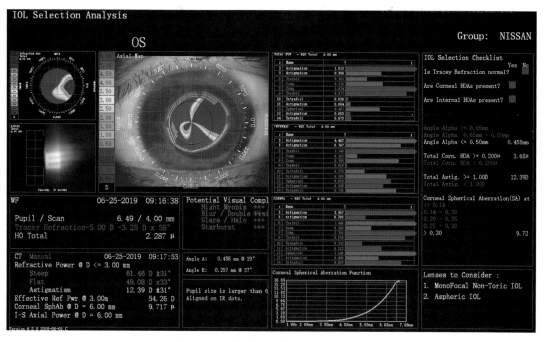

图 12-5-3　术前 iTrace 检查 4mm 像差分析

2. 术前 iTrace 像差分析 图 12-5-3 扫描角膜直径 4mm 时,角膜各阶像差极大。图 12-5-4
扫描角膜直径 2mm 时,角膜像差主要为散光,且散光相对规则。

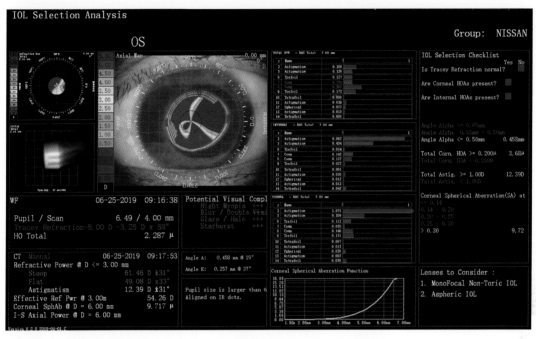

图 12-5-4 术前 iTrace 检查 2mm 像差分析

3. 术前角膜地形图结果提示前表面 3mm 散光 9.54D,K1:51.82@ 40°,K2:61.36@
130°;后表面 3mm 散光 2.28D,K1:-7.05@ 56°,K2:-9.33@ 146°(图 12-5-5)。

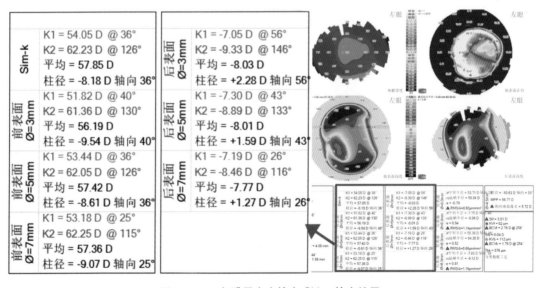

图 12-5-5 角膜屈光力检查 Sirius 检查结果

4. 术前 Pentacam 结果提示前表面散光 8.6D,K1:53.4@ 64°,K2:62.0@ 154°;后表面散光 1.8D,K1:−7.7@ 56°,K2:−9.5@ 146°(图 12-5-6)。

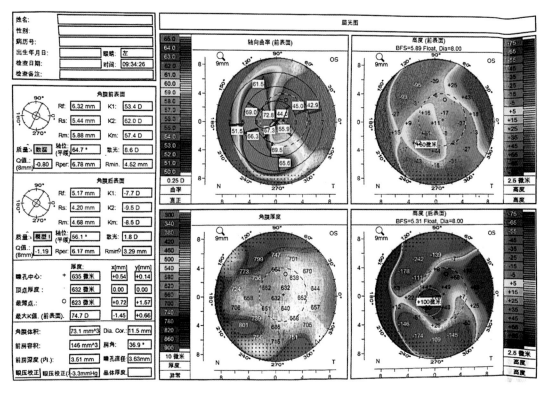

图 12-5-6　角膜屈光力检查 pentacam 检查结果

5. 术前 IOLMaster 结果提示前表面散光为 9.77D,K1:49.56@ 37°,K2:59.33@ 127°(图 12-5-7)。

三、IOL 选择

iTrace、角膜地形图、Pentacam 及 IOLMaster 各项检查之间可重复性尚可,患者年纪轻,对术后视觉质量要求高,单纯植入非球人工晶状体不解决高度散光的问题,术后视觉质量差。该患者瞳孔范围角膜散光相对规则,我们最终选择了 Toric IOL。考虑到患者 PCA 较大,我们分别选择 Barrett Toric Calculator 的 pPCA 和 mPCA 两种计算模式。采用 IOLMaster 数据 pPCA 模式计算结果:IOL 建议植入 Zeiss 709M SE+7.0D,SPH+1.0D,CYL+12.0D,植入轴位:128°,等效球镜预留−2.15D,散光预留:1.65D@ 128°(图 12-5-8)。

采用 Pentacam 后表面数据 mPCA 模式计算结果:IOL 建议植入 Zeiss 709M SE+7.0D,SPH+1.0D,CYL+12.0D,植入轴位:124°,等效球镜预留−2.07D,散光预留:1.07D@ 124°(图 12-5-9)。

综合以上计算结果差异不大,一致性可。最终手术方案选择 Barrett Toric Calculator mPCA 模式计算结果,植入 Zeiss 709M SE+7.0D,SPH+1.0D,CYL+12.0D,植入轴位 124°。

OD 右	IOL 计算	OS 左

(●)		(●)	
眼睛状态			
LS: **有晶状体**	VS: **玻璃体**	LS: **有晶状体**	VS: **玻璃体**
Ref: ---	VA: ---	Ref: ---	VA: ---
LVC: **未治疗**	LVC 模式: -	LVC: **未治疗**	LVC 模式: -
目标屈光度: -2.00 D	SIA: +0.00 D @ 0°	目标屈光度: -2.00 D	SIA: +0.00 D @ 0°

生物统计值							
AL: 23.63 mm	SD: 3 μm			AL: 24.03 mm	SD: 11 μm		
ACD: 3.31 mm	SD: 4 μm			ACD: 3.95 mm	SD: 7 μm		
LT: 3.86 mm	SD: 6 μm			LT: 3.79 mm	SD: 10 μm		
WTW: 12.1 mm				WTW: 11.8 mm			
SE: 42.43 D	SD:0.03 D	K1: 42.24 D @ 65°		SE: 54.01 D	SD:0.03 D	K1: 49.56 D @ 37°	
ΔK: -0.37 D @ 65°		K2: 42.62 D @ 155°		ΔK: -9.77 D @ 37°		K2: 59.33 D @ 127°	
TSE: ---	TK1: ---			TSE: ---	TK1: ---		
ΔTK: ---	TK2: ---			ΔTK: ---	TK2: ---		

K ZEISS CT ASPHINA 409M (Acri.Smart 46LC)		K Alcon SN60WF		K ZEISS CT ASPHINA 409M (Acri.Smart 46LC)		K Alcon SN60WF	
- SRK®/T - a 常数: 118.30		- SRK®/T - a 常数: 119.00		- SRK®/T - a 常数: 118.30		- SRK®/T - a 常数: 119.00	
IOL (D)	Ref (D)	IOL (D)	Ref (D)	IOL (D)	Ref (D)	IOL (D)	Ref (D)
+25.00	-2.88	+26.00	-2.90	+9.50	-2.54	+10.00	-2.54
+24.50	-2.49	+25.50	-2.52	+9.00	-2.29	+9.50	-2.30
+24.00	**-2.11**	**+25.00**	**-2.15**	**+8.50**	**-2.04**	**+9.00**	**-2.06**
+23.50	-1.73	+24.50	-1.78	+8.00	-1.79	+8.50	-1.82
+23.00	-1.35	+24.00	-1.41	+7.50	-1.54	+8.00	-1.59
+21.16	正视	+22.02	正视	+4.25	正视	+4.48	正视

K Hoya iSert Micro 251 (Japan)		K Lenstec Softec HD		K Hoya iSert Micro 251 (Japan)		K Lenstec Softec HD	
- SRK®/T - a 常数: 118.80		- SRK®/T - a 常数: 118.43		- SRK®/T - a 常数: 118.80		- SRK®/T - a 常数: 118.43	
IOL (D)	Ref (D)	IOL (D)	Ref (D)	IOL (D)	Ref (D)	IOL (D)	Ref (D)
+25.50	-2.74	+25.00	-2.75	+9.50	-2.37	+9.50	-2.50
+25.00	-2.35	+24.50	-2.36	+9.00	-2.13	+9.00	-2.25
+24.50	**-1.98**	**+24.00**	**-1.98**	**+8.50**	**-1.88**	**+8.50**	**-2.00**
+24.00	-1.61	+23.50	-1.60	+8.00	-1.65	+8.00	-1.75
+23.50	-1.24	+23.00	-1.23	+7.50	-1.41	+7.50	-1.51
+21.77	正视	+21.32	正视	+4.41	正视	+4.29	正视

图 12-5-7 角膜屈光力检查 IOLMaster 检查结果

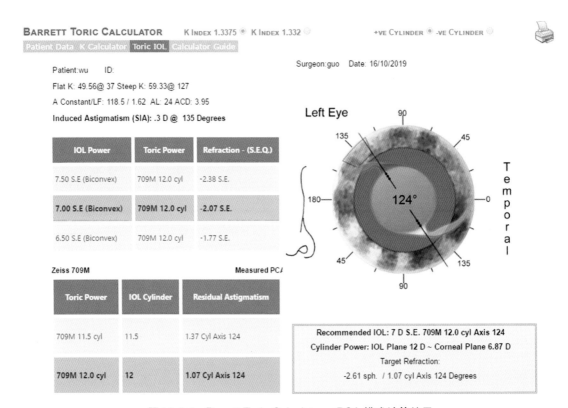

Patient:吴 ID:

Flat K: 49.56@ 37 Steep K: 59.33@ 127

A Constant/LF: 118.5 / 1.62 AL: 24.03 ACD: 3.95

Induced Astigmatism (SIA): .3 D @ 135 Degrees

IOL Power	Toric Power	Refraction - (S.E.Q.)
7.50 S.E (Biconvex)	709M 12.0 cyl	-2.45 S.E.
7.00 S.E (Biconvex)	709M 12.0 cyl	-2.15 S.E.
6.50 S.E (Biconvex)	709M 12.0 cyl	-1.84 S.E.

Zeiss 709M   Predicted PCA

Toric Power	IOL Cylinder	Residual Astigmatism
709M 11.5 cyl	11.5	1.95 Cyl Axis 128
709M 12.0 cyl	12	1.65 Cyl Axis 128

Surgeon:郭 Date: 08/07/2019

Left Eye

128°

Recommended IOL: 7 D S.E. 709M 12.0 cyl Axis 128

Cylinder Power: IOL Plane 12 D ~ Corneal Plane 6.87 D

Target Refraction:

-2.97 sph. / 1.65 cyl Axis 128 Degrees

图 12-5-8 Barrett Toric Calculator pPCA 模式计算结果

BARRETT TORIC CALCULATOR K INDEX 1.3375 ⊛ K INDEX 1.332 ⊙   +VE CYLINDER ⊛ -VE CYLINDER ⊙

Patient Data K Calculator Toric IOL Calculator Guide

Patient:wu ID:

Flat K: 49.56@ 37 Steep K: 59.33@ 127

A Constant/LF: 118.5 / 1.62 AL: 24 ACD: 3.95

Induced Astigmatism (SIA): .3 D @ 135 Degrees

IOL Power	Toric Power	Refraction - (S.E.Q.)
7.50 S.E (Biconvex)	709M 12.0 cyl	-2.38 S.E.
7.00 S.E (Biconvex)	709M 12.0 cyl	-2.07 S.E.
6.50 S.E (Biconvex)	709M 12.0 cyl	-1.77 S.E.

Zeiss 709M   Measured PCA

Toric Power	IOL Cylinder	Residual Astigmatism
709M 11.5 cyl	11.5	1.37 Cyl Axis 124
709M 12.0 cyl	12	1.07 Cyl Axis 124

Surgeon:guo Date: 16/10/2019

Left Eye

124°

Recommended IOL: 7 D S.E. 709M 12.0 cyl Axis 124

Cylinder Power: IOL Plane 12 D ~ Corneal Plane 6.87 D

Target Refraction:

-2.61 sph. / 1.07 cyl Axis 124 Degrees

图 12-5-9 Barrett Toric Calculator mPCA 模式计算结果

四、术后结果

术后 1 个月复查:裸眼 0.3+(矫正:+0.50DS/−2.00DC×35→0.5),术后裂隙灯检查见图 12-5-10,iTrace Toric Check 显示眼内人工晶状体位置正(图 12-5-11)。

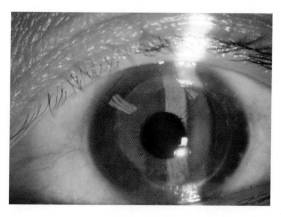

图 12-5-10　术后裂隙灯相片

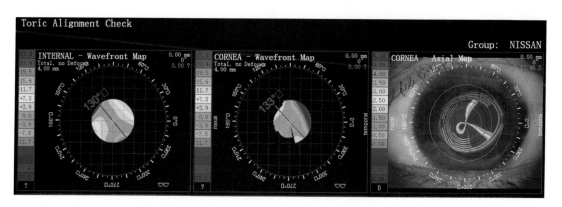

图 12-5-11　iTrace Toric Check 检查结果

（倪双　郭海科）

病例 6：Toric IOL 术后调位

一、病例简介

患者,女,74 岁,白内障术前左眼裸眼视力:0.02,矫正:−16.0DS→0.1。不同设备散光测量结果如下:角膜地形图前表面 3mm 检查结果为 2.92D@70°;IOLMaster 测得角膜散光为 2.56D@73°;iTrace 测得角膜散光 2.46D@69°,三项检查结果一致性可(图 12-6-1~图 12-6-3)。

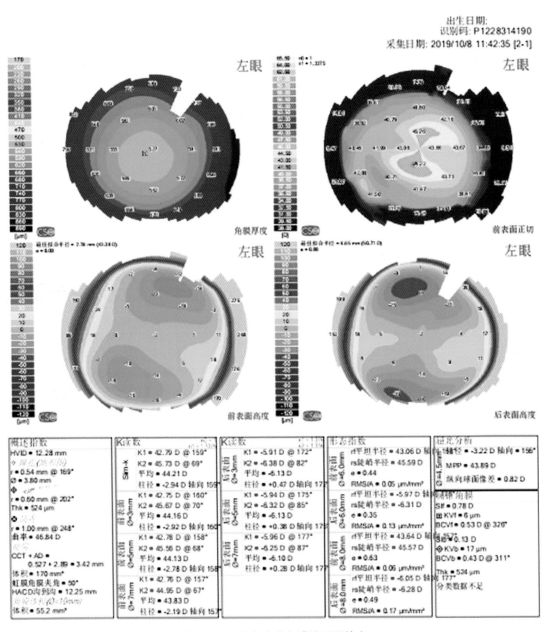

图 12-6-1　患者术前角膜地形图检查

OD 右	**IOL 计算**	**OS** 左

眼睛状态		

LS: 有晶状体	VS: 玻璃体	LS: 有晶状体	VS: 玻璃体
Ref: ---	VA: ---	Ref: ---	VA: ---
LVC: 未治疗	LVC 模式: -	LVC: 未治疗	LVC 模式: -
目标屈光度: -3.00 D	SIA: +0.00 D @ 0°	目标屈光度: -3.00 D	SIA: +0.00 D @ 0°

生物统计值		

左侧 OD:

AL: 27.97 mm (!)　SD: 26 μm
ACD: 3.69 mm　SD: 6 μm
LT: 4.51 mm　SD: 9 μm
WTW: 12.3 mm
SE: 43.37　D　SD:0.02　D　K1: 42.20　D @ 19°
ΔK: -2.42　D @ 19°　　K2: 44.61　D @ 109°
TSE: ---　　TK1: ---
ΔTK: ---　　TK2: ---

右侧 OS:

AL: 31.64 mm (!)　SD: 27 μm
ACD: 3.32 mm　SD: 5 μm
LT: 5.04 mm　SD: 7 μm
WTW: 11.9 mm
SE: 43.91　D　SD:0.01　D　K1: 42.67　D @ 163°
ΔK: -2.56　D @ 163°　　K2: 45.23　D @ 73°
TSE: ---　　TK1: ---
ΔTK: ---　　TK2: ---

OD 左栏

[K] ZEISS CT ASPHINA 409M (Acri.Smart 46LC) - SRK®/T - a 常数: 118.30		[K] Alcon SN60WF - SRK®/T - a 常数: 119.00	
IOL (D)	Ref (D)	IOL (D)	Ref (D)
+13.00	-3.58	+13.50	-3.59
+12.50	-3.22	+13.00	-3.25
+12.00	**-2.86**	**+12.50**	**-2.90**
+11.50	-2.51	+12.00	-2.56
+11.00	-2.16	+11.50	-2.22
+7.75	正视	+8.05	正视

OS 右栏

[K] ZEISS CT ASPHINA 409M (Acri.Smart 46LC) - SRK®/T - a 常数: 118.30		[K] Alcon SN60WF - SRK®/T - a 常数: 119.00	
IOL (D)	Ref (D)	IOL (D)	Ref (D)
+4.00	-3.68	+4.00	-3.59
+3.50	-3.35	+3.50	-3.27
+3.00	**-3.03**	**+3.00**	**-2.96**
+2.50	-2.70	+2.50	-2.65
+2.00	-2.38	+2.00	-2.34
-1.91	正视	-1.99	正视

OD 左栏

[K] Hoya ISert Micro 251 (Japan) - SRK®/T - a 常数: 118.80		[K] Lenstec Softec HD - SRK®/T - a 常数: 118.43	
IOL (D)	Ref (D)	IOL (D)	Ref (D)
+13.50	-3.69	+13.50	-3.88
+13.00	-3.34	+13.00	-3.52
+12.50	**-2.99**	**+12.50**	**-3.16**
+12.00	-2.65	+12.00	-2.81
+11.50	-2.30	+11.50	-2.46
+7.96	正视	+7.80	正视

OS 右栏

[K] Hoya ISert Micro 251 (Japan) - SRK®/T - a 常数: 118.80		[K] Lenstec Softec HD - SRK®/T - a 常数: 118.43	
IOL (D)	Ref (D)	IOL (D)	Ref (D)
+4.00	-3.62	+4.00	-3.67
+3.50	-3.30	+3.50	-3.34
+3.00	**-2.98**	**+3.00**	**-3.01**
+2.50	-2.66	+2.50	-2.69
+2.00	-2.35	+2.00	-2.37
-1.97	正视	-1.93	正视

图 12-6-2　患者术前 IOLMaster 检查

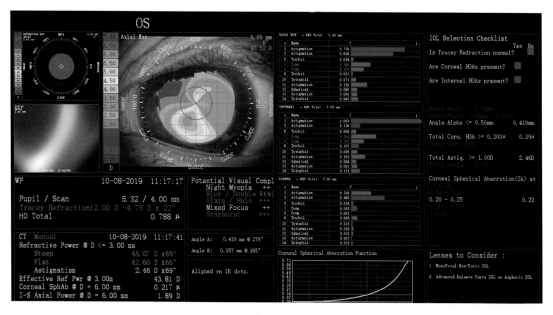

图 12-6-3　患者术前 iTrace 检查

二、手术规划

手术切口 135°，SIA 设为 0.3，等效球镜目标屈光度−3D。Barrett Toric Calculator pPCA 模式计算结果：植入 Zeiss 709M SE+4.0D，SPH+2.0D，CYL+4.0D，轴位在 67°，预留散光 0.01D（图 12-6-4）。Barrett Toric Calculator mPCA 模式计算结果：植入 Zeiss 709M SE+3.75D，

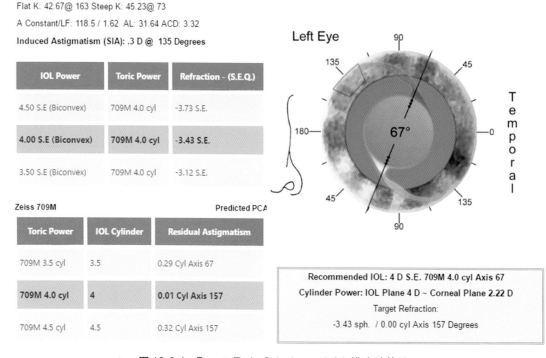

图 12-6-4　Barrett Toric Calculator pPCA 模式计算结果

SPH+2.0D,CYL+3.5D,轴位在 65°,预留散光 0.08D(图 12-6-5)。Z CALC 在线 IOL 计算器计算结果:植入 Zeiss 709M SE+3.5D,SPH+2.0D,CYL+3.0D,轴位在 69°,预留散光 0.28D(图 12-6-6)。

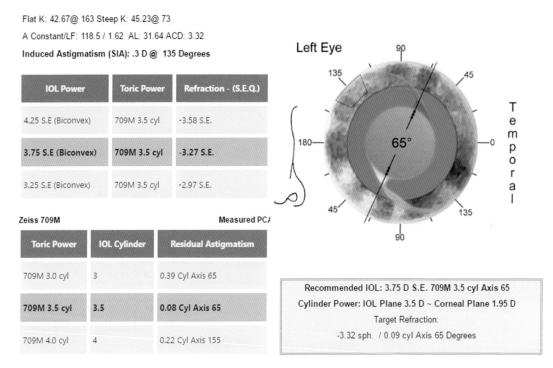

图 12-6-5　Barrett Toric Calculator mPCA 模式计算结果

以上计算结果差异不大,最终植入 Zeiss 709M SE+3.5D,SPH+2.0D,CYL+3.0D,植入轴位在 69°,预留散光-0.28D@ 159°。

三、术后效果及调位

1. 术后 3 天术眼裸眼视力 0.1,矫正:-1.50DS/-2.75DC×135→0.2。利用 iTrace Toric Check 检查显示 IOL 轴向发生较大旋转,对比术后裂隙灯照相发现确实发生较大旋转,报告提示若旋转 34°,可以矫正 1.97D 的残余散光。预计调位后仍残余 0.64D 散光(图 12-6-7、图 12-6-8)。

2. 患者于术后 1 周行 IOL 调位术,并在 ZEISS CALLISTO eye 导航下进行调位(图 12-6-9、图 12-6-10),调位后裸眼视力 0.15,矫正:-2.50DS/-0.50DC×145→0.6[+]。术后裂隙灯照相见图 12-6-11,iTrace Toric Check 显示眼内 IOL 位置正(图 12-6-12)。

3. 该患者 IOL 旋转原因分析:①术中 IOL 后粘弹剂未完全清除;②术后眼压变化;③该患者为超高度近视,眼轴长,晶状体悬韧带松弛,囊袋大;④板状襻设计在个别高度近视患者应用中易发生旋转。

| **OD** 右 | IOL 计算 | 左 **OS** |

眼部情况

晶体状态	**有晶状体眼**			晶体状态	**有晶状体眼**		
LVC	**未经治疗**	LVC 模式	**未经治疗**	LVC	**未经治疗**	LVC 模式	**未经治疗**
目标屈光度	**-3.00 D**	SIA	**0.30 D** 切口 @ 160°	目标屈光度	**-3.00 D**	SIA	**0.30 D** 切口 @ 135°

生物测定

		测量日期	---			测量日期	---
眼轴	**27.97 mm**			眼轴	**31.64 mm**		
前房深度	**3.69 mm**	由	**角膜上皮**	前房深度	**3.32 mm**	由	**角膜上皮**
晶体厚度	---			晶体厚度	---		
眼白至眼白	---	n	**1.3375**	眼白至眼白	---	n	**1.3375**
K1	**42.20 D @ 19°**	圆筒	--- @ ---	K1	**42.67 D @ 163°**	圆筒	--- @ ---
K2	**44.61 D @ 109°**	SE	---	K2	**45.23 D @ 73°**	SE	---
TK1	--- @ ---	圆筒 TK	--- @ ---	TK1	--- @ ---	圆筒 TK	--- @ ---
TK2	--- @ ---	TSE	---	TK2	--- @ ---	TSE	---

ZEISS AT TORBI® 709 | M
Z CALC 利用角膜曲率

IOL				屈光残留					IOL				屈光残留			
SE [D]	球体 [D]	圆筒 [D]	轴向 [°]		SE [D]	球体 [D]	圆筒 [D]	轴向 [°]	SE [D]	球体 [D]	圆筒 [D]	轴向 [°]		SE [D]	球体 [D]	圆筒 [D]	轴向 [°]
12.75	**11.50**	**2.50**	**108**		-3.75	-3.56	-0.39	18	4.00	**2.50**	**3.00**	**69**		-3.73	-3.59	-0.27	159
12.25	**11.00**	**2.50**	**108**		-3.35	-3.16	-0.39	18	3.50	**2.00**	**3.00**	**69**		-3.34	-3.20	-0.28	159
11.75	**10.50**	**2.50**	**108**		-2.96	-2.76	-0.39	18	3.00	**1.50**	**3.00**	**69**		-2.94	-2.80	-0.28	159
11.25	**10.00**	**2.50**	**108**		-2.57	-2.38	-0.39	18	2.50	**1.00**	**3.00**	**69**		-2.56	-2.41	-0.29	159
10.75	**9.50**	**2.50**	**108**		-2.19	-1.99	-0.40	18	2.00	**0.50**	**3.00**	**69**		-2.18	-2.03	-0.29	159

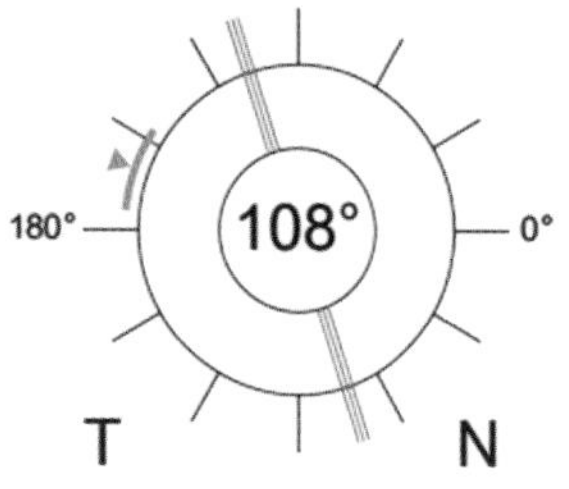

切口位置：160°
植入轴：108°

180° | **108°** | 0°

T　N

切口位置：135°
植入轴：69°

180° | **69°** | 0°

N　T

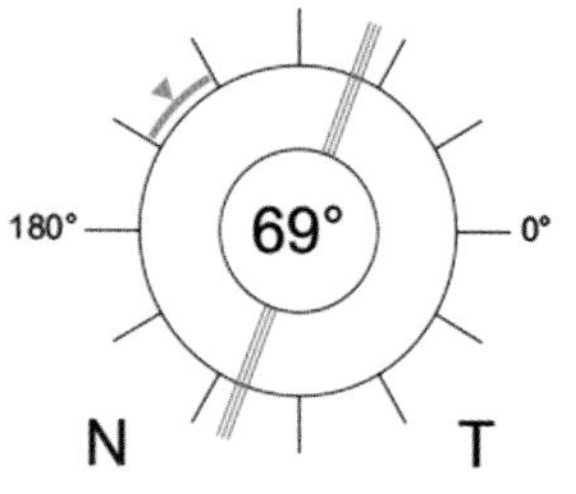

图 12-6-6　Z-CALC 在线 IOL 计算器计算结果

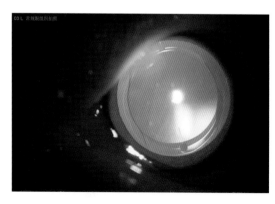

图 12-6-7　术后裂隙灯相片

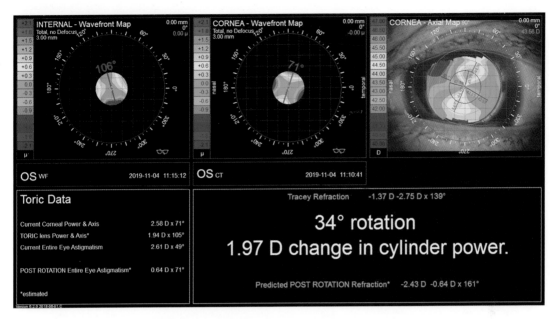

图 12-6-8　患者 IOL 植入术后 iTrace Toric Check

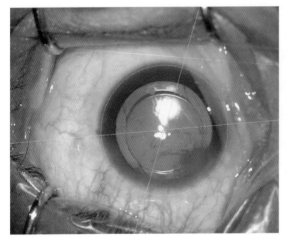

图 12-6-9　导航调位前

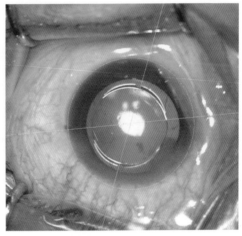

图 12-6-10　导航调位后

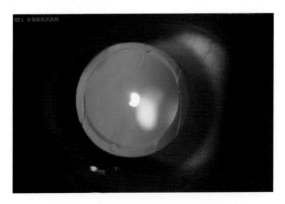

图 12-6-11　IOL 调位术后裂隙灯相片

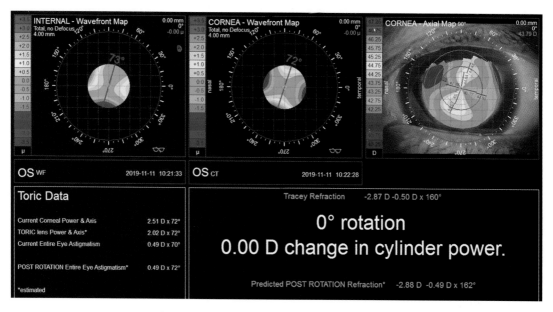

图 12-6-12　IOL 调位术后 iTrace Toric Check

（倪双　郭海科）

病例 7~8：LASIK/PRK 术后 Toric IOL 植入术
Toric IOL implantation in eye with previous LASIK/PRK

Correcting corneal astigmatism in post-LASIK eyes can be challenging due to the presence of varying amounts of irregular astigmatism. In addition, in post-LASIK corneas, one cannot estimate the magnitude of posterior corneal astigmatism from anterior corneal measurements. Therefore one cannot use regression-based standard toric IOL calculation formulas for these eyes. These 2 factors can make it difficult to confidently predict how much regular total corneal astigmatism is present, and how it should be corrected.

矫正 LASIK 术后眼的角膜散光十分具有挑战性，因为这类患者角膜常常存在不同程度的不规则散光。此外，LASIK 术后的角膜，不能通过测量角膜前表面曲率来评估角膜后表面散光的大小；而且不能使用基于回归原理的 Toric IOL 计算公式。这两个因素使我们很难准确地评估角膜散光的程度，以及如何矫正。

Criteria for toric IOL implantation in eye with previous LASIK/PRK：

LASIK/PRK 术后眼 Toric IOL 植入术的选择标准：

We implant a toric IOL if an eye meets the following 3 criteria：

LASIK/PRK 术后眼 Toric IOL 植入术的三个标准：

1. Regular bow-tie corneal astigmatism within the central 3-mm zone as shown on the corneal topographic map.

角膜地形图中央 3mm 区域为规则的对称蝴蝶领结样散光。

2. The difference in corneal astigmatism magnitude between the IOLMaster and Lenstar is ≤

0.75D.

IOLMaster 和 Lenstar 测量后,两台仪器之间的散光大小差异≤0.75D。

3. The difference in the astigmatism meridians from the 2 biometers is ≤15°.

两台生物测量仪的散光轴位差异≤15°。

IOL power and toricity selection :

IOL 等效球镜及柱镜计算 :

For IOL power spherical equivalent calculation, we use the ASCRS post-refractive IOL calculator (http://www.ascrs.org/).

对于 IOL 等效球镜度数的计算及选择,笔者推荐使用 ASCRS 角膜屈光术后 IOL 计算公式(http://www.ascrs.org/)。

For IOL toricity selection, we use the Baylor Toric IOL Nomogram Version 2 for AMO ZCT IOL (Figure12-7-1,12-7-2), we target mild undercorrection (around 0.3D) in eyes with with-the-rule (WTR) corneal astigmatism, full correction in eyes with oblique corneal astigmatism, and mild overcorrection (around 0.3D) in eyes with against-the-rule (ATR) corneal astigmatism. For the alignment, In WTR and oblique astigmatism, we oriented the IOL along the mean of the biometric meridian. In the eye with ATR astigmatism, we aligned the toric IOL along the meridian closer to 180°.

关于 IOL 柱镜度数的计算和选择,笔者推荐使用 Baylor Toric IOL Nomogram Version 2 及 AMO ZCT 人工晶状体计算表(图 12-7-1、图 12-7-2)。目标屈光度的设定原则是,在顺规散光眼中,预留 0.3D 左右的散光(欠矫);在斜轴散光眼中,尽量足矫;在逆规散光眼中,笔者推荐轻度过矫(约 0.3D)。关于 Toric IOL 轴位,在顺规散光和斜轴散光眼中笔者推荐使用不同生物测量仪结果的平均陡峭轴,在逆规散光眼中,我们轴位的选择尽量接近 180°。

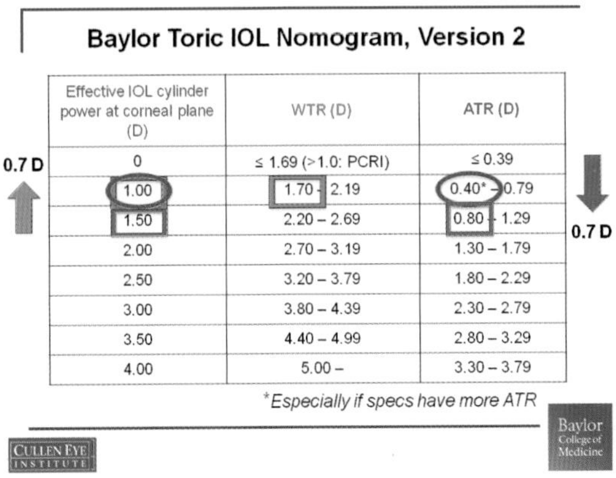

Baylor Toric IOL Nomogram, Version 2

Effective IOL cylinder power at corneal plane (D)	WTR (D)	ATR (D)
0	≤ 1.69 (>1.0: PCRI)	≤0.39
1.00	1.70 - 2.19	0.40* - 0.79
1.50	2.20 - 2.69	0.80 - 1.29
2.00	2.70 - 3.19	1.30 - 1.79
2.50	3.20 - 3.79	1.80 - 2.29
3.00	3.80 - 4.39	2.30 - 2.79
3.50	4.40 - 4.99	2.80 - 3.29
4.00	5.00 -	3.30 - 3.79

*Especially if specs have more ATR

Figure12-7-1 Baylor Toric IOL Nomogram Version 2

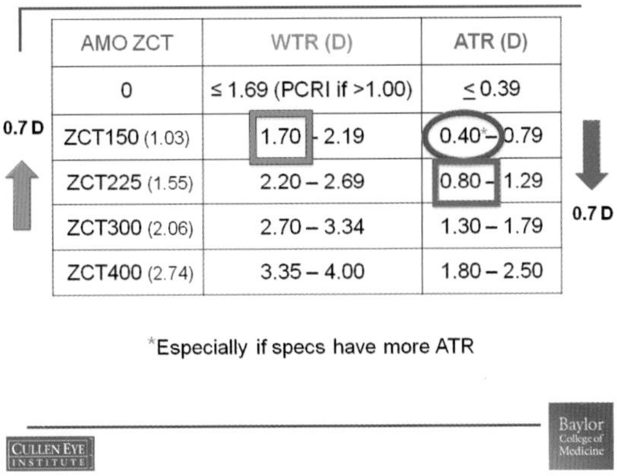

AMO ZCT	WTR (D)	ATR (D)
0	≤ 1.69 (PCRI if >1.00)	≤ 0.39
ZCT150 (1.03)	1.70 - 2.19	0.40 - 0.79
ZCT225 (1.55)	2.20 - 2.69	0.80 - 1.29
ZCT300 (2.06)	2.70 - 3.34	1.30 - 1.79
ZCT400 (2.74)	3.35 - 4.00	1.80 - 2.50

*Especially if specs have more ATR

Figure12-7-2 Baylor Toric IOL Nomogram Version 2 for AMO ZCT IOL

Case samples :

病例 :

Case #7 was a 56 years old male with previous myopic LASIK in both eyes. The right eye underwent cataract extract and IOL implantation. Before the cataract surgery, the manifest refraction was −1.25 sphere. Galilei maps showed regular bow-tie corneal astigmatism within the central 3-

mm zone（Figure12-7-3）. The corneal astigmatism values were 1. 43D@ 71° with the Lenstar and 1. 51D@ 80° with the IOLMaster 700. An 18. 0D ZCT150@ 80° was implanted. At 1 month postoperatively, the uncorrected visual acuity（UCVA）was 0. 8（20/25）, and the manifest refraction was −0. 25D sphere with corrected distance visual acuity（CDVA）of 1. 0（20/20）.

　　病例7:56 岁男性患者,双眼近视 LASIK 手术史,右眼欲行白内障手术。白内障术前检查:综合验光:−1. 25DS,Galilei 地图显示角膜中央 3mm 区域有规则散光（图 12-7-3）。Lenstar 测量角膜散光为 1. 43D@ 71°,IOLMaster 700 测量角膜散光为 1. 51D@ 80°。综合多项测量结果,植入 18. 0D ZCT150@ 80°。术后 1 个月,裸眼视力（UCVA）为 0. 8(20/25),综合验光:−0. 25DS→1. 0。

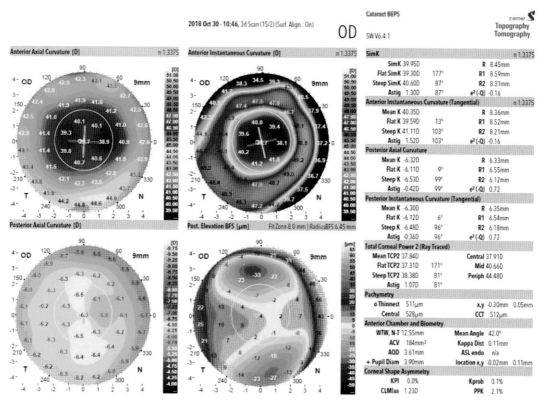

Figure12-7-3　Galilei map of an eye with previous myopic LASIK.

Case #8 was a 75 years old male with previous myopic LASIK in both eyes. The left eye underwent cataract extract and IOL implantation. Before the cataract surgery, the manifest refraction was −0. 75DS/+1. 00DC×175. Galilei maps showed decentered ablation, but regular bow-tie corneal astigmatism within the central 3-mm zone（Figure12-8-1）. The corneal astigmatism values were 1. 29D@ 169° with the Lenstar and 1. 30D@ 169° with the IOLMaster 700. A 19. 0D ZCT225 @ 172°was used. At 1 month postoperatively, the UCVA was 1. 0(20/20）, and the manifest refraction was plano.

　　病例8:75 岁男性患者,双眼近视 LASIK 手术史。左眼欲行白内障手术。白内障术前检查:综合验光:−0. 75DS/+1. 00DC×175。Galilei 角膜地形图显示偏心切削,但角膜中央 3mm 区域内为规则的蝴蝶领结角膜散光（图 12-8-1）。Lenstar 测量角膜散光值为 1. 29D@169°,

IOLMaster 700 测量角膜散光值为 1.30D@169°。植入 19.0D ZCT225@172°。术后 1 个月，UCVA 为 1.0(20/20)，综合验光为平光。

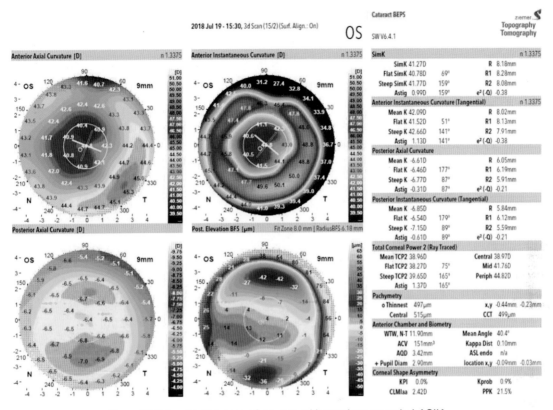

Figure12-8-1　Galilei map of an eye with previous myopic LASIK.

（Li Wang　Douglas D. Koch）

病例9：人工晶状体眼中使用周边角膜松解切口矫正残留散光
peripheral corneal relaxing incisions（PCRI）to correct residual astigmatism in pseudophakic eyes

A 77 years old male visited our clinic for cataract surgery in the left eye. He had cataract surgery in the right eye three years ago and a 21.5D ZXT300 @ 180° was implanted. The UCVA was 20/20 and manifest refraction was plano in the right eye. For the left eye, preoperative exam showed regular corneal astigmatism within the central 3-mm zone（Figure12-9-1）. Galilei showed SimK astigmatism of 0.94D@11° and total corneal astigmatism of 1.12D@5°. The corneal astigmatism obtained from the Lenstar was 1.27D@179°. With the IOLMaster 700, the corneal astigmatism（ΔK）was 1.23D@2° and the total keratometry astigmatism（ΔTK）was 1.56D@0°.

A 21.0D ZXT225@180° was implanted. At 1 month postoperatively, the patient stated that the vision in the left eye is fine, but just tiny bit fuzzier than the right eye. The UCVA was 1.0, and the manifest refraction was −0. 5DS/+0. 75DC×156 with CDVA of 1. 2(20/15). The toric IOL was aligned at 9°, rotated 9° from the implanted meridian. At 3 months visit, the patient stated that the vision in the left eye was still not as good as the vision in the right eye. The UCVA was 1. 0, and the manifest refraction was +0. 5DC×155 with CDVA of 1. 0 (20/20). The toric IOL was aligned at 9°.

We believe that the reduced visual quality in the left eye was caused by the residual astigmatism. A single PCRI with length of 35° was placed at 155° inferior temporal (35° semi-meridian) base on Baylor PCRI Nomogram for ATR (Figure 12-9-2). In this pseudophakic eye, the PCRI was made by reference to the meridian of manifest refraction. At 1 month following the PCRI, the patient was very happy and stated that the vision in the left eye was much better. The UCVA was 1. 2 (20/15), and the manifest refraction was plano.

77 岁男性患者，欲行左眼白内障手术，3 年前已行右眼白内障手术，植入 21. 5D ZXT300 @180°，右眼 UCVA 为 20/20。白内障术前检查：左眼角膜地形图显示角膜中央 3mm 区域为规则散光（图 12-9-1），Galilei 显示 SimK 散光为 0. 94D@11°，全角膜散光为 1. 12D@5°，Lenstar 测量角膜散光为 1. 27D@179°。IOLMaster 700 测量角膜 SimK 为 1. 23D@2°，总角膜散光为 1. 56D@0°。患者左眼植入 21. 0D ZXT225@180°，术后 1 个月，患者抱怨左眼视力比右眼模糊，UCVA 为 1. 0，综合验光：−0. 5DS/+0. 75DC×156，CDVA 为 1. 2(20/15)，Toric IOL 的轴位比目标轴位旋转了 9°。术后 3 个月，患者仍感觉左眼视物较模糊，UCVA 为 1. 0，综合验光：+0. 5DC×155，CDVA 为 1. 0(20/20)，Toric IOL 轴位在 9°。我们认为左眼的视物模糊是

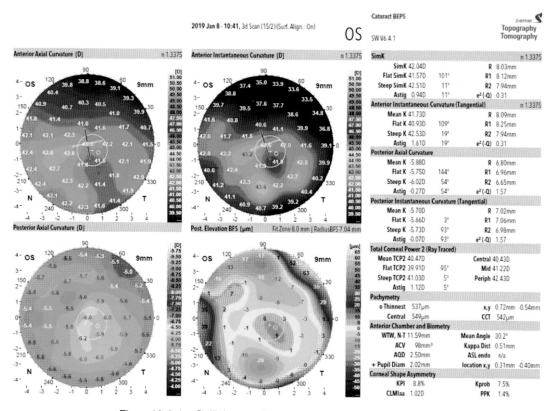

Figure12-9-1　Galilei map of an eye before cataract surgery.

由残留散光引起的。为了提高患者视力,使用角膜松解切口治疗残留散光,参考 Baylor 的 ATR PCRI Nomogram(图 12-9-2)。设置长度为 35°的单个 PCRI 于颞下 155°(35°半子午线),在 PCRI 术后 1 个月,患者表示左眼视力明显好转,非常满意。UCVA 为 1.2(20/15),综合验光为平光。

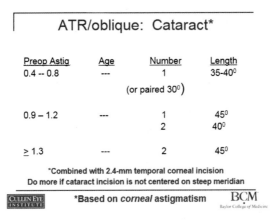

Figure12-9-2　Baylor PCRI Nomogram in ATR eye

(Li Wang　Douglas D. Koch)

病例 10:多焦点 Toric IOL 植入

一、病例简介

患者,女,57 岁,诊断:右眼年龄相关性白内障,术前右眼裸眼视力:0.12,矫正:−2.00DS/−1.00DC×30→0.2,晶状体混浊分级 $C_3N_2P_2$,术前检查见图 12-10-1~图 12-10-5。

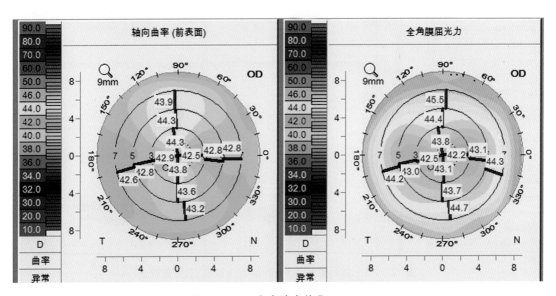

图 12-10-1　白内障术前 Pentacam

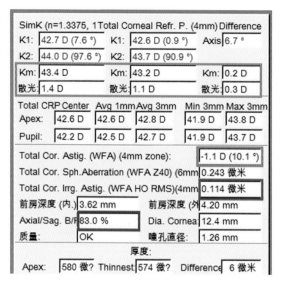

图 12-10-2　白内障术前 Pentacam

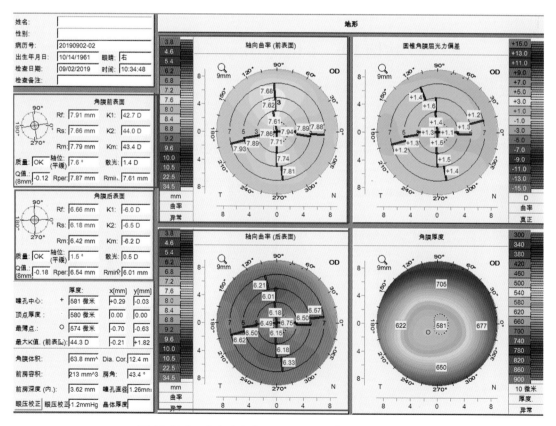

图 12-10-3　白内障术前 Pentacam 角膜前、后表面散光

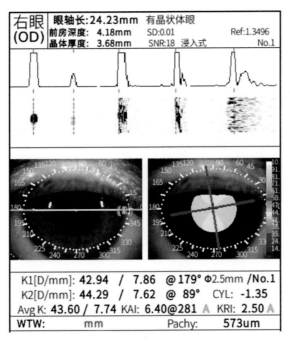

图 12-10-4 白内障术前 OA-2000

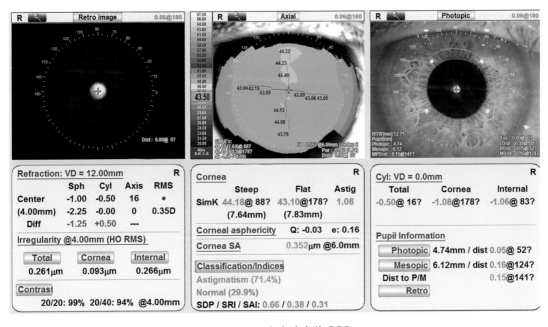

图 12-10-5 白内障术前 OPD

二、报告解读

1. 规则性评估 图 12-10-1 角膜地形图提示术眼角膜散光为规则领结型,图 12-10-2 橘色框显示 SimK 散光(−1.4D@7.6°)与 TCRP 散光(−1.1D@0.9°)、TCA(−1.1D@10.1°)的

大小及轴向基本一致。

2. 角膜不规则散光评估　图 12-10-2 红色框中 Total Cor. Irrg. Astig. 为 0.114μm@ 4mm，<0.3μm，角膜形态较规则。

3. 角膜前后表面曲率半径比：Axial/Sag. B/F Ratio=83.0%，在正常范围（图 12-10-2 蓝色框）。

4. 图 12-10-3 红色框提示角膜后表面散光为+0.5D@1.5°为逆规散光，轴位与前表面散光垂直。

5. 不同设备数据的比较　Pentacam SimK 散光（-1.4D@7.6°）、OA-2000 SimK 散光（-1.35D@179°）与 OPD SimK 散光（-1.08@178°）相差不大（图 12-10-2、图 12-10-4、图 12-10-5）。

6. OPD 检查结果　患者明视瞳孔 4.74mm，暗视瞳孔 6.12mm，明视 Kappa 角为 0.05mm @52°，Alpha 角为 0.38mm@181°，适合植入多焦点 IOL（图 12-10-5）。

三、IOL 选择

术前检查结果可见患者为规则性散光，可选择使用 Toric IOL 矫正散光。患者有视近需求，最终选择多焦点 Toric IOL 植入（Zeiss 909M）。在线计算器结果见图 12-10-6~图 12-10-9，Zeiss 计算器推荐使用 SE+18.75D，CYL+1.5D，轴 93°；Barrett Toric Calculator pPCA 模式推荐使用 SE+18.5D，CYL+1.5D，轴 94°；Barrett Toric Calculator mPCA 模式推荐使用 SE+18.5D，CYL+1.0D，轴 95°；FY-IOL 通用计算器则推荐 SE+18.5D，CYL+1.5D，轴 93°。对比各类计算结果相差不大，最终选择 909M SE+18.75D，SPH+18.0D，CYL+1.5D，植入轴位 93°（图 12-10-10）。

ZEISS AT LISA® toric 909 | M
Z CALC 利用角膜曲率

SE [D]	球体 [D]	圆筒 [D]	轴向 [°]	SE [D]	球体 [D]	圆筒 [D]	轴向 [°]
IOL				屈光残留			
19.75	19.00	1.50	93	-0.60	-0.58	-0.02	3
19.25	18.50	1.50	93	-0.24	-0.23	-0.03	3
18.75	18.00	1.50	93	0.11	0.13	-0.03	3
18.25	17.50	1.50	93	0.46	0.48	-0.03	3
17.75	17.00	1.50	93	0.81	0.83	-0.04	3

切口位置：210°
植入轴：93°

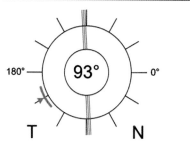

图 12-10-6　Zeiss 计算器结果

BARRETT TORIC CALCULATOR　K Index 1.3375 ⊛　K Index 1.332 ◯　　　　+ve Cylinder ⊛ -ve Cylinder ◯

Patient Data　K Calculator　Toric IOL　Calculator Guide

Patient:csj　ID: 123456

Surgeon:yxy　Date: 20/10/2019

Flat K: 42.94@ 179 Steep K: 44.29@ 89

A Constant/LF: 118.4 / 1.57 AL: 24.23 ACD: 4.18

Induced Astigmatism (SIA): .2 D @　210 Degrees

IOL Power	Toric Power	Refraction - (S.E.Q.)
19.0 S.E (Biconvex)	T3	-0.26 S.E.
18.5 S.E (Biconvex)	**T3**	**0.09 S.E.**
18.0 S.E (Biconvex)	T3	0.44 S.E.

Predicted PCA

Toric Power	IOL Cylinder	Residual Astigmatism
T2	1	0.20 Cyl Axis 94
T3	**1.5**	**0.14 Cyl Axis 4**
T4	2.25	0.65 Cyl Axis 4

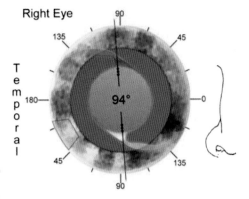

Right Eye

Recommended IOL: 18.5 D　T3　Axis 94
Cylinder Power: IOL Plane 1.5 D ~ Corneal Plane 1.01 D
Target Refraction:
0.02 sph. / 0.14 cyl Axis 4 Degrees

图 12-10-7　Barrett Toric Calculator pPCA 模式结果

BARRETT TORIC CALCULATOR　K Index 1.3375 ⊛　K Index 1.332 ◯　　　　+ve Cylinder ⊛ -ve Cylinder ◯

Patient Data　K Calculator　Toric IOL　Calculator Guide

Patient:csj　ID: 123456

Surgeon:yxy　Date: 20/10/2019

Flat K: 42.94@ 179 Steep K: 44.29@ 89

A Constant/LF: 118.4 / 1.57 AL: 24.23 ACD: 4.18

Induced Astigmatism (SIA): .2 D @　210 Degrees

IOL Power	Toric Power	Refraction - (S.E.Q.)
19.0 S.E (Biconvex)	T2	-0.26 S.E.
18.5 S.E (Biconvex)	**T2**	**0.09 S.E.**
18.0 S.E (Biconvex)	T2	0.44 S.E.

Measured PCA

Toric Power	IOL Cylinder	Residual Astigmatism
Non Toric	0	0.66 Cyl Axis 95
T2	**1**	**0.01 Cyl Axis 5**
T3	1.5	0.35 Cyl Axis 5

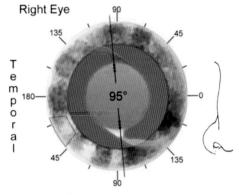

Right Eye

Recommended IOL: 18.5 D　T2　Axis 95
Cylinder Power: IOL Plane 1 D ~ Corneal Plane 0.68 D
Target Refraction:
0.09 sph. / 0.01 cyl Axis 5 Degrees

图 12-10-8　Barrett Toric Calculator mPCA 模式结果

人工晶体计算器					
姓名		年龄		ID	
备注					
k1	k2	K平均	al	常数	
42.94	44.29	43.62	24.23	118.50	
SIA值（负值）	SIA轴（平轴）	后表面值	后表面轴	散光（负号）	散光轴（平轴）
-0.2	210	0.5	1.5	-1.35	179
目标屈光度	0.00				
计算结果					
等效球镜度数	等效球镜预留	所需IOL平面柱镜		植入轴位	
17.50	0.60	1.38		93	
18.00	0.27	实际植入IOL平面柱镜		柱镜预留	
18.50	-0.07	1.50		-0.08	
19.00	-0.41				
19.50	-0.76				

图 12-10-9　FY-IOL 通用计算器结果

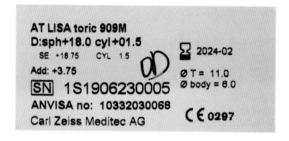

图 12-10-10　植入 ZEISS 909M 人工晶状体

四、术后结果

术后 1 周右眼裸眼视力 1.0（矫正：PL→1.0），中视力 0.8，近视力 1.0。未散瞳复查 OPD-Overview（图 12-10-11）：术后全眼散光为-0.50D@81°，角膜散光与眼内散光基本匹配。散瞳后复查 OPD，术后 IOL 偏心 0.25mm@6°（图 12-10-12 红色框），4mm 范围倾斜 0.145mm @329°（图 12-10-13 蓝色框），图 12-10-13 红色框提示 IOL 鼻侧向角膜轻度倾斜，颞侧向视网膜轻度倾斜。轻度的偏心及倾斜并未对视觉质量造成明显干扰，患者术后视远、视近效果均满意。

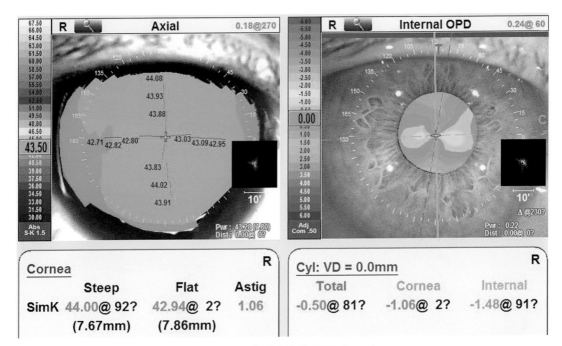

图 12-10-11　术后未散瞳 OPD-Overview

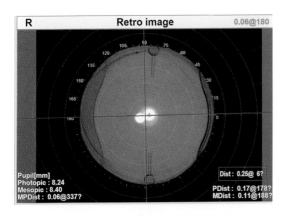

图 12-10-12　术后散瞳 OPD 偏心测量

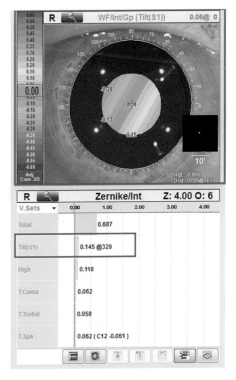

图 12-10-13　术后散瞳 OPD 倾斜测量

（王峥　叶向彧）

病例11：角膜后表面散光异常

一、病例简介

患者,男,24 岁,诊断:左眼药物性白内障,术前左眼裸眼视力:0.4,矫正:－1.50DS/－2.50DC×170→0.6⁻,晶状体混浊分级 $C_2N_2P_3$,术前检查见图 12-11-1~图 12-11-4。

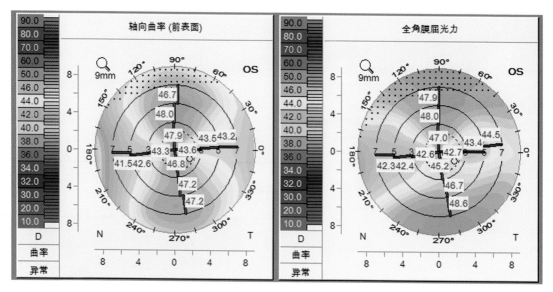

图 12-11-1　白内障术前 Pentacam

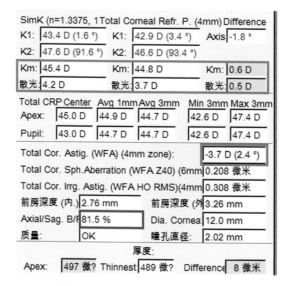

图 12-11-2　白内障术前 Pentacam

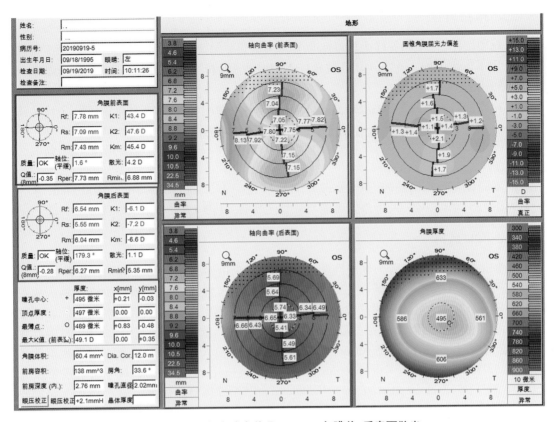

图 12-11-3　白内障术前 Pentacam 角膜前、后表面散光

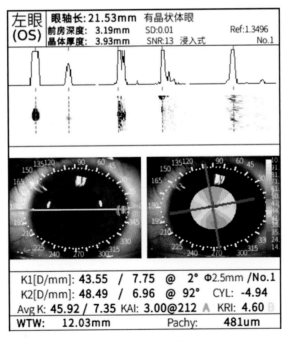

图 12-11-4　白内障术前 OA-2000

二、报告解读

1. 规则性评估　图 12-11-1 Pentacam 提示术眼角膜散光为规则领结形,图 12-11-2 橘色框显示 SimK(-4.2D@1.6°)、TCRP 散光(-3.7D@3.4°)和 TCA(-3.7D@2.4°)轴位基本一致,但大小相差偏大。

2. 角膜前后表面曲率半径比　Axial/Sag. B/F Ratio=81.5%,为正常范围(图 12-11-2 蓝色框)。

3. 图 12-11-3 红色框提示角膜后表面散光为+1.1D@179.3°为逆规散光,轴位与前表面散光垂直。

4. 不同设备数据的比较　Pentacam SimK 散光(-4.2D@1.6°)与 OA-2000 SimK 散光(-4.94D@2°)轴位一致,大小差异可能与测量区域有关(图 12-11-2、图 12-11-4)。

三、IOL 选择

术前检查结果可见患者为规则性散光,可以考虑采用 Toric IOL 矫正散光。患者为 24 岁年轻人,平素较多视近需求,既往右眼预留-1.75D 近视,此次左眼仍预留少许近视。从图 12-11-5 至图 12-11-9 可见不同的计算公式推荐的 Toric IOL 差别很大。患者角膜后表面散光较大,且角膜前表面散光与后表面散光互相垂直,TCRP 散光明显小于 SimK 散光,因此常规计算公式会过矫,图 12-11-5 Alcon 早期计算公式建议植入 SN6AT9,轴 93°,预期残留散光 0.94D@93°。Barrett Toric Calculator pPCA 模式建议使用 SN6AT8,轴 94°,预期残留散光 0.08D@94°(图 12-11-6);Barrett Toric Calculator mPCA 计算器建议 SN6AT7,轴 95°,预期残留散光 0.47D@95°(图 12-11-7);新 Alcon Barrett Toric IOL 计算器建议 SN6AT8,轴 94°,预期残留散光 0.03D@94°(图 12-11-8)。FY-IOL 通用计算器建议 SN6AT8,轴 94°,预期残留

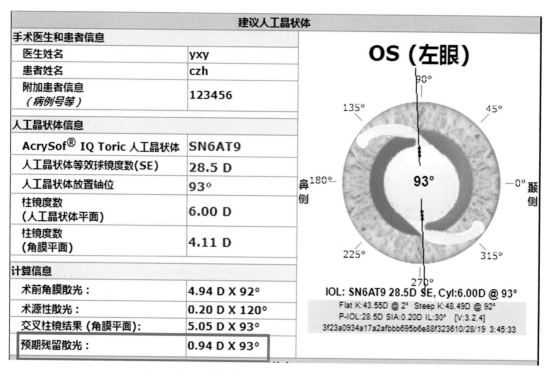

图 12-11-5　传统计算公式使用 SimK 值计算结果

散光 0.48D@94°（图 12-11-9），考虑到年轻人应适当保留少许顺规散光，最终选择 Alcon SN6AT8，植入轴位 94°。

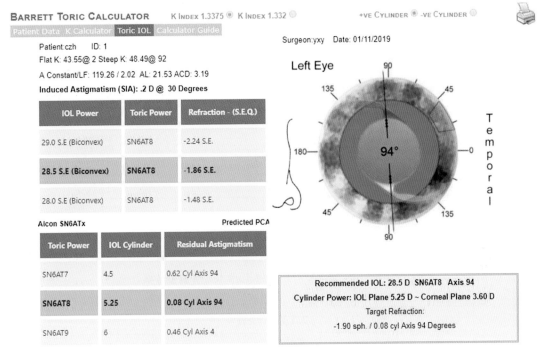

图 12-11-6　Barrett Toric Calculator pPCA 模式结果

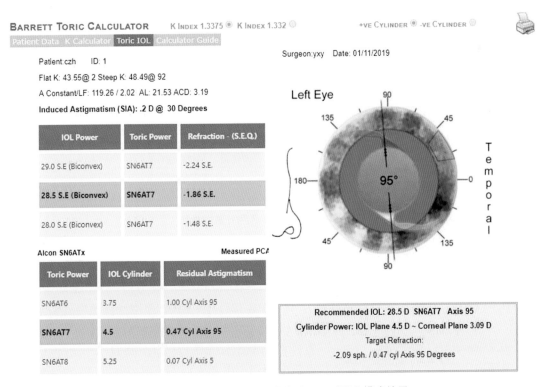

图 12-11-7　Barrett Toric Calculator mPCA 模式结果

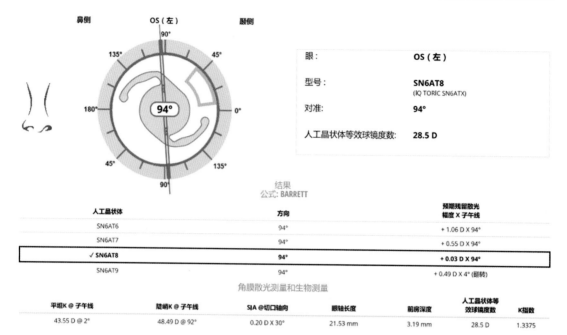

图 12-11-8　新 Alcon Barrett Toric IOL 计算器结果

人工晶体计算器				
姓名		年龄	ID	
备注				
k1	k2	K平均	al	常数
43.55	48.49	46.02	21.53	5.81
SIA值（负值）	SIA轴（平轴）	后表面值	后表面轴	散光（负号）	散光轴（平轴）
-0.2	30	1.1	179.3	-4.94	2
目标屈光度	-2.00			
计算结果				
27.50	-0.84	所需IOL平面柱镜	植入轴位	
28.00	-1.18	5.98	94	
28.50	-1.51	实际植入IOL平面柱镜	柱镜预留	
29.00	-1.85	5.25	0.48	
29.50	-2.19			

图 12-11-9　FY-IOL 通用计算器结果

四、术后结果

术后 1 个月裸眼视力 0.6（矫正：-0.75DS/-0.50DC×30→1.0）。未散瞳复查 OPD-Overview（图 12-11-10）：术后全眼散光为-0.50D@ 12°，与 FY-IOL 通用计算预期残留散光一致；术后角膜散光与眼内散光轴位匹配性好，散光基本相互抵消。散瞳后复查 OPD，术后 IOL 偏心 0.28mm@41°（图 12-11-11），4mm 范围倾斜 0.578mm@ 173°（图 12-11-12），红色框提示 IOL 鼻侧向角膜轻度倾斜，颞侧向视网膜轻度倾斜。患者术后人工晶状体位正，残余散光仅 0.50D，相较术前的高度散光已大大降低，患者术后视觉质量明显提高，对术后效果满意。

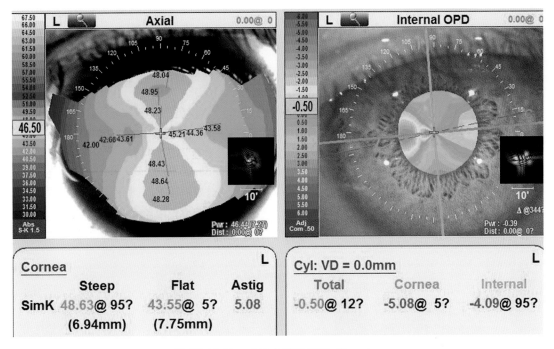

图 12-11-10　术后未散瞳 OPD-Overview

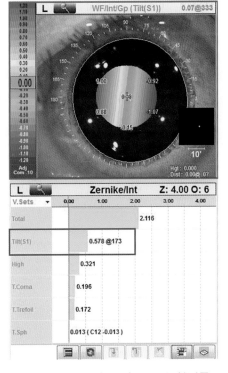

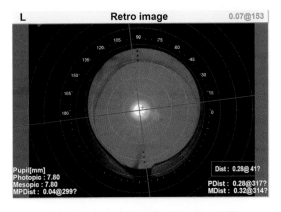

图 12-11-11　术后散瞳 OPD 偏心测量　　　图 12-11-12　术后散瞳 OPD 倾斜测量

（王峥　叶向彧）

病例 12：RK 术后植入多焦点 Toric IOL

一、病例简介

患者,男,46 岁,双眼渐进性视物模糊 1 年余。既往史:自幼患"近视",10 余年前于外院行双眼放射状角膜切开术(RK)。视力及眼压:右眼裸眼 0.1,矫正:－2.50DS/－5.50DC×85→0.8;眼压 17.7mmHg。左眼裸眼 0.06,矫正:－3.75DS/－4.00DC×90→0.7⁺;眼压 16.7mmHg。眼部查体:双眼角膜周边可见放射状切开瘢痕,晶状体核型混浊,玻璃体混浊,眼底模糊可见豹纹样改变,其余无异常。诊断:双眼并发性白内障,双眼屈光不正,双眼 RK 近视矫正术后。本次入院行左眼白内障手术,视网膜视力 0.63,眼轴 26.24mm(OA-2000),角膜内皮计数 2 437.2/mm²。

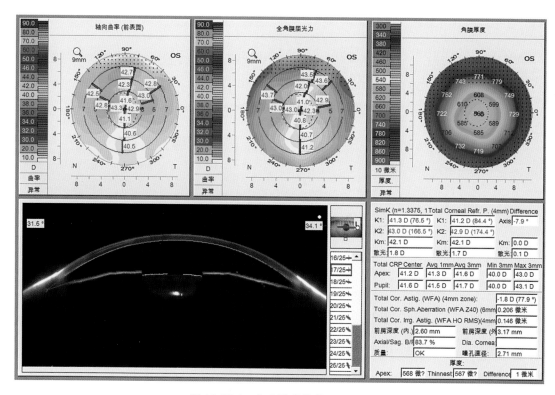

图 12-12-1　白内障术前 Pentacam

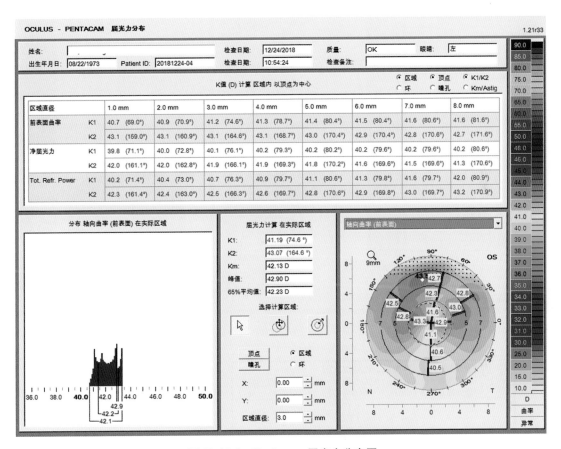

图 12-12-2　Pentacam 屈光力分布图

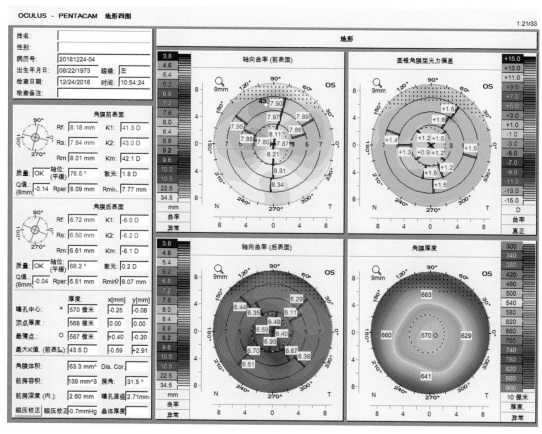

图 12-12-3　Pentacam 地形四图

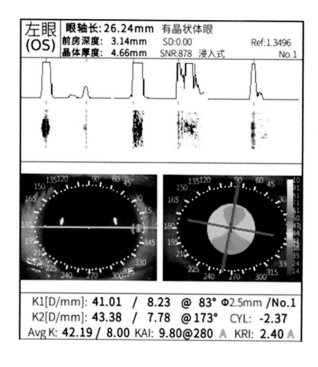

图 12-12-4　白内障术前 OA-2000

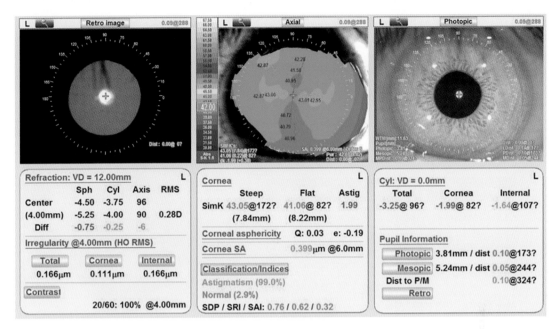

图 12-12-5　OPD 术前评估

二、报告解读

1. 规则性评估　图 12-12-1 Pentacam 提示左眼角膜瞳孔区域散光基本为规则领结型, 角膜中央区域散光分布相对对称, 周边 5~7mm 处散光轴向变化较大。考虑该患者角膜周边有放射状癥痕, 周边散光的不规则分布与此有关; 图 12-12-1 显示 SimK(-1.8D@76.5°)、TCRP 散光(-1.7D@84.4°)和 TCA(-1.8D@77.9°)轴位及大小基本一致。

2. 屈光力分布图报告解析　图 12-12-2 屈光力的离散分布图相对集中, 大致呈现散光双峰分布。预判术后患者角膜对光线的集合能力和质量较好。从上方不同直径的曲率数据来看, 患者中央光学区散光较大, 越往周边散光值越小; 且中央光学区散光的度数和轴位相对稳定, 变化不大。选择 Toric IOL 矫正效果应相对稳定。

3. 角膜前后表面曲率半径比　Axial/Sag. B/F Ratio=83.7%, 与正常人群均值 82% 相近(图 12-12-1)。角膜后表面散光为+0.2D@68.2° 为顺规散光, 数值不大(图 12-12-3)。

4. 不同设备数据的比较　(图 12-12-4) OA-2000 SimK 散光(-2.37D@83°)与 Pentacam SimK 散光(-1.8D@76.5°)轴位差别不大, 大小差异与测量区域有关。

5. OPD 术前评估结果　左眼 4mm 区域全角膜高阶像差 0.111μm, 小于 0.3μm; 角膜球差 0.399μm@6mm, 明视瞳孔大小 3.81mm, 暗视瞳孔大小 5.24mm, Kappa 角 0.1mm@173°, Alpha 角 0.14mm@17°, 适合非球面多焦点人工晶状体(图 12-12-5)。

三、IOL 选择

根据患者需求及上述结果, 为患者选择了 Alcon 多焦点 Toric IOL(ART), 并参考 APACRS 在线计算器中 Barrett True-K Toric IOL 公式, 若选用+15.5D SND1T6, 植入轴 172°, 预期残留-0.19S.E, 0.18D@172°(图 12-12-6); Alcon Barrett Toric IOL 计算器建议选择: SND1T6, 植入轴 172°, 预期残留散光 0.03D@172°(图 12-12-7)。FY-IOL 通用计算器若选用+15.5D SND1T5, 植入轴 172°, 预期残留-0.79S.E, 0.12D@172°(图 12-12-8)。对于近视合并

RK 术后患者,按照术后预留适当近视的原则,最终为患者左眼植入+15.5D Alcon SND1T5,轴位 172°。手术方式为左眼微切口白内障超声乳化联合人工晶状体植入术+张力环植入术。

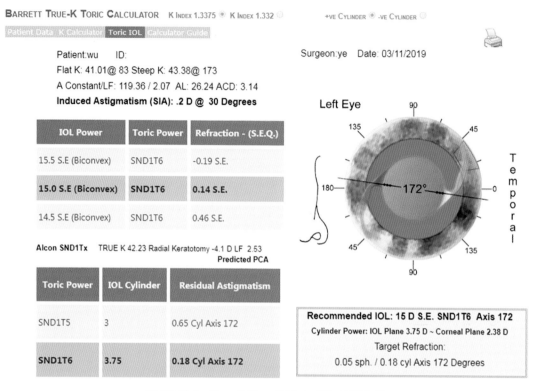

图 12-12-6　Barrett True-K Toric IOL 计算结果

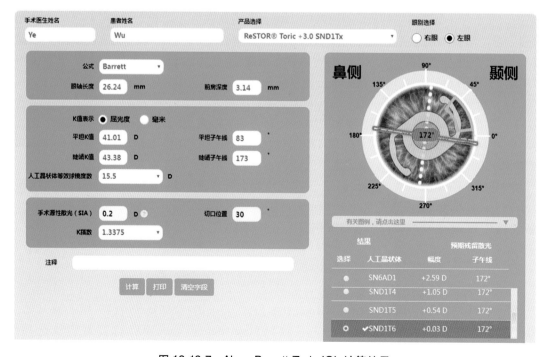

图 12-12-7　Alcon Barrett Toric IOL 计算结果

人工晶体计算器					
姓名		年龄		ID	
备注					
k1	k2	K平均	a1	常数	
41.01	43.38	42.20	26.24	119.00	
SIA值（负值）	SIA轴（平轴）	后表面值	后表面轴	散光（负号）	散光轴（平轴）
-0.2	30	0.2	68.2	-2.37	83
目标屈光度	0.00				
计算结果					
等效球镜度数	等效球镜预留	所需IOL平面柱镜		植入轴位	
13.50	0.55	3.18		172	
14.00	0.22	实际植入IOL平面柱镜		柱镜预留	
14.50	-0.11	3.00		0.12	
15.00	-0.45				
15.50	-0.79				

图 12-12-8　FY-IOL 通用计算器结果

四、术后效果

术后 1 个月左眼裸眼远视力 0.8,中视力 0.6,近视力 1.0;电脑验光结果:-0.25DS/-0.25DC×120,插片无提高。眼压 12.3mmHg;角膜透明、房水清、瞳孔圆、人工晶状体位置居中、后囊膜完整、玻璃体絮状混浊、眼底视网膜平伏(图 12-12-9)。术后 OPD 显示总散光 0.50D,眼内散光与角膜散光匹配性好,提示散光矫正效果良好(图 12-12-10),患者主观感觉满意。

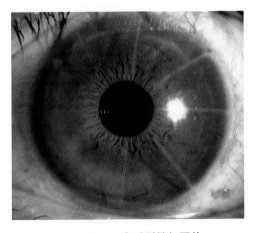

图 12-12-9　术后裂隙灯图片

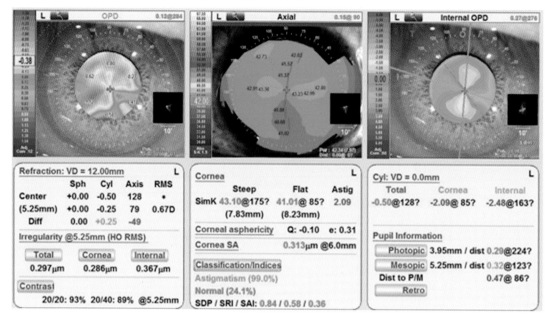

图 12-12-10 术后 OPD

（关照 叶向彧）